口腔疾病规范化诊治方案

主　编

欧平花　中南大学湘雅三医院

李　翠　中南大学湘雅三医院

苏　花　中南大学湘雅三医院

邹小艳　中南大学湘雅三医院

副主编

陈　群　湖南中南大学湘雅口腔医院

丁　丹　中南大学湘雅三医院

王雅丽　湖南中南大学湘雅口腔医院

U0313321

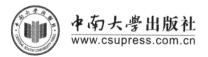
中南大学出版社
www.csupress.com.cn

图书在版编目(CIP)数据

口腔疾病规范化诊治方案 / 欧平花等主编. —长沙：中南大学出版社，2022.8

ISBN 978-7-5487-4984-4

Ⅰ. ①口… Ⅱ. ①欧… Ⅲ. ①口腔疾病－诊疗 Ⅳ. ①R78

中国版本图书馆 CIP 数据核字(2022)第 121594 号

口腔疾病规范化诊治方案
KOUQIANG JIBING GUIFANHUA ZHENZHI FANGAN

欧平花 李翠 苏花 邹小艳 主编

□出 版 人	吴湘华	
□责任编辑	陈娜 李娴	
□责任印制	唐曦	
□出版发行	中南大学出版社	
	社址：长沙市麓山南路	邮编：410083
	发行科电话：0731-88876770	传真：0731-88710482
□印 装	长沙印通印刷有限公司	

□开 本	710 mm×1000 mm 1/16	□印张 19	□字数 370 千字
□版 次	2022 年 8 月第 1 版	□印次 2022 年 8 月第 1 次印刷	
□书 号	ISBN 978-7-5487-4984-4		
□定 价	78.00 元		

图书出现印装问题，请与经销商调换

前　言

　　口腔医学是医学的重要组成部分,因其临床操作性广泛,医生独立操作性强、涉及的学科内容多等而形成了鲜明的学科特点。近年来,随着人们生活水平的提高和对口腔保健意识的不断增强,人们对口腔医师的专业需求也越来越高。因此,作为口腔医师,应熟练掌握口腔常见病的诊断知识、治疗方法,才能及时解除患者的痛苦,有效地提高临床治愈率。

　　本书以口腔医学内容为主,主要对龋病、牙体组织非龋性疾病、牙髓炎和根尖周炎、口腔颌面部疾病、口腔正畸等进行了详细的介绍,同时对口腔科常见疾病的护理也进行了简要的概述。全书坚持面向临床,力求突出新理论、新概念、新技术、新疗法,注重临床实践的可操作性。本书立意新颖,介绍全面,有很强的临床实用性,可供口腔全科医师及相关人员参考阅读。

　　由于编写时间仓促,书中不足之处在所难免,敬请各位学者提出宝贵意见,以期再版时修改完善。

目 录

第一章 龋病 ……………………………………………（1）

第一节 病因与发病机制 …………………………………（1）

第二节 临床表现与诊断 …………………………………（22）

第三节 治疗 ………………………………………………（28）

第四节 龋病治疗并发症及处理 …………………………（60）

第二章 牙体组织非龋性疾病 …………………………（63）

第一节 牙发育异常和着色牙 ……………………………（63）

第二节 牙外伤 ……………………………………………（78）

第三节 牙慢性损伤 ………………………………………（86）

第四节 牙本质过敏症 ……………………………………（93）

第三章 牙髓炎和根尖周炎 ……………………………（99）

第一节 牙髓炎 ……………………………………………（99）

第二节 根尖周炎 …………………………………………（107）

第三节 常用牙髓病与根尖周炎治疗技术 ………………（120）

第四章 口腔颌面部疾病 ………………………………（138）

第一节 口腔颌面部感染 …………………………………（138）

第二节 口腔颌面部损伤 …………………………………（154）

第三节 口腔颌面部肿瘤 …………………………………（167）

第四节 口腔颌面部神经疾病 ……………………………（190）

第五章 口腔正畸 ………………………………………（196）

第一节 错𬌗畸形的检查和诊断 …………………………（196）

第二节 错𬌗畸形的早期预防和早期矫治 ………………（205）

第三节 常见错𬌗畸形的矫治 ……………………………（214）

第四节 矫治新技术进展 …………………………………（236）

第五节 复发与保持 ………………………………………（239）

第六章 口腔护理 ……………………………………………………（252）

第一节 口腔内科常见疾病的护理……………………………………（252）

第二节 口腔颌面外科常见疾病的护理………………………………（266）

第三节 口腔修复、正畸科常见患者的护理 ………………………（286）

参考文献 ………………………………………………………………（297）

第一章　龋病

第一节　病因与发病机制

一、牙菌斑

牙萌出至口腔后,在很短时间内有一些有机物沉积于牙面,这些后天获得的沉积物含有各种底物,如有机酸、细菌、细菌代谢所产生的毒性物质、水解酶等,这些物质可以导致龋病或牙周病。涉及牙面有机物的命名甚多,各有其功能或影响,其中最具有临床意义的牙面沉积物是牙菌斑。

牙菌斑是指黏附在牙齿、修复体表面或口腔其他软组织表面上的微生物群,是由大量细菌、细胞间物质、少量白细胞、脱落上皮细胞和食物残屑等组成,不能轻易通过漱口或用水冲洗的方法去除。依其所在部位可分龈上菌斑和龈下菌斑。龈上菌斑位于龈缘上方,在牙周组织相对正常的情况下,革兰阳性菌占61.5%。龈下菌斑位于龈缘下方,以革兰阴性菌为主,占52.5%。

(一)结构

牙菌斑结构有显著的部位差异,平滑面菌斑、窝沟菌斑的结构各具特征。

1.平滑面菌斑

为了描述方便,通常人为地将平滑面菌斑分为3层,即菌斑-牙界面、中间层和菌斑表层。

(1)菌斑-牙界面:最常见的排列是细菌位于获得性膜上方。获得性膜可以是完整的一层,并有相当厚度和连续性,细菌细胞呈扇贝状排列于获得性膜表面。获得性膜也可为一菲薄不连续的电子稠密层,有些部位看不见获得性膜,微生物与釉质羟基磷灰石晶体直接接触。釉质表面呈扇贝状外观,表明细菌对釉质呈活动性侵犯状态。

(2)中间层:包括稠密微生物层和菌斑体部。在界面外方有稠密的球菌样微生物覆盖,又称稠密微生物层,该层为3~20个细胞深度。有时可见一些细菌细胞壁较厚,表明这些微生物繁殖率很低,但活性分裂细胞多见。稠密微生物层外方为菌斑体部,占菌斑的最大部分。由各种不同的微生物构成,通常呈丛状。有时丝状微生物排列呈栅栏状,垂直于牙面。

(3)菌斑表层:菌斑表层较其他部分更为松散,细胞间间隙较宽,菌斑的表面微生物差异很大,可能是球菌状、杆菌状、玉米棒或麦穗样形式的微生物。

牙菌斑中除了细胞成分外,还有细胞间基质。基质可以呈颗粒状、球状或纤维状,由蛋白质和细胞外多糖构成,在细菌附着过程中具有重要作用。在菌斑牙界面,菌斑基质与获得性膜连续。

2.窝沟菌斑

窝沟中的菌斑与平滑面菌斑显著不同,窝沟中滞留有微生物和食物残渣,微生物类型较为有限。在均质性基质中以革兰阳性球菌和短杆菌为主,偶尔可见酵母菌。缺少栅栏状排列的中间层,分枝丝状菌罕见,在一些区域仅见细胞躯壳,在细菌细胞内及其周围可能发生矿化。

(二)组成

菌斑由约80%水和20%固体物质构成。固体物质包括糖类、蛋白质、脂肪及无机成分,如钙、磷和氟等。蛋白质是其主要成分,它占菌斑干重的40%～50%,糖类为13%～18%,脂肪为10%～14%。

1.糖类

在菌斑的水溶性萃取液中,葡萄糖是主要的糖类成分。另外,可检测出一定数量的阿拉伯糖、核糖、半乳糖和岩藻糖。许多糖类以胞外聚合物形式存在,如葡聚糖、果聚糖和杂多糖。所有这些多糖均由菌斑微生物合成(表1-1-1)。

表1-1-1　形成胞外多糖的微生物

葡聚糖	果聚糖	杂多糖
血链球菌	黏性放线菌	黏性放线菌
变异链球菌	变异链球菌	布赫内乳杆菌
唾液链球菌	唾液链球菌	纤维乳杆菌
轻链球菌	干酪乳杆菌	
干酪乳杆菌		
嗜酸乳杆菌		
奈瑟菌属		

葡聚糖和果聚糖均用作菌斑代谢的糖类储库,同时,葡聚糖还具有促进细菌附着至牙面及细菌间选择性黏附的功能。除胞外聚合物外,菌斑糖类也以细菌细胞壁肽聚糖和细胞内糖原形式存在。在外源性可发酵糖类缺乏时,微生物通过降解其胞内多糖产酸。

2.蛋白质

菌斑中的蛋白质来源于细菌、唾液、龈沟液。从菌斑中已鉴定出一些唾液蛋白质如淀粉酶、溶菌酶、IgM、IgA、IgG 和清蛋白等。IgG、IgA 和 IgM 主要来源于龈沟液。

通过免疫荧光抗体技术或菌斑中的酶活性试验已对菌斑中的细菌蛋白质有所认识。细菌酶包括葡糖基转移酶、葡聚糖水解酶、透明质酸酶、磷酸酶和蛋白酶。菌斑中这些酶的意义尚不清楚。抗体可能具有免疫功能,蛋白质有缓冲能力。

3.无机成分

菌斑中无机成分的含量取决于菌斑的部位和年龄。菌斑中含有钙、磷酸盐和高浓度的氟。菌斑中氟化物浓度为 $14\sim20$ ppm(1 ppm$=1$ mg/L),大大高于唾液中浓度($0.01\sim0.05$ ppm)和饮水中浓度($0\sim1$ ppm)。大多数氟化物与无机成分或细菌结合。细菌发酵糖类时,菌斑 pH 下降,释放出游离的氟离子,这将阻止 pH 进一步下降和(或)形成氟磷灰石,有利于龋病停滞。

(三)形成和发育

在形态学和微生物学系列分析的基础上,对菌斑形成已有了充分认识。可将菌斑形成过程区分为 3 个阶段:获得性膜形成和初期聚集、细菌迅速生长繁殖和菌斑成熟。这些阶段具有连续性,在实际情况下很难决然分开。

牙菌斑形成的先驱是获得性膜形成,细菌黏附于获得性膜上形成牙菌斑。

1.获得性膜

(1)形成过程:唾液蛋白或糖蛋白吸附至牙面所形成的生物膜称获得性膜。获得性膜的形成部位不仅仅限于牙,它也可在釉质表面及各种修复材料上形成。

清洁并抛光牙面后,20 分钟内牙表面即可由无结构物质形成拱形团块,厚度为 $5\sim20\mu m$,这便是获得性膜。1 小时后,拱形沉积物数量增加,并开始互相融合;24 小时后,散在沉积物完全融合,牙面被这些不定型物质完全覆盖。

获得性膜厚度的个体差异很大,在羟磷灰石表面形成的获得性膜有 3 种形态,分别为球状、毛状和颗粒状。然而羟磷灰石表面结构与釉质不尽相同,固体表面性质对蛋白吸附类型有重要影响,各种形态学类型与此有关。

牙面获得性膜可人为地分为两层:外层为表面膜,其下方为表面下膜。表面下膜由树枝状突起构成,扩散至釉质晶体间隙,进入釉质深度为 $1\sim3\mu m$。

(2)获得性膜由蛋白质、糖类和脂肪组成:获得性膜中蛋白质的总体特征是有高含量的甘氨酸、丝氨酸和谷氨酸,它们占氨基酸总量的 42%。其次为天冬氨酸、脯氨酸、丙氨酸、亮氨酸。迄今为止,从获得性膜已鉴定出了 10 余种不同类型的蛋白质,其比例取决于受试者个体情况。典型的唾液蛋白质如淀粉酶、溶菌酶和IgA,在获得性膜和牙菌斑中均能恒定地检出。清蛋白、IgG 和 IgM 在获得性膜中也能经常被发现。

上述的化学分析结果提示,获得性膜组成成分与全唾液或唾液糖蛋白具有相似性。三者之间的相似性从某种程度上证实了获得性膜的来源是唾液蛋白质对牙选择性吸附的结果。

获得性膜的糖类成分包括葡萄糖、半乳糖、葡糖胺、半乳糖胺、甘露糖和岩藻糖。脂肪含量约为20%,其中主要是糖脂(13%),中性脂肪和磷脂共占5%。

(3)获得性膜的功能:包括修复或保护釉质表面;为釉质提供有选择的渗透性;影响特异性口腔微生物对牙面的附着;作为菌斑微生物的底物和营养等。

2.细菌附着

牙面获得性膜形成后,很快便有细菌附着。细菌附着至获得性膜的具体时间,各研究结果报告不一,由数分钟至数小时不等。最初附着至牙面的细菌为球菌,其中主要是血链球菌。不同的菌种以不同的速率吸附至获得性膜上。细菌选择性吸附的部分原因是细菌表面成分中有与获得性膜互补的受体。

由于变形链球菌是导致龋病发生的最主要细菌,故对变异链球菌早期附着进行了大量研究。变异链球菌的附着包括2个反应过程:初期时在细菌细胞壁蛋白与获得性膜的唾液糖蛋白之间产生微弱的吸附,此后是由葡聚糖同细胞表面受体以配位体形式结合。口腔链球菌的选择性附着开始是非特异性、低亲和力、非常迅速的结合反应,继之才是特异性、高亲和力、缓慢强有力的附着。

在细菌附着至牙面过程中,唾液黏蛋白也发挥了重要作用。目前已证实唾液中有两种不同类型的黏蛋白,分别为MG1和MG2。MG1是构成获得性膜的主要成分。一方面,MG1黏蛋白作为获得性膜的主体形式接受细菌的选择性附着;另一方面,它可以作为营养底物供细菌生长和分裂。但是唾液中的MG2黏蛋白能够结合至细菌表面的附着素上,导致细菌凝聚,使细菌从口腔中清除。

细菌在清洁处理后的牙面牢固附着,经8小时至2天,细菌在获得性膜上迅速生长繁殖,细菌在局部聚集为若干层。约2天后菌斑开始成形,由于细菌团块是不稳定的实体,因此能连续无限制形成,在这一阶段,微生物总量仍然相对恒定,但其组成变得更为复杂。总的模式是早期以链球菌为主,继之有较多更为厌氧的细菌和丝状菌丛,特别是放线菌数量增加。早期菌斑中链球菌、奈瑟菌和放线菌是主要微生物,至第9天时链球菌仍然是主体,其次是放线菌,同时两种厌氧微生物韦永菌和梭状杆菌增加。接着各种革兰阴性菌如类杆菌、梭状杆菌和密螺旋体增加,各种细胞类型形成具有高度特异性和有秩序的共集桥。

(四)微生物学

口腔中存在着天然菌群,其种类繁多,目前已知的至少有700多种。口腔各部位的微生物群体差异很大,牙面沟裂、牙邻面、口腔黏膜表面和牙龈沟均有不同的菌群分布,在口腔疾病发生发展过程中分别起到不同作用。临床观察证实,不是所有的牙面都易受到龋病损害,龋病的产生必须取决于一些重要条件,即在牙表面有比较难以清洁的部位;持续存在高浓度的致龋菌;充足的营养底物。这一过程只有依靠牙菌斑才能介导和完成。

1.微生物与龋病

为了阐明微生物的致龋机制,动物实验是重要的方法和手段。

有学者进行了龋病研究的悉生动物实验。他们的研究表明,使用高糖类饮食,无菌鼠不发生龋病,然而在同样条件下饲养的动物,在饲料中加入细菌后,动物口腔就具有代谢单糖和双糖产酸的能力,并造成磨牙龋病损害。其后又证实了一些产酸的口腔细菌能导致无菌鼠发生龋病(表 1-1-2)。

表 1-1-2　口腔细菌与龋病损害程度的关系

病菌种类	龋病损害程度
变异链球菌	＋＋＋
唾液链球菌	＋＋＋
米勒链球菌	＋＋－
血链球菌	－＋－
轻链球菌	－＋－
消化链球菌	－＋－
黏性放线菌	－＋＋
内氏放线菌	－＋＋
衣氏放线菌	－＋＋
干酪乳杆菌	－＋－
嗜酸乳杆菌	－＋－

由无菌鼠的实验研究证实:没有微生物存在就不会发生龋病;龋病损害只在饲以糖类饮食的动物中发生;凡能造成龋病损害的微生物均能代谢蔗糖产酸;但不是所有能产酸的微生物均能致龋。

大量的动物实验研究结果证实:动物口腔中具有天然菌群,外源性细菌的定居很困难;能诱发动物产生龋病的微生物主要是变异链球菌,但某些唾液链球菌、黏性放线菌、发酵乳杆菌和唾液乳杆菌、血链球菌也能诱导日常大鼠产生龋病;这些微生物均能产酸,能与口腔中其他的天然菌群竞争,最后在牙面附着;各菌种诱导龋病形成的能力存在着差异。

第二方面的研究涉及多糖。大量研究注意到人类牙菌斑中胞外多糖的合成,

其中 α-1,3 链的不溶性葡聚糖又称变聚糖,在龋病发病过程中意义最大。龋活跃患者牙菌斑中分离出的不溶性葡聚糖较无龋患者显著增多。变异链球菌、血链球菌、轻链球菌、黏性放线菌、内氏放线菌均能合成胞外不溶性葡聚糖。此外,上述细菌还具有合成细胞内多糖的能力,这类细菌的比例与龋病发病呈正相关。当外源性糖原长期缺乏时,这类细菌能在牙菌斑内维持并继续产酸。

对人类龋病微生物的研究还发现,产碱细菌能缓冲牙菌斑中酸的有害影响。如牙菌斑中的韦永菌能利用其他细菌产生的乳酸,将其转变为丙酸或其他弱酸,反应的结果导致酸分子总量降低,减少牙脱矿。

2.菌斑微生物

牙龈上牙菌斑中大多为革兰阳性菌兼性厌氧菌,主要为链球菌属。在链球菌中最常见的是血链球菌,约占细菌总量的 10%。此外,几乎所有标本中均能发现黏性放线菌、内氏放线菌和衣氏放线菌。能规律性分离的其他革兰阳性菌株为轻链球菌、变异链球菌、罗氏龋齿菌、消化链球菌和表皮葡萄球菌。革兰阴性菌包括产碱韦永菌和口腔类杆菌。成熟牙菌斑菌种组成的百分比见表 1-1-3。

表 1-1-3 成熟牙菌斑细菌比例

病菌种类	百分比(%)
兼性厌氧链球菌	27
兼性类白喉杆菌	23
厌氧类白喉杆菌	18
胨链球菌	13
韦永菌	6
类杆菌	4
梭状菌	4
奈瑟菌	3
弧菌	2

菌斑结构和微生物组成受到局部微环境因素影响,平滑面和窝沟内菌斑的微生物组成不尽相同。

3.致龋微生物

牙菌斑中的微生物与龋病发病密切相关,随着龋病的发生,牙菌斑内细菌比例可不断发生变化,某些菌种数量增加时,另一些细菌数量可能减少。

常见的致龋微生物包括链球菌属、乳杆菌属、放线菌属等。

(1)链球菌属:口腔中所有部位均能分离出链球菌,该菌群多数为革兰阳性菌兼性厌氧菌。在口腔天然菌群中链球菌所占比例很大,链球菌在口腔中各部位所分离的比例不同,在菌斑内占 28%,龈沟中为 29%,舌面占 45%,唾液中达 46%。

常见的口腔链球菌种及其生化反应均与龋病发病有一定关系,下面对其分别进行描述。

①血链球菌:血链球菌是最早在牙面定居的细菌之一,也是口腔中常分离到的链球菌种。目前已证实血链球菌在动物模型中具有致龋性,但人类患龋者口腔中血链球菌的检出率并不增高。

②变异链球菌:经反复研究证实,变异链球菌可以造成啮齿类动物和灵长类动物实验性龋,同时也有证据表明该菌与人类龋病密切相关。变异链球菌的致龋性主要取决于其产酸性和耐酸性。在菌斑中生存的变异链球菌可使局部 pH 下降至 5.5 以下,从而造成局部脱矿,龋病病变过程开始。

③轻链球菌:轻链球菌可能是牙菌斑中最常分离到的细菌。轻链球菌能储存多糖,这一特征使菌斑在缺乏糖类的情况下继续产酸。但目前尚无报告证实轻链球菌与龋病的正相关关系。

(2)乳杆菌属:包括一些革兰阳性菌兼性厌氧和专性厌氧杆菌。能将其分为两组:一为同源发酵菌种,利用葡萄糖发酵后主要产生乳酸,比例超过 65%,这一类乳杆菌的代表为干酪乳杆菌和嗜酸乳杆菌,这两种乳杆菌与龋病密切相关;另一类为异源发酵菌种,发酵后产生乳酸和较大量的乙酸、乙醇和 CO_2,该菌种的代表为发酵乳杆菌。在唾液样本中最常分离到的菌种为嗜酸乳杆菌,在牙菌斑中最常见者为发酵乳杆菌。

某些乳杆菌在动物实验中具有致龋性,但次于变异链球菌,且仅能导致窝沟龋。乳杆菌对人类的致龋作用较弱,它更多地涉及牙本质龋,在龋病发展过程中作用较大。有些学者认为,乳杆菌数量增加不是导致龋病开始的原因,而是龋病进展的结果。

(3)放线菌属:放线菌是一种革兰阳性菌,不具动力、无芽孢形成的微生物,呈杆状或丝状,其长度有显著变化。丝状菌通常较长、较细并可能出现分支。在口腔中发现的放线菌种可分为两类。其一为兼性厌氧菌,包括内氏放线菌和黏性放线菌,另一类为厌氧菌,包括衣氏放线菌、迈氏放线菌和溶牙放线菌。

所有的放线菌均能发酵葡萄糖产酸,主要产生乳酸,少量乙酸、琥珀酸以及微量甲酸。在悉生动物实验中证实,接种黏性放线菌和内氏放线菌后,可在实验动物中造成根部龋、窝沟龋和牙周组织破坏,因此目前有关放线菌的研究多集中在这两种细菌。黏性放线菌可分为 2 种血清型,内氏放线菌可分为 4 种血清型。

(4)龋病进程中微生物组成的变化及影响:新清洁过的牙面最初定植者为高度选择性的口腔微生物,主要是血链球菌,口腔链球菌和轻链球菌。但还有其他种细菌,如放线菌。令人吃惊的是,无论个体的龋活性如何,变异链球菌在最初定植的链球菌中仅占 2%或更少。血链球菌、放线菌和其他的草绿色链球菌常被称为"非变异链球菌性链球菌",以与变异链球菌相区别。釉质出现白垩色病损时,牙菌斑中的变异链球菌比例高于临床上正常的牙面部位。然而,非变异链球菌在白垩色病损中依然是主要微生物。即使在变异链球菌和乳杆菌缺乏的条件下,早期定植的微生物群也可导致釉质溶解。在牙本质龋病损中,包括猖獗龋(猛性龋),变异链球菌约占整个菌群的 30%,提示变异链球菌与龋病的进展密切相关。乳杆菌、普氏菌和双歧杆菌也较常见。

牙菌斑微生物在菌斑形成和成熟过程中不断发生变化,从以非变异链球菌和放线菌为主,到以变异链球菌和产酸性非变异链球菌、乳杆菌和双歧杆菌为主。

(五)物质代谢

菌斑中的物质代谢,包括糖代谢、蛋白质代谢和无机物代谢。这些代谢活动可能对牙的各种成分造成影响。其中最重要的是糖代谢。

菌斑细菌致龋的基础是糖代谢。变异链球菌等致龋菌以糖作为能源,通过分解代谢和合成代谢两条途径致龋。

1.糖的分解代谢

口腔及牙菌斑是口腔细菌生长代谢的外环境,饮食中的糖类是其能量代谢的底物。细菌通过酶的作用如 α-淀粉酶、糖苷酶等切断多糖链上各单糖之间的糖苷键,将多糖转变为单糖。多糖降解成单糖或双糖后才能被菌体利用。此外,胞外蔗糖酶也可将胞外的蔗糖直接转化为葡萄糖和果糖,以利于菌体细胞提取能源。

口腔细菌通过透性酶转运系统和磷酸转移酶系统(PTS)完成糖的主动转运过程,实现糖的吸收,将糖由胞外转入胞内。

口腔链球菌细胞内糖代谢途径包括有氧氧化和无氧酵解,两种途径有一共同过程是产生丙酮酸。在有氧的条件下,丙酮酸完全氧化生成 CO_2 和 H_2O,并产生大量能量。在无氧条件下,丙酮酸则通过酵解方式最终生成有机酸。牙菌斑中生成的有机酸可为乳酸、乙酸、甲酸、丙酸等,细菌种类不同,发酵的最终产物也不同。

2.糖的合成代谢

(1)胞内聚合物:口腔细菌通过分解代谢获得能量的同时,还进行合成代谢,形成细胞内聚合物储存能源。在外源性能源缺乏时,细胞内聚合物便发挥作用,维持细菌细胞生存。口腔细菌的胞内聚合物包括细胞内多糖(糖原)、聚-β 羟丁酸、聚磷酸盐等。胞内多糖是变异链球菌的毒力因素之一。缺乏胞内多糖的变异链球菌突变株在定菌鼠的沟裂及平滑面的致龋力明显减弱。

(2)胞外聚合物:口腔细菌胞外聚合物主要是胞外多糖,包括葡聚糖、果聚糖和杂多糖。葡聚糖和果聚糖是由变异链球菌和其他少数口腔细菌结构酶如葡糖基转移酶(GTF)和果糖基转移酶(FTF),利用蔗糖合成的胞外多糖。

（六）致龋性

牙菌斑的致龋作用可以概括为菌斑中的细菌代谢糖类产酸,但由于菌斑基质的屏障作用,这些酸不易扩散,因而导致局部 pH 下降,造成牙体硬组织脱矿,最终形成龋齿。

1.釉质溶解的化学反应过程

菌斑中的细菌产生的有机酸包括乳酸、乙酸、丙酸等,这些有机酸在菌斑内形成一种浓度梯度,导致氢离子和半解离的酸扩散至釉质表面。电镜观察,釉质与酸接触后在其表面出现一些直径为 $0.1\sim1\mu m$ 的微孔,称为焦孔。釉质结构的病理通道表现为被扩大了的釉柱连接处和柱鞘。酸可以通过这些病理通道到达釉质晶体表面,并与蛋白质和脂质竞争晶体表面的活性部位,然后使晶体脱矿。

2.细菌的作用

虽然细菌与龋病发生的密切关系已获公认,但有关菌斑细菌的作用,仍有两种不同的理论,即非特异性菌斑学说和特异性菌斑学说。非特异性菌斑学说认为龋病不是由某些特异性致龋菌引起,而是由所有菌斑细菌产生的毒性物质所致。理由是菌斑中很多微生物均能产酸,能在菌斑中释放乳酸等有机酸和其他毒性产物。推测宿主有一个承受这些毒性产物的阈值或称临界值,若刺激在阈值以下则可被宿主的防御机制如唾液缓冲、免疫反应等抑制,不造成龋病。若刺激超过了宿主防御能力,则会导致龋病发生。与此理论相反,特异性菌斑学说认为只有特异性的致病菌才能引起龋病。特别是变异链球菌具有重要作用。变异链球菌组细菌能较恒定地引起鼠磨牙的点隙沟裂龋、平滑面龋和根面龋,放线菌主要引起根面龋,而血链球菌、唾液链球菌、乳杆菌、肠球菌等仅偶尔引起点隙沟裂龋。大量流行病学调查发现口腔中的变异链球菌组细菌与龋病发生关系密切。目前大多数学者认同特异性菌斑学说。

二、饮食因素

饮食对龋病的影响一直受到关注。但是食物和饮食结构复杂,不同人群,不同进食方式下的观察可以得出完全相反的结论。营养素是人们从饮食中必须获取的物质,七大营养素包括:碳水化合物、蛋白质、脂类、维生素、无机盐、膳食纤维和水。膳食纤维是从碳水化合物中分离出来的,本质上是一种多糖,故并入碳水化合物中阐述。

（一）碳水化合物

1.碳水化合物种类

碳水化合物是多羟基醛或多羟基酮及其缩聚物和某些衍生物的总称。由于大部分碳水化合物都能为人体提供可以直接使用的热量,人们每天摄入的 $50\%\sim$

60％的热量来自碳水化合物。碳水化合物即我们通常所说的糖类,与龋病发生有着密切关系。碳水化合物有多种组成,其生物性状和在口腔内被细菌所利用的能力不同,因此其对龋病的影响也不同,甚至截然相反。

根据分子组成的复杂程度,碳水化合物可分为单糖、寡糖、多糖和糖衍生物。

蔗糖是寡糖中最简单的双糖,也称二糖,即由一分子葡萄糖和一分子果糖缩合而成。红糖(黑糖)、绵白糖、白砂糖、冰糖的主要成分都是蔗糖,纯度依次升高。早在 50 年前,人们就发现在诸如因纽特人和非洲班图人等农业群体中,食物中几乎不含蔗糖,龋病发病率极低。然而,当他们的食谱中含有越来越多的外来食品时,饮食中蔗糖含量增加,龋齿的发生率开始上升。

WHO 的全球口腔流行病库对 47 组人群的统计结果也证实,食糖消耗与龋病流行呈正相关($r=0.72$)。高糖消耗组具有很高的龋病流行率,无龋人群的比例很低。与此相反,食糖消耗量低,龋病流行率亦低,无龋人群比例增加。

蔗糖作为细菌代谢的底物,在代谢过程中,为细菌提供营养,其终末产物又可造成牙的破坏。例如,口腔内主要致龋菌变异链球菌就可以通过 3 条途径代谢蔗糖:①将蔗糖转变为胞外多糖;②经糖酵解途径产生乳酸,并为细菌活动提供能量;③合成糖原作为胞内多糖储藏。GTF 对蔗糖具有高度特异性。变异链球菌对蔗糖的代谢活动产生乳酸,其终末 pH 可达到 4.5 以下,此时只有变异链球菌和乳杆菌可以耐受。

除蔗糖外,其他碳水化合物中,只有分子量很小并能迅速渗入菌斑,且能被细菌直接利用的糖才具有致龋性。常见的有果糖、葡萄糖、麦芽糖和乳糖等。它们能被口腔细菌利用合成细胞壁多糖、荚膜多糖、胞内多糖以及有机酸,但合成能力低于蔗糖。

糖醇类物质特别是木糖醇致龋力最弱。木糖醇具有抑制致龋菌生长、产酸、积聚和抑制生物膜生长的作用。变异链球菌不能利用木糖醇供其生长需要,而且细菌在摄取木糖醇后,会在菌体内转化为磷酸木糖醇,后者对细菌本身是一种有毒物质,抑制细菌的生长。除了木糖醇,山梨醇也有类似作用。但山梨醇的低甜度以及可以被变异链球菌利用的特性,影响了其应用。近年来对糖醇研究的焦点在赤藓糖醇。有学者进行的一系列实验证实赤藓糖醇是一种可以减少龋病的可食用糖醇,尤其是它只限制变异链球菌生长的特性具有重要意义。

多糖一般不容易被细菌利用,因此较单糖和双糖致龋力更低。比如淀粉(糊精)和膳食纤维。淀粉是 D-葡萄糖单体组成的同聚物。包括直链淀粉和支链淀粉两种类型,为植物中糖类的主要储存形式。只有烹饪加热,破坏链状结构后,淀粉才能被唾液和细菌淀粉酶利用,水解为麦芽糖、麦芽三糖和低分子量糊精。有学者以 5％的蔗糖对照测试不同的淀粉食品对菌斑 pH 的影响时发现,在最初的 15 分钟,菌斑 pH 下降不及 5‰的蔗糖,但从第 30 分钟开始,所有的食品都能引起与 5‰蔗糖相似的菌斑 pH。此外,高蔗糖含量食物能够迅速从牙面清除,而高淀粉食物在牙面滞留达 20 分钟以上。另外一种常见多糖,即膳食纤维,主要来自植物的细胞壁,包括纤维素、半纤维素、树脂、果胶及木质素等。膳食纤维虽然不能被人体消化吸收,但是在咀嚼过程中一方面可以加强牙齿的机械自洁作用,清除附着于牙间隙的食物残渣,而本身不会黏附在牙面;另一方面还可以刺激唾液的分泌,从而大大减少患龋的机会。

2.碳水化合物的摄入量和摄入频率

碳水化合物的种类和生物性状不同对致龋能力有影响,其摄入量和摄取频率也对龋病发病有举足轻重的作用。限制糖的摄取可以减少龋病的发生。

进食频率能够促进龋病活跃性。高进食频率可恒定地为口腔微生物提供营养,并持续维持口腔内较低的 pH,使牙齿长时间处于脱矿状态。

(二)蛋白质

蛋白质对牙的影响,主要体现在牙萌出前的生长发育期。在此期间缺乏蛋白质即可影响到牙的形态和萌出模式,使其对龋病的敏感性增加。动物实验表明,用胃管喂以缺乏蛋白质的食物的大鼠,其子代牙的釉质基质缺陷,萌出模式发生改变,使抗龋能力下降。这些改变一旦形成,即使以后再饲以富含蛋白质的食物也不能逆转。牙发育期蛋白质的缺乏也可造成唾液腺发育异常而使牙失去唾液的保护作用而易患龋。

牙一旦萌出后,蛋白质对牙面的局部作用是否会促进龋病,目前尚缺乏足够的研究。

奶酪是一种不致龋的食物,食用奶酪后,生物膜内的 pH 变化很小。人工奶酪有抑制细菌产酸,防止脱矿和促进再矿化的作用。

奶制品中,角蛋白提取物——酪磷肽(CPP)是运输钙离子、氟离子和磷酸根离子到牙表面的最佳载体。Rose 利用人工生物膜模型证明酪磷肽-无定形磷酸钙复合物在生物膜内形成一个大的钙储备库,限制牙齿中的钙流失,为牙齿的再矿化提供钙源。

(三)脂类

在动物的饮食中补充脂肪可减少龋病发生。中链脂肪酸及其盐类在低 pH 条件下具有抗龋性质,如壬酸。

动物试验表明,月桂酸、亚油酸与油酸能抑制牙面生物膜的形成,亚油酸和棕榈油酸能抑制变异链球菌产酸。在饲料中加入甘油月桂酸酯有明显抑制鼠患龋的作用。

（四）维生素

维生素是生物的生长和代谢所必需的微量有机物。维生素 D 与体内钙化组织和器官的发育、代谢密切相关。缺乏维生素 D 会使牙齿钙化发生障碍。此外，缺乏维生素 A 会影响发育中釉质的角蛋白样物质的代谢，缺乏维生素 C 则会影响牙本质中的胶原代谢。所有这些都会降低牙齿萌出后的抗龋力，但这些物质的缺乏所造成的影响只在牙齿发育时期。

动物实验表明：缺乏维生素 A 的田鼠患龋率比不缺乏维生素 A 者高 3 倍多。当维生素 A 缺乏时，田鼠唾液腺有萎缩性变化。

（五）无机盐

1.钙磷盐

无机盐即无机化合物中的盐类，旧称矿物质。对骨和牙齿发育最重要的矿物质是磷与钙，它们是钙化组织的重要组成部分。对田鼠的研究表明：在动物出生后的早期给予充足的矿物质，会增强牙齿的抗龋力。在这一时期如改变食物中的钙磷比值或饲料中缺乏钙磷等无机盐，均会影响动物牙齿的抗龋力，甚至影响牙齿的发育。

磷酸盐之所以可以控制龋病，是因为一方面它可以缓冲菌斑内的 pH，另一方面它可以促进牙面的再矿化，从而增强牙齿的抗龋能力。此外，近年来无定形态钙磷盐和酪磷肽的复合物已用于牙面龋损再矿化。

2.氟

除了每日膳食需要量在 100mg 以上的常量元素（如钙、磷、钾、钠）外，在重要的微量元素中，与龋病关系最密切的是氟元素。

在美国及世界的很多城市，饮用含氟水（每升中 1mg 氟）使龋患率下降 40％～60％，其抗龋机制主要是在牙齿表面形成氟磷灰石，具有更强的抗酸能力。在牙齿萌出后，局部用氟也有助于已经存在的龋病釉质的再矿化，降低牙齿对致龋菌的敏感性，并干扰细菌代谢，从而抑制龋病。

3.其他无机物

硒、锂、钡、钒、硼、铁、锶、铝等元素也与龋病发病有关，它们能降低机体对龋病的敏感性。另一些元素如锰、镁、铜、镉、钠则有增加机体对龋病敏感性的作用。

三、宿 主

影响龋病发病的宿主因素主要包括牙和唾液。发育良好的牙，即使其他致龋因素很强，发病率也会降低。唾液对维持口腔正常 pH、保持牙面完整性、促进已脱矿牙的再矿化等方面具有重要影响。唾液腺因各种因素遭到破坏后，很容易发生慢性龋或急性龋（如放射性龋）。

（一）牙

牙和牙弓形态在龋病发病过程中有重要影响,没有缺陷或缺陷很少的牙一般不发生龋齿。例如,在动物实验中,曾试图用狗牙进行龋病研究,但未获成功。其原因是狗牙形态呈圆锥形,缺少窝沟,牙间隙较宽,不易形成滞留区。

临床观察证实,后牙窝沟对龋病高度敏感,且敏感性与窝沟深度呈正相关。深的窝沟无法探入,且窝沟深部有菌斑形成,不易清除,食物碎片和微生物也容易在窝沟内滞留。牙对龋病的敏感性与窝沟深度呈正相关。

牙各表面对龋的敏感性不尽相同,某些表面易患龋,另一些表面则很少波及。如下颌第一磨牙各表面罹患龋病的顺序为𬌗面、颊面、近中面、远中面和舌面;而上颌第一磨牙依次为𬌗面、近中面、腭面、颊面和远中面。对于上颌侧切牙,舌面较唇面更易患龋。这些差别的形成部分是形态学原因所致,如下颌磨牙颊沟、上颌磨牙腭沟、上颌切牙舌窝等部位形成的菌斑滞留区易于患龋。下颌第一恒磨牙远中面在萌出后4～5年内恒定地受到唾液清洗,直至10岁左右才有第二磨牙,而近中面菌斑于萌出后很快形成,因此近中面患龋概率较高。

凡有菌斑滞留区形成的部位都易发生龋病。牙齿排列不整齐,如拥挤和重叠均有利于龋病发生。

牙齿的理化性质、钙化程度、微量元素含量等因素也影响龋病的发生发展。矿化良好的牙不易患龋。釉质中氟、锌含量较高时,患龋的概率较低。

釉质表面层较表面下层更具抗龋能力。初期龋损部位的显微放射照片经常发现釉质表层下已显著脱矿,而其表层仅轻度受累。有些理论将这种现象解释为:在龋病发病过程中内层釉质脱矿的矿物质被转运至表层,继而扩散至菌斑液和唾液,一旦菌斑液中的酸被唾液中的碱性缓冲体系所中和,表层所处的液相环境中pH上升,钙和磷酸盐达到饱和状态后,矿物质就会在原已脱矿的表层沉积下来发生再矿化,故而表层显得相对完整。另外,由于表层釉质具有更多矿物质和有机物,水含量相对少,一些元素包括氟、氯、锌、铅和铁也多聚集在釉质表面,而其他成分如碳、镁则相对稀少,这些因素也增强了釉质表层的抗龋能力。釉质在人的一生中可不断发生变化,随年龄增长,釉质密度和渗透性降低,氮和氟含量增加。这些变化是牙萌出后的"成熟"过程。随着年龄增长或时间推移,牙对龋病免疫力也随之增加,成年后龋病发病率可处于相对稳定状态。此外,饮用氟化水使釉质表层的氟浓度增加,釉质的抗酸能力亦随之增强。

（二）唾液

唾液是人体最重要的体液之一,是由口腔附近各类大小唾液腺分泌液、龈沟液以及混悬其中的食物碎片、微生物和口腔上皮脱落细胞等构成的混合性液体。唾液本身的理化性质以及成分在不同个体间存在差异,同一个体不同腺体的分泌液在质和量方面也有很大差别。在维持口腔正常生理方面,唾液的质与量、缓冲能力的大小以及抗菌系统的变化都与龋病发生过程有着密切关系。

1.唾液流速

在唾液的抗龋作用中最重要的是唾液的清洁和缓冲作用,可用"唾液清除率"或"口腔清除率"来表示,唾液的流速越大,缓冲能力越强,清除效力越高。唾液流量减少可引起口腔防御能力下降,导致严重龋病和黏膜感染的发生。流行病学资料也证实,唾液量过少的患者如口腔干燥综合征患者、放射导致唾液腺破坏的头颈部肿瘤患者常有很高的患龋率,但是唾液分泌率与龋活性以及 DMFS/DMFT 值之间并不存在线性相关关系,仅与龋病发生率微弱相关。

唾液的流速和缓冲能力与龋敏感性呈负相关。老年人由于唾液腺细胞萎缩,唾液流量减少,缓冲能力下降,使老年人对釉质龋及根面龋的敏感性增加。临床试验表明,进食后咀嚼口香糖引起的唾液流速加大,能降低龋病的发生率。

2.缓冲体系

唾液中存在的各种缓冲体系,它们的共同作用可使唾液的 pH 处于中性,其中主要的缓冲系为重碳酸盐、磷酸盐和蛋白缓冲系统,这 3 个系统对 pH 变化有不同的缓冲能力。重碳酸盐缓冲系统和磷酸缓冲系统的 pH 分别为 6.1～6.3 和 6.8～7.0。在咀嚼和进食时唾液的缓冲能力主要依靠重碳酸盐缓冲系统,其缓冲能力占唾液缓冲能力的 64%～90%。在非刺激状态,唾液中重碳酸盐的浓度很低,唾液的缓冲力弱;若刺激唾液分泌,重碳酸盐的含量增多,唾液 pH 上升,当唾液流速增加到 1mL/min 时,重碳酸盐的浓度上升到 30～60mmol/L,此时,重碳酸盐就能有效地发挥缓冲作用。唾液中的重碳酸盐还可扩散入菌斑,中和细菌产生的酸。磷酸盐缓冲系统的作用原理与重碳酸盐缓冲系统相似,但与唾液分泌率的关系不明显。蛋白缓冲系统能力较弱。

唾液的缓冲能力明显受到性别、个体的健康状况、激素水平以及新陈代谢的影响。男性唾液的缓冲能力强于女性。妇女在妊娠期唾液缓冲力下降,分娩后又逐渐恢复,其变化与唾液的流速、流量无关。更年期妇女应用激素替代或口服小剂量避孕药可在一定程度上增加更年期妇女的唾液缓冲能力。

3.碳酸酐酶

碳酸酐酶(CA)通过催化可逆的二氧化碳水合反应参与维持人体各种组织液和体液 pH 的稳定。现已在哺乳动物的消化道鉴定出 11 种 CA 的同工酶,并已证实其中至少两种参与了唾液的生理活动。其中 CA_{VI} 的浓度与 DMFT 值呈负相关,但与唾液的流速和流量呈正相关。无龋儿童唾液中的 CA 活性明显高于龋活跃儿童,但 CA_{VI} 对唾液 pH 及缓冲力无调节作用,与唾液中变异链球菌和乳酸杆菌的水平也无关。

4.唾液有机成分

唾液的主要成分是水,占99%～99.5%,固体成分不足0.7%,其中有机物为0.3%～0.5%。唾液中的有机成分主要为蛋白质、脂肪和微量碳水化合物,其中蛋白质是唾液中最有意义的成分,与龋病发病有着密切的联系。

不同龋易感性人群的唾液蛋白的种类和数量不同,不同个体甚至同一个体口腔的不同部位唾液蛋白也存在质和量的差异。唾液蛋白在口腔中可以合成、降解和相互结合,其千变万化的功能状态决定着口腔内细菌的定植,进而影响龋病的发生和发展。虽然唾液中各种抗菌因子和/或蛋白浓度较低,单独作用时不会对口腔致龋菌系造成很大影响,但它们是一个有机的整体,当相互协同作用时,能有效地抑制或杀灭致龋菌,进而阻止龋病的发生和发展。

(1)唾液中黏附、凝集相关蛋白与龋易感性:牙冠自萌出到口腔即与唾液发生接触,唾液中的蛋白或糖蛋白吸附致牙面形成一层生物膜,即获得性膜。获得性膜形成后不久,很快便有细菌选择性地吸附到牙面,此过程称为细菌的黏附。此后,细菌迅速生长繁殖形成成熟的牙菌斑而致龋。口腔中的细菌除了与牙面黏附致龋之外,还会相互凝聚而从口腔排出,有利于减少龋病的发生。细菌的黏附和凝聚的过程受到某些唾液蛋白的影响。这些与黏附和凝集相关的蛋白主要有:凝集素、黏蛋白、α-淀粉酶、酸性富脯蛋白和唾液免疫球蛋白等。它们不但参与获得性膜的形成,具有修复和保护釉质、降低釉质溶解度、降低细菌酸性产物的脱矿能力等作用,同时也具有调节细菌与牙面附着和促进唾液中细菌凝聚以利于细菌排出口腔的作用。目前研究认为,影响变异链球菌与牙面黏附的最主要蛋白是高分子量的腮腺液凝集素和某些小分子量的下颌下腺蛋白。而促进唾液中细菌凝聚的主要蛋白除了来源于腮腺的高分子量凝集素外,还有黏蛋白MG1、MG2。MG1属于高分子量黏蛋白,分子量大于1000kDa;MG2为低分子质量蛋白,分子量为200～500kDa。MG1对人工合成的羟基磷灰石(HA)的亲和力大于MG2,故MG1的主要功能是参与获得性膜形成,促进致龋菌与牙面黏附,而MG2能在溶液中与变异链球菌相互作用,导致变异链球菌凝集,有助于细菌的清除。此外,先天性免疫蛋白gp-340(亦称为唾液清道夫受体蛋白)的3种表型之一gp-340Ⅰ也有促进变异链球菌与牙面黏附和促进龋病形成的作用,提示gp-340Ⅰ可能是龋易感蛋白之一,而gp-340Ⅱ、Ⅲ作用正好相反。唾液蛋白调节细菌黏附和促进细菌凝聚的能力存在明显个体差异,推测唾液蛋白具有较强的促进细菌凝集能力和较低的促进细菌与牙面黏附能力的个体对变异链球菌的防御能力较强,反之则龋易感性较强。

(2)唾液抗菌蛋白和多肽与龋易感性:口腔变异链球菌是目前公认的最主要的致龋菌。因此,能抑制或杀灭口腔变异链球菌的因素均有可能影响龋病的发生。唾液中含有大量的抗微生物蛋白和多肽(抗菌肽,AMPs),能杀灭包括变异链球菌等致龋菌在内的多种革兰阳性菌和革兰阴性菌及真菌等,构成先天免疫系统的一部分,影响龋病的发生。唾液中的抗菌蛋白和多肽主要包括上皮来源的 α-防御素(HNPs)、β-防御素(HBDs)和唯一的人组织蛋白酶抑制素(LL-37)等成分以及唾液腺来源的富组蛋白(HRPs)、分泌型免疫球蛋白 A(sIgA)、黏蛋白、溶菌酶、乳铁蛋白(Lf)、过氧化物酶等。这些抗菌蛋白和多肽与口腔黏膜上皮、中性多核白细胞以及唾液相互配合共同维护着口腔健康。

口腔溶菌酶来源于大小唾液腺、吞噬细胞和龈沟液,是一种水解酶,它能水解细菌细胞壁肽聚糖中 N-乙酰胞壁酸与 N-乙酰葡糖胺之间的 β-1,4-糖苷键,使细胞膜变脆,易于破裂。溶菌酶以细菌的细胞壁为底物,处于口腔疾病防御的第一线。在患者龋病发展的过程中,口腔唾液中溶菌酶的水平下降显著。

口腔乳铁蛋白是中性粒细胞和浆液性腺上皮细胞合成的一种与铁结合的糖蛋白,它广泛存在于人类外分泌液中。乳铁蛋白可通过与铁形成螯合物夺取细菌生长所必需的铁离子而起到抑制细菌生长的作用。乳铁蛋白亦能直接杀灭部分细菌,包括变异链球菌。此外,牛乳铁蛋白和变异链球菌表面蛋白均可与凝集素 SRCRP2 氨基酸区域特异性结合,故乳铁蛋白可以竞争性地抑制凝集素与变异链球菌的结合,阻止变异链球菌在牙齿获得性膜的定植,预防龋病的发生。

(3)脂类与龋易感性:研究发现,在致龋性食物中补充脂肪可减少龋病发生,中链脂肪酸及其盐类在 pH<5 条件下具有抗菌性质,但机制尚不清楚。龋病易感者的刺激性腮腺液和全唾液中脂肪种类与无龋者基本相似,但龋易感者刺激性腮腺液和全唾液中脂类总含量明显高于无龋者,而且龋易感者的中性脂肪和自由脂肪酸及三酰甘油的含量显著高于非易感组,提示唾液中脂质水平和脂肪酸成分可能与龋病的发生和发展有关。

5.无机成分

唾液中的无机成分仅占 0.2%,主要是钾、钠、钙、氯化物、重碳酸盐和无机磷酸盐。这些无机成分的存在使唾液能维持牙体组织的完整性;促进萌出后釉质钙化;富含钙和磷酸盐的环境也有利于早期龋损害和脱矿釉质的再矿化。

无龋幼儿的离子钙/总钙比值显著高于患龋儿童;患龋儿童唾液中铜离子的浓度明显高于无龋儿童,且铜离子的浓度随着未治疗的龋齿数增加而升高;而锰离子的浓度无差异。检测儿童唾液中铁和铝的含量发现,患龋治疗后的儿童比无患龋史儿童唾液的铁离子和铝离子的浓度均明显升高,但铁离子的浓度与修复类型及性别有关。

(三)免疫

口腔是人体消化道的起始端,常常受到外来抗原的侵扰,但在人类进化过程中,逐渐形成了保护自身的免疫体系。这一体系不仅有效地保护口腔本身,抑制疾病损害,同时对预防全身感染亦有重要意义。

口腔免疫可分为特异性免疫和非特异性免疫两类。非特异性免疫指机体与生俱来的防御功能,其作用无选择性,受遗传控制,有很大的个体差异,但相对稳定。特异性免疫则是指个体与抗原物质接触后所产生的针对相应抗原的免疫,包括体液免疫和细胞免疫,不能遗传。

口腔非特异性免疫成分除黏膜屏障外,主要依靠唾液中的一些抗菌蛋白发挥作用。

目前已经公认变异链球菌是龋病的主要致病菌,与人类龋病相关的细菌还有黏性放线菌和乳杆菌。由于致病菌明确,免疫防龋已成为可能。人类自身的免疫状态以及人工主动免疫和被动免疫都将影响龋病的发生和发展。

1.变异链球菌抗原

目前已鉴定出大量变形链球菌抗原,包括细胞壁表面抗原和一些蛋白质,如葡糖基转移酶等。在主动免疫防龋这一领域已进行了大量研究,以变形链球菌的抗原成分作为疫苗经历了全菌疫苗、亚单位疫苗,如变形链球菌主要表面蛋白抗原(AgⅠ/Ⅱ或PAc、SpaA等)以及葡糖基转移酶等,进一步发展为多肽疫苗、基因重组疫苗以及核酸疫苗。

为了避免疫苗可能产生的不良反应,被动免疫也具有防龋效果。

2.人体抗龋免疫反应

人体自身的免疫状态对龋病发病有重要影响。通过人工免疫方法增强机体免疫防御能力,亦可影响龋病发病。

(1)唾液抗体:高龋人群全唾液中IgA浓度显著低于低龋或无龋人群。然而也有报告提出,低龋患者唾液中抗变异链球菌IgA抗体水平并非稳定地升高,而是随着过去龋齿损害数量的增加而升高,因此认为IgA水平仅能反映积累的龋病经历。

以编码GTF和PAC基因构建的DNA疫苗经鼻腔或全身途径免疫后,可使实验动物唾液中特异性sIgA抗体水平升高,并能达到预防龋病的效果。相关的临床研究效果尚待证实。

(2)血清抗体:与变异链球菌细胞、细胞壁、抗原Ⅰ/Ⅱ和GTF相关的血清抗体为IgG、IgM和IgA。血清抗体的免疫学研究结果报告不一,但已有一些证据表明无龋成人或经过治疗的龋病患者,其血清抗体水平与龋病指数呈负相关,而患龋者为正相关。龋病发生时,血清IgG和IgM有轻度但显著性增加。龋病经充填治疗后,血清抗体水平可能下降而唾液抗体水平上升。在人类研究中未发现抗体水平与血链球菌、黏性放线菌或乳杆菌的关系。

3.细胞免疫反应

有关细胞免疫反应与龋病关系的报告尚不多见,但变异链球菌可以刺激人类淋巴细胞增殖并释放细胞因子,如巨噬细胞移动抑制因子,说明细胞免疫在龋病发生过程中具有一定作用。

唾液中的变异链球菌被吞咽后虽然不能在肠道黏膜定殖,但仍可通过肠道相关淋巴组织诱导免疫反应。然后,致敏的淋巴细胞可停留在唾液腺,产生 IgA 抗体进入唾液,唾液中抗体水平随龋病指数增加而上升,因此,唾液抗体水平上升并不能反映对龋病的保护性关系,而只能作为变异链球菌感染频率和聚集增加的间接指标。人类对变异链球菌产生有效免疫反应的能力可能取决于免疫相关基因,这种基因只可能在极少数无龋个体中产生。但是,人类有潜力产生抗变异链球菌的细胞免疫和体液免疫反应。只是在自然免疫条件下,其免疫效果不佳。

四、其他影响因素

(一)年龄

龋病在儿童中的发病率很高,牙萌出即可能患龋。一些因素可能导致变异链球菌在牙面聚集,聚集的时间越早,引起龋病发病的可能性越大。虽然在婴幼儿和儿童时期均可通过不同途径产生免疫保护,但作用甚微,因此儿童时期患龋率一直很高。

第一恒磨牙萌出后,由于有较深的窝沟,因此患龋病的概率也很高。在一些地区第一磨牙患龋率可达 50%。10 岁时第二磨牙亦开始患龋,年龄在 11～15 岁时,龋病活性急剧增加,DMF 记录随年龄增长而上升,直到 24 岁时趋于稳定。进入青年后,随着年龄增长,牙龈逐渐退缩,牙根面外露,菌斑易于聚集,常造成根面龋,因此老年人龋病发病率又趋回升。

(二)性别

一般报道认为,女性患龋率略高于男性。一般情况下,女性牙萌出时间早于男性,由于牙萌出较早,牙与口腔环境接触时间相对延长,感染龋病概率随之增加。但对这一观点也有不同意见。一般情况下,女性牙萌出时间早于男性,由于牙萌出较早,牙与口腔环境接触时间相对延长,感染龋病概率随之增加。

(三)种族

对种族与患龋率之间的研究较多。目前多数学者认为,龋病的种族差异是存在的,但不能排除环境因素,特别是饮食习惯的影响。同时指出即使这种差异存在,但与社会因素和文化因素相比较,种族差异仅属次要因素。

(四)遗传

目前的研究认为,龋病不会遗传,但是环境因素对龋病的发生有较大的影响,遗传因素也有一定的关系,如牙釉质的结构、牙齿大小形态、咬合面窝沟深浅和牙弓形态以及唾液的缓冲能力等。因此,外界环境比先天、遗传因素所决定的易感性更为重要。

(五)地理因素

目前的流行病学研究已经证实,在国家与国家之间以及一个国家内的各不同地区之间,其龋病流行情况有很大差异,这反映出地理变化的影响。但是由于地理因素中包含了大量的其他因素,因此,研究地理因素与龋病发病的关系存在着一定的困难。

五、发病机制

(一)龋病病因学说

龋病病因学说是解释龋病发病原因的理论。在不同历史时期,医学家对龋病发病的原因有不同的解释和阐述。

东西方古代医学论著中均有"虫牙"学说的论述,印度和埃及的早期论著中认为蠕虫是牙病的病因。有许多经典的学说对龋病的病因进行解释,比较著名的理论有内源性学说、外源性学说、蛋白溶解学说、蛋白溶解-螯合学说、化学细菌学说以及现代四联因素学说等。

1.内源性学说

内源性学说包括体液学说和活体学说。体液学说认为,人体有4种基本液体,为血液、痰液、黑胆汁和黄胆汁,此学说认为龋病是由于这些体液失调及辛辣和腐蚀性液体的内部作用而引发。希波克拉底也赞成体液学说。而活体学说则认为龋病和骨疡都是由牙内部开始病变,特别是潜行性龋、隐匿性龋。这种观察显然失之偏颇,将现象看成了本质,但当时观察到的临床现象仍有助于加深对龋病的认识。

2.外源性学说

外源性学说包含化学学说和寄生腐败学说。一些学者发现牙的破坏是口腔中形成的酸所致,且认为是无机酸,但对酸的来源却无法解释。化学学说显然忽视了微生物的作用,但其仍然推动了以后的龋病学研究。

1954年提出的寄生腐败学说考虑到了微生物产酸的影响,但重点在观察一些丝状微生物的作用。虽然其观察对象与近代研究结果不符,但这类学说已开始触及龋病发病的本质。

3.蛋白溶解学说

理论基础是基于在牙釉质中发现了有机物质,认为损害是在轻度碱性条件下通过蛋白溶解活动造成的。微生物通过釉质的有机途径侵入使龋病损害开始,此后才有无机盐溶解。但这一学说无法得到实验证实。

4.蛋白溶解-螯合物学说

有学者在蛋白溶解学说的基础上,观察到釉质无机成分可以在中性或碱性条件下被排除,提出了蛋白溶解-螯合物学说。认为牙的有机成分首先被微生物降解,其产物如氨基酸、有机酸类具有螯合特性,可溶解釉质中的矿物质如羟基磷灰石晶体,形成龋病损害。然而在天然条件下,釉质中有机基质含量少于1%,不可能使高达96%以上的矿物质溶解,同时此学说也缺乏实验支持。但这一生物学现象仍为后续深入研究打下了基础。

5.化学细菌学说

对龋病病因学贡献较大的解释来自米勒的化学细菌学说。米勒通过一系列实验研究,认为口腔中微生物通过酶的分泌和自身代谢,降解碳水化合物而产酸。牙面和牙间的食物碎片是碳水化合物产酸的源头物质,酸可使牙脱矿,龋病损害过程开始。酸穿透釉质之后,微生物沿牙本质小管进入牙本质,造成牙本质溶解,最终使牙本质崩解,形成龋洞。此学说是现代龋病病因学说的基础。但该学说也存在若干不足,如未提出牙菌斑的概念,是否有特异性致龋菌介入未作研究,为什么在同一条件下生活的个体并非人人患龋、对静止龋未作解释等。

(二)四联因素学说

四联因素学说是解释龋病发生过程中微生物、食物、宿主、时间4种相互关联因素的理论。龋病是一种多因素性疾病,有多种学说对龋病病因进行解释,其中最受关注的是四联因素学说。

早期学者们认为3种相互作用的主要因素在疾病过程中发挥主要作用,即宿主、微生物和饮食,认为只有当这3种因素同时存在时龋病才会发生,即有敏感的宿主,有致龋微生物及其生存环境,有足够的碳水化合物作为致龋菌营养来源并能形成生物膜基质,在这3项因素并存时龋病过程才能开始。但是在口腔卫生措施非常及时的情况下,牙菌斑在牙面滞留时间不足,很难维持局部长时间的低pH,所以另一条件是细菌停留牙面要有足够的时间,因此增加了第4个因素即时间因素。

1.微生物因素

细菌的存在是龋病发生的先决条件。口腔中主要的致龋菌包括变异链球菌、乳杆菌、黏性放线菌等。这些致龋菌可以产生有机酸,在牙菌斑存在的条件下,使牙面局部pH可降低至5.5以下,导致釉质脱矿。大多数致龋菌都具有一些必需的酶系,它们能利用饮食中的蔗糖合成大量的细胞外多糖,主要是葡聚糖。由葡聚糖构成牙菌斑基质,其黏性胶体性质有助于细菌对牙面的附着及细菌间的相互附着。细菌在龋病发生过程中的作用是非常肯定的,然而从流行病学资料中却发现,即使为同一家庭成员,进食完全相同的饮食,生活在同一环境,但相互间龋病发病模式不尽相同,甚至差异很大。这表明其他因素如宿主的个人因素也会具有重要影响。

2.食物因素

食物与龋病关系十分密切。粗制食物不易附着在牙面,同时纤维性食物还具有自洁作用,因此粗制食物具有一定抗龋能力。但随着人类进化,食物越来越精细,精细的碳水化合物和食糖摄入量的增加使龋病发病概率大为增加。诱导动物龋病的食谱中,蔗糖含量已超过 50%。碳水化合物的致龋作用与其种类、摄入量和摄入频率密切相关。单糖和双糖易被致龋菌利用产酸,而多糖的影响较弱。牙菌斑中糖的代谢过程就是细菌糖酵解的过程,其终末产物是各种类型的酸,如乳酸、甲酸、乙酸、丙酸、丁酸、琥珀酸等。其中乳酸含量较高,也是致牙面局部 pH 下降的主要因素。蔗糖的致龋作用远胜葡萄糖,虽然二者扩散进入牙菌斑和细菌利用其产酸的能力相似,但致龋菌利用蔗糖合成胞外多糖的速度较等价果糖和葡萄糖要快,其原因是致龋菌的葡糖基转移酶能使双糖链断裂,并利用其释放的能量合成葡聚糖。牙菌斑中细菌还能利用饮食中的糖产生并储存糖原型的细胞内多糖,在碳水化合物缺乏时细胞内多糖与胞外多糖一样可被细菌利用产酸。

但有了致龋菌和蔗糖是否就一定患龋?结论是否定的。个体因素如牙的质量、唾液成分等均能对龋病发生产生影响。因此,宿主因素也是影响龋病发生的主要因素之一。

3.宿主因素

宿主对龋病的敏感性涉及多种因素,如唾液流速、流量、成分,牙的形态、结构和排列,机体的全身状况等,这些因素又受到遗传、环境等因素的影响。牙的矿化程度、蛋白质含量、一些微量元素均能影响其抗龋能力。唾液是一种成分十分复杂的分泌液,其缓冲能力可中和细菌所产生的酸;唾液中 sIgA 等抗菌物质有对抗致龋菌的作用;唾液中所含无机盐特别是钙、磷、氟等可通过离子交换使釉质中某些脱矿区域发生再矿化,从而中止早期的龋病进程。机体全身状况受到营养、内分泌、遗传、环境等因素影响。只有在宿主防御机制存在某种缺陷的前提下,加之有细菌存在、蔗糖底物丰富,此时龋病才易于发生。

4.时间因素

影响龋病发病的诸因素都需要延续一定时间才能完成。从牙面上清除附着物到获得性膜的再附着,再到牙菌斑形成;从细菌代谢碳水化合物产酸到釉质脱矿;从碳水化合物沉积在牙面到被致龋菌利用,均需要一定的时间。若前述三种因素同时存在,又具有代谢产酸的时间,龋病即可开始发生。因此中断四联因素中的任何一种因素,均可预防或降低龋病发病率。

(李 翠)

第二节 临床表现与诊断

一、病理特点

龋病是牙对牙菌斑生物膜及其代谢产物的动态反应的结果。这种反应过程，形态学上表现为初期超微结构水平的脱矿和再矿化及晚期的龋洞形成。研究龋病病变过程的方法主要有：普通光镜、偏光显微镜、显微放射照相、扫描电镜、氩离子减薄技术、高分辨电镜、u-CT 等。初期牙釉质龋的脱矿和再矿化主要表现为牙釉质内微孔的改变，偏光显微镜是有效的研究手段。人牙釉质由紧密排列的羟磷灰石晶体构成，其中含有一定数量的微孔，具有使平面偏光分解为两束光的特性。正常牙釉质呈负性内在双折射。

龋病发展过程中，矿物质移出形成溶解性间隙，牙釉质晶体破坏使组织中微孔容积增大，牙釉质的双折射由负性转变为正性。当使用不同折射指数的浸渍物浸渍这些微孔时，能产生另一种类型的双折射，这种类型的双折射称为"形成双折射"。

（一）牙釉质龋

1.牙釉质龋分区

牙釉质是全身最硬的矿化组织。龋病早期阶段，牙釉质的表面层损害极少，在表面层下方表现为脱矿。从损害进展的前沿开始，分为以下 4 个区。

（1）透明带，是损害进展的前沿。

（2）暗带，位于透明带与损害体部之间。

（3）损害体部。

（4）相对完整的牙釉质表面层。

2.龋病病理过程

龋病病损区不是独立的，而是龋病发展的连续性改变。整个龋病的发生发展过程可分为以下 6 期。

（1）龋齿脱矿最早的表现是表层下出现透明带，此时临床和 X 线均不能发现。

（2）透明带扩大，部分区域有再矿化现象，其中心部出现暗带。

（3）随着脱钙病变的发展，暗带中心出现病损体部，病损体部相对透明，芮氏线、釉柱横纹明显。临床上表现为龋白斑。

（4）病损体部被食物、烟和细胞产物等外源性色素着色，临床上表现为棕色龋斑。

（5）龋病进展到釉牙本质界时，病损呈侧向扩展，发生潜行性破坏，临床上表现为蓝白色。侧向扩展与釉牙本质界有机成分多、含氟量低有关。

（6）牙表面的龋坏，龋洞形成。

（二）牙本质龋

牙髓和牙本质组织可视为一独立的生理性复合体，当龋损到达牙本质后也会累及牙髓组织。龋损潜行性破坏牙釉质后，沿牙本质小管方向侵入牙本质，沿着釉牙本质界向侧方扩散，在牙本质中形成锥形损害，其基底在釉牙本质界处，尖指向牙髓。

牙本质龋损在光镜下可看到由深部向浅部分为透明层、脱矿层、细菌侵入层、坏死崩解层。

在活动性龋病损害时，坏死崩解层由结构遭破坏的牙本质小管、混合性口腔微生物群及被降解的无结构基质所构成。坏死崩解层下方为细菌侵入层，该层中微生物已渗透至牙本质小管。靠近细菌侵入层的是脱矿区，该区矿物盐已被溶解，留下相对完整的牙本质小管，在脱矿区表层可发现少量细菌，但深层的大部分组织无菌。这一部分组织，由于其硬度的原因亦称为革样牙本质。牙本质龋的前沿有脱矿区，但相对完整的硬化层的存在具有重要的临床意义。当牙本质深龋进展较慢时，在脱矿区的下方可形成一硬化层。该层的管腔比正常牙本质管腔狭小，可能是由于被晶体堵塞之故。硬化层的牙本质小管可因管内钙化而完全闭合，使该层的渗透性降低，矿化水平增高且超过正常牙本质。硬化层的下方，成牙本质细胞继续形成一层修复性牙本质，不仅增加了牙本质的厚度，也使成牙本质细胞退到牙髓腔中远离损害区的部位。

（三）牙骨质龋

牙骨质的龋损过程与牙本质龋相同。临床上牙骨质龋呈浅碟形，常发生在牙龈严重退缩，根面自洁作用较差的部位。初期牙骨质龋的显微放射摄影表明，在牙骨质中也发生表面下脱矿，伴有致密的矿化表面。表明这种再矿化过程类似于硬化牙本质的再矿化过程。

初期损害，光学显微镜和显微放射摄影可看到牙骨质中出现裂缝，有时表现为"分层损害"。损害可能沿穿通纤维的走向进展，与牙根面垂直。浑浊的外表面层覆盖着下方脱矿的牙骨质。

在根部牙本质发生进行性损害时，牙本质小管被细菌感染，其主管和侧支均被累及，与冠部牙本质龋一样，可能有硬化性反应，矿物质晶体部分或全部封闭牙本质小管。

（四）脱矿和再矿化

在酸的作用下，牙矿物质发生溶解，钙和磷酸盐等无机离子由牙中脱出称为脱矿。蛋白质、脂肪和水构成了牙釉质扩散通道，在牙釉质脱矿和再矿化过程中，化学物质经该通道扩散。随着钙和磷酸盐向外扩散,牙釉质表层可出现再矿化,导致牙釉质外层似有完整外观,厚度为 $20\sim40\mu m$,此处的矿物质含量高于损害体部。若菌斑微生物不断产酸,则牙釉质表面下脱矿仍继续进行,修复过程不能与之同步,脱矿大于再矿化,导致晶体结构广泛损伤、崩溃,形成龋洞。

人牙龋损的形成不是一个简单的持续性脱矿过程,而是脱矿与再矿化的连续性动力学反应。下列因素有利于阻止龋病发展,促进再矿化过程。

(1)除去致龋底物,减少有机酸形成和酸向牙釉质扩散。通过减少糖类的摄入频率也可避免或减少菌斑产酸,从而减轻脱矿程度。

(2)仔细刷牙,牙表面不形成厚的菌斑,在菌斑液体-获得性膜-牙釉质界面维持钙和磷酸盐的一定浓度,有利于保护牙。

(3)牙发育和再矿化期间,经常规律性地使用含低水平氟的饮水,含氟牙膏和(或)含氟漱口液,能增强唾液源性再矿化作用。

二、临床表现及分类

龋病是一种慢性破坏性进行性疾病,并不累及所有牙面,对牙齿的不同解剖部位具有某种倾向性。根据龋病的临床损害模式,从动力学角度,可以按照龋病发病情况和进展速度分类;从形态学角度,可以根据损害的解剖部位分类;也可以按照病变程度分类。

不论哪种临床类型,引起龋损的微生物和底物大体相同,但在不同个体之间,牙齿的各解剖部位的敏感性和损害进展速度均有很大差异。牙齿解剖外形及其在牙弓中的位置以及其他因素,如氟、唾液、口腔卫生等,均可对龋病发病造成影响。

(一)按发病情况和进展速度分类

1.急性龋

急性龋多见于儿童或青年人。病变进展较快,病变组织颜色较浅,呈浅棕色,质地较软而且湿润,很容易用挖器剔除,又称湿性龋。急性龋因病变进展较快,牙髓组织来不及形成修复性牙本质或者形成较少,牙髓组织容易受到感染,产生牙髓病变。

猖獗龋(猛性龋)是急性龋的一种类型,病程进展很快,多数牙在短期内同时患龋,常见于颌面及颈部接受放射治疗的患者,又称放射性龋。Sjogren 综合征患者及一些有严重全身性疾病的患者,由于唾液分泌量减少或未注意口腔卫生,亦可能发生猛性龋。

2.慢性龋

慢性龋进展慢,龋坏组织染色深,呈黑褐色,病变组织较干硬,又称干性龋。一般龋病都属此种类型。

龋病发展到某一阶段时,由于病变环境发生变化,隐蔽部位变得开放,原有致病条件发生了改变,龋病不再继续进行,损害仍保持原状,这种特殊龋损害称为静止龋,也是一种慢性龋。由于相邻牙被拔除,邻面龋的表面容易清洁,牙面菌斑易受到唾液缓冲作用和冲洗力的影响,病变进程自行停止。牙齿咬合面龋损,咀嚼作用可能将龋病损害部分磨平,菌斑不易堆积,病变停止,成为静止龋。

3.继发龋

龋病治疗后,由于充填物边缘或窝洞周围牙体组织破裂,形成菌斑滞留区或修复材料与牙体组织不密合,留有小的缝隙,这些都可能成为致病条件,产生龋病,称继发龋。继发龋也可因治疗时未将病变组织除净,之后再发展而成,这种继发龋比较隐蔽,单纯临床检查不易查出,需借助 X 线片的检查。

(二)按损害的解剖部位分类

根据牙齿表面对龋病敏感性分类是最常见和最简单的分类方法。根据牙面解剖形态可以分为两种类型:Ⅰ型为窝沟龋;Ⅱ型为平滑面龋,包括邻面和近颈缘或近龈缘的牙面。

1.殆面(窝沟)龋和平滑面龋

牙面窝沟是釉质的深通道,个体之间的形态差异很大,常影响龋病发生。窝沟类型分类为:①Ⅴ型,顶部较宽,底部逐渐狭窄,占 34%;②U 型,从顶到底部宽度几乎相同,约占 14%;③Ⅰ型,呈一非常狭窄的裂缝,占 19%;④IK 型,非常狭窄的裂缝但底部带有宽的间隙,占 26%;⑤其他类型占 7%。

窝沟的形态与龋病发病和进展速度密切相关。窝沟龋限指磨牙、前磨牙咬合面、磨牙颊面沟和上颌前牙舌面的龋损。这些不规则的表面,由于先天性特征,缺少自洁作用,对龋病更具敏感性。在窝沟发生龋坏时,损害并非从窝沟基底部位开始,而是首先在窝沟侧壁产生损害,最后扩散到基底。龋损沿着釉柱方向发展而加深,达到牙本质,然后沿釉牙本质界扩散。

有的窝沟龋损呈锥形,底部朝牙本质,尖向釉质表面,狭而深的窝沟处损害更为严重,龋病早期,釉质表面无明显破坏。具有这类临床特征的龋损又称潜行性龋。

除窝沟外的牙面发生的龋病损害均为Ⅱ型,称平滑面龋。平滑面龋损可进一步分为两个亚类:发生于近远中触点处的损害称邻面龋;发生于牙颊或舌面,靠近釉牙本质界处的损害为颈部龋。釉质平滑面龋病损害呈三角形,其底朝釉质表面,尖向牙本质。当损害达到釉牙本质界时,损害沿釉牙本质界部位向侧方扩散,在正常釉质下方逐渐发生潜行性破坏。

2.根面龋

龋病过程大多从釉质表面开始,但亦有从牙骨质或直接从牙本质表面进入,如牙根面龋。在根部牙骨质发生的龋病损害被称作根面龋。这种类型的龋病损害主要发生于牙龈退缩、根面外露的老年人牙列。在 50～59 岁年龄组中,60% 以上的受检者有根面龋损。根面龋始于牙骨质或牙本质表面,这两种牙体组织的有机成分多于釉质,基于这一原因,引起根面龋的菌群可能有别于产生釉质龋的菌群。

3.线形釉质龋

线形釉质龋是一种非典型性龋病损害,主要发生于上颌前牙唇面的新生线,或更确切地说是新生带处。新生带代表出生前和出生后釉质的界限,是乳牙具有的组织学特征。乳上颌前牙釉质表面的新生带部位产生的龋病损害呈新月形,其后续牙对龋病的易感性也较强。

4.隐匿性龋

釉质脱矿常从其表面下层开始,有时可能在看似完整的釉质下方形成龋洞,因其具有隐匿性,临床检查常易漏诊。隐匿性龋好发于磨牙沟裂下方和邻面。仔细检查可发现病变区色泽较暗,有时用探针尖可以探入洞中。X 线片可以确诊。

(三)按病变深度分类

根据病变深度可分为浅龋、中龋和深龋。这一分类方法在临床上最为适用,将在龋病诊断中作详细介绍。

三、诊断

(一)诊断方法

1.视诊

观察牙面有无黑褐色改变和失去光泽的白垩色的斑点,有无腔洞形成。当怀疑有邻面龋时,可从殆面观察邻近的边缘嵴有无变暗的黑晕出现。

2.探诊

利用尖头探针探测龋损部位有无粗糙、勾拉或插入的感觉。探测洞底或牙颈部的龋洞是否变软、酸痛或过敏,有无剧烈探痛。还可探测龋洞部位、深度、大小、有无穿髓孔等。

邻面的早期龋损,探针不易进入,可用牙线自咬合面滑向牙间隙,然后自颈部拉出,检查牙线有无变毛或撕断的情况。如有,则可能有龋病病变。

3.温度刺激试验

当龋洞深达牙本质时,患者即可能述说对冷、热或酸、甜刺激敏感,甚至有难忍的酸痛。医生可用冷热等刺激进行检查,亦可使用电活力测定。

4.X 线检查

邻面龋、继发龋或隐匿龋不易用探针查出,此时可用 X 线片进行检查。龋病在 X 线片上显示透射影像。检查龋洞的深度及其与牙髓腔的关系,也借助于 X 线检查。

5.透照

用光导纤维装置进行,对检查前牙邻面龋洞甚为有效,可直接看出龋损部位和病变深度、范围。

(二)诊断标准

临床上最常使用的诊断标准系按病变程度分类进行,现介绍如下:

1.浅龋

浅龋位于牙冠部时,一般均为釉质龋或早期釉质龋,但若发生于牙颈部,则是牙骨质龋和(或)牙本质龋,亦有一开始就是牙本质龋者。

位于牙冠的浅龋又可分为窝沟龋和平滑面龋。前者的早期表现为龋损部位色泽变黑,进一步仔细观察可发现黑色色素沉着区下方为龋白斑,呈白垩色改变。用探针检查时有粗糙感或能钩住探针尖端。

平滑牙面上的早期浅龋一般呈白垩色点或斑,随着时间延长和龋损继续发展,可变为黄褐色或褐色斑点。邻面的平滑面龋早期不易察觉,用探针或牙线仔细检查,配合X线片可能作出早期诊断。

浅龋位于釉质内,患者一般无主观症状,遭受外界的物理和化学刺激如冷、热、酸、甜刺激时亦无明显反应。

早期诊断疑为浅龋时,可定期追踪复查或借助于其他诊断手段,如用荧光显示法检查,以一种氯化烃类染料涂布牙面,让其浸透2～3分钟,后用清水洗净,紫外光照射局部,龋损部位发出的荧光有助于早期诊断。还可采用显微放射摄影方法、氩离子激光照射法帮助诊断。最常使用的常规诊断方法是做X线片检查,有利于发现隐蔽部位的龋损。

浅龋诊断应与釉质钙化不全、釉质发育不全和氟牙症相鉴别。

釉质钙化不全亦表现为有白垩状损害,表面光洁,同时白垩状损害可出现在牙面任何部位,浅龋有一定的好发部位。

釉质发育不全是牙发育过程中,成釉器的某一部分受到损害所致,可造成釉质表面不同程度的实质性缺陷,甚至牙冠缺损。釉质发育不全时也有变黄或变褐的情况,但探诊时损害局部硬而光滑,病变呈对称性,这些特征均有别于浅龋。

氟牙症又称斑釉症,受损牙面呈白垩色至深褐色,患牙为对称性分布,地区流行情况是与浅龋相鉴别的重要参考因素。

2.中龋

当龋病进展到牙本质时,由于牙本质中所含无机物较釉质少,有机物较多,构造上又有很多小管,有利于细菌入侵,龋病进展较快,容易形成龋洞。牙本质因脱矿而软化,随色素侵入而变色,呈黄褐或深褐色,同时出现主观症状。

中龋的患者对酸甜饮食敏感,过冷过热饮食也能产生酸痛感觉,冷刺激尤为显著,刺激去除后症状立即消失。龋洞中除有病变的牙本质外,还有食物残渣、细菌等。

由于个体反应的差异,有的患者可完全没有主观症状。颈部牙本质龋的症状较为明显,这是由于该部位距牙髓较近。中龋时牙髓组织受到激惹,可产生保护性反应,形成修复性牙本质,它能在一定程度上阻止病变发展。

中龋有其典型的临床特征,因此诊断并不困难。

3.深龋

龋病进展到牙本质深层时为深龋,临床上可见很深的龋洞,易被探查到。但位于邻面的深龋洞以及有些隐匿性龋洞,外观仅略有色泽改变,洞口很小而病变进展很深,临床检查较难发现,应结合患者主观症状,仔细探查。必要时需在处理过程中除去无基釉质然后再进行诊断。

若深龋洞洞口开放,则常有食物嵌入洞中,食物压迫使牙髓内部压力增加,产生疼痛。遇冷、热和化学刺激时,产生的疼痛较中龋时更加剧烈。

深龋时一般均能引起牙髓组织的修复性反应,包括修复性牙本质形成,轻度的慢性炎症反应或血管扩张、成牙本质细胞层紊乱等。

根据患者主观症状、体征,结合 X 线片易于确诊,但应注意与可复性牙髓炎和慢性牙髓炎相鉴别。

（王雅丽）

第三节　治疗

一、非手术治疗

龋病的非手术治疗,是通过采用药物或再矿化等技术终止或消除龋病。方法包括药物治疗、再矿化治疗、预防性树脂充填术。

其适应范围有限,主要适用于:①釉质早期龋,未出现牙体组织缺损者。②釉质早期龋,形成较浅的龋洞,损害表面不承受咀嚼压力,也不在邻面触点内。③静止龋,致龋的环境已经消失,如殆面的点隙内的龋损害,由于殆面磨损,已将点隙磨掉;邻面龋由于邻接牙已被拔除,龋损面容易清洁,不再有牙菌斑堆积。④龋病已经造成实质性损害,牙形态的完整性被破坏,但在口腔内保留的时间不长,如将在 1 年内被恒牙替换的乳牙。

（一）药物治疗

1.常用药物

(1)氟化物:常用的有 75％氟化钠甘油糊剂、8％氟化亚锡溶液、酸性磷酸氟化钠(APF)溶液、含氟凝胶(如1.5% APF凝胶)及含氟涂料等。

氟化物对软组织无腐蚀性,不使牙变色,安全有效,前、后牙均可使用。

氟化物的作用主要在于:①降低釉质的脱矿和促进釉质的再矿化;②氟对微生物的作用。

(2)硝酸银:常用制剂有10%硝酸银和氨硝酸银。硝酸银对软组织具有较强的腐蚀性,也可造成牙变色,只用于乳牙和后牙,不用于牙颈部龋。

2.适应证

(1)釉质早期龋,位于平滑面尚未形成龋洞者。

(2)乳前牙邻面浅龋和乳磨牙骀面广泛性浅龋,1年内将被恒牙替换。

(3)静止龋,龋损面容易清洁,不再有牙菌斑堆积。

3.治疗方法

(1)用石尖磨除牙表面浅龋,暴露病变部位。大面积浅碟状龋损可磨除边缘脆弱釉质,以消除食物滞留的环境。

(2)清洁牙面,去除牙石和菌斑。

(3)隔湿,吹干牙面。

(4)涂布药物包括以下:

①氟化物:将氟化物涂于患区,用橡皮杯或棉球反复涂搽牙面1～2分钟。如用涂料则不必反复涂搽。

②硝酸银:用棉球蘸药液涂于患区,热空气吹干后,再涂还原剂,如此重复数次,直至出现黑色或灰白色沉淀。硝酸银有高度腐蚀性,使用时应严密隔湿,避免与软组织接触。

(二)再矿化治疗

1.概述

再矿化治疗是在药物治疗的基础上发展起来的一种治疗早期龋的方法,即采用人工方法使脱矿釉质或牙骨质再次矿化,恢复其硬度,终止或消除早期龋损。

2.再矿化液的组成

再矿化液的配方较多,主要为含有不同比例的钙、磷和氟。为加强再矿化液的稳定性,常在再矿化液中加入钠和氯。酸性环境可减弱再矿化液对釉质的再矿化作用,再矿化液的pH一般为7。

3.适应证

(1)光滑面早期龋,白垩斑或褐斑。

(2)龋易感者可作预防用:如进行头颈部放疗的患者,在放疗前、中、后行再矿化治疗,可预防放射龋;佩戴固定矫治器的正畸患者,在矫正前、中、后行再矿化治疗,可有效地预防龋齿的发生。

（3）急性龋、猖獗龋充填修复治疗时的辅助药物。

4.治疗方法

（1）含漱：配制成漱口液，每日含漱。

（2）局部应用：适用于个别牙的再矿化。清洁、干燥牙面，将浸有药液的棉球置于患处，每次放置数分钟，反复 3～4 次。

（三）预防性树脂充填术

1.概述

预防性树脂充填术是窝沟龋的有效防治方法，该方法仅去除窝沟处的病变釉质或牙本质，根据龋损的大小，采用酸蚀技术和树脂材料充填龋洞并在牙面上涂一层封闭剂，是一种窝沟封闭与窝沟龋充填相结合的预防性措施。

有学者提出对小的窝沟龋和窝沟可疑龋进行预防性树脂充填术，为窝沟龋的治疗提供了一种新方法。预防性树脂充填是处理局限于窝沟的早期龋的一种临床技术。

2.适应证

（1）𬌗面窝沟和点隙有龋损能卡住探针。

（2）深的点隙窝沟有患龋倾向，可能发生龋坏。

（3）窝沟有早期龋迹象，釉质脱矿或呈白垩色。

3.治疗方法

除了去除龋坏组织和使用黏结剂外，其操作步骤与窝沟封闭相同。

（1）用手机去除点隙窝沟龋坏组织，不做预防性扩展。

（2）清洁牙面，彻底冲洗、干燥、隔湿。

（3）酸蚀𬌗面及窝洞。

（4）用封闭剂涂布𬌗面窝沟及窝洞。

（5）术后检查充填及固化情况，有无漏涂、咬合是否过高等。

二、牙体修复治疗的生物学基础与材料选择的原则

（一）牙体修复治疗的生物学基础

龋病发展一旦造成了牙体组织的实质性缺损，是不能自行恢复其形态的，只能采用充填术进行治疗，即手术方法去除龋坏组织，制备窝洞，选择适宜的充填材料修补组织缺损，终止龋病发展，恢复牙齿形态与功能。

牙齿是具有感觉功能和代谢活动的器官，充填治疗是在活的器官上实施的手术治疗，又称生物性治疗技术。进行充填治疗时必须考虑到牙齿及其支持组织的生物学特性。

1.釉质

釉质内没有细胞结构,在牙体手术中的反应属非细胞性反应,受到牙本质生理活动的影响。釉质含有大量的无机物,是全身最硬的组织。按重量比,成熟的釉质含95%无机成分,4%的水和1%的有机物。按体积比,釉质的无机物、水和有机成分则分别占86%、12%和2%。切割釉质时产热多,必须用高速、锋利的器械钻磨,且用冷水冷却,否则产生的热会使牙体组织焦化并损伤牙髓。

釉质位于牙冠表面,其内无循环系统,靠牙本质支持和获得营养。釉质一旦失去牙本质支持,就成为无基釉,易脆和崩裂。釉质主要由羟磷灰石晶体构成,其组成单位是釉柱。釉柱的排列方向,特别是近牙齿表面的釉柱方向对备洞非常重要。为防止无基釉形成,必须了解牙面釉柱的排列方向。釉柱自釉牙本质界向外伸展,直至牙冠表面。在较平坦的牙面,釉柱垂直于牙面;在面点隙裂沟处,釉柱从釉牙本质界向点隙裂沟底部聚合,呈人字形排列;在牙尖和轴角处,釉柱由釉牙本质界向表面呈放射状伸展。备洞时,洞侧壁的釉质壁必须与釉柱方向平行。

釉质的厚度随不同牙、不同牙面而不同。后牙釉质较前牙厚,面、切缘较厚,颈部最薄,釉质厚度对确定洞的深度和预计酸蚀黏结的效果有很大的帮助。

2.牙髓牙本质复合体

牙髓和牙本质在胚胎发生上联系很密切,对外界刺激的应答有互联效应,是一个生物整体,被称为牙髓牙本质复合体。牙本质内有许多牙本质小管,小管内有成牙本质细胞突和体液循环。牙髓组织内有神经、血管和各种细胞,通过成牙本质细胞伸入牙本质小管的细胞突,与牙本质连为一体。当釉质丧失,暴露的牙本质小管就成为牙髓与口腔环境间的通道。牙本质受到外界的任何刺激,无论是生理的或病理的,都能产生感觉,并引起牙髓的相应反应。牙本质的敏感性与其通透性密切相关。在接近釉牙本质界的外周牙本质,小管总面积仅占牙本质表面积的4%,小管直径小($0.5\sim0.9\mu m$),密度小($15000\sim20000/mm^2$)。小管间有大量分支,彼此高度交联。在接近牙髓端的内层牙本质与外周牙本质的结构是十分不同的,小管直径大($2.5\sim3.0\mu m$),密度高($45000\sim65000/m^2$),管间牙本质的面积仅为外周牙本质的12%,小管所占面积达牙本质的80%。外周和内层牙本质结构的差异决定了牙本质具有不同的通透性,内层牙本质的面积为外周牙本质面积8倍。越接近髓腔,单位面积的小管数越多,对外界刺激的反应也越强,更容易造成对牙髓损伤。从洞底到髓腔的牙本质厚度是牙髓免于刺激的最重要因素。研究表明,0.5mm厚的牙本质可减少有毒物质对牙髓的影响达75%,1mm厚牙本质可减少90%,2mm厚牙本质则使牙髓的反应很小。

牙本质受到外界刺激(机械、温度或化学)时,可引起小管内的液体快速流动($4\sim6mm/s$),导致成牙本质细胞突和细胞体移位,激惹神经末梢,引起疼痛。当牙本质受到长期、弱的外界刺激时,在相应的牙髓端有修复性牙本质形成,是牙髓的保护屏障。若受到急性、强的刺激,则受刺激的成牙本质细胞可发生变性,小管内的细胞突退变,严重时可致成牙本质细胞死亡,甚至造成牙髓发炎、坏死。窝洞制备过程中切忌对牙髓牙本质复合体造成过大刺激。

牙本质和牙髓组织的结构及反应性随不同年龄而有差异。在年轻人,牙本质小管粗大,通透性高,髓腔大,髓角高,神经和血管丰富,细胞多,修复能力强。随着年龄增长,牙本质小管钙化,通透性降低,髓腔变小,牙髓组织的纤维成分增多,修复能力减弱。牙体手术时要考虑到这些变化。

牙本质的羟磷灰石晶体较釉质小,有机质和水较釉质多(占牙本质重量的30%),硬度是釉质的1/5,外周牙本质较内层牙本质质硬。牙本质有一定弹性,有利于支持无弹性、易脆的釉质和固位钉的固位。

牙齿萌出后,年龄的增长以及外界因素刺激可引起牙齿的增龄性变化和牙髓修复性反应。

(1)原发性牙本质和继发性牙本质:牙根发育完成前形成的生理性牙本质为原发性牙本质,此期形成牙本质的速度相对较快,牙根发育完成后,牙本质仍可继续不断地形成,使髓室体积缩小,但形成速度减慢。这种后来形成的牙本质称为继发性牙本质。髓室的形态与牙的外形相似,但有时髓角很高,如前磨牙的颊尖、磨牙的近颊尖的髓角,在年轻恒牙的洞形预备中应避让髓角,避免穿髓。可能是由于对来自粉面的中轻刺激产生反应,继发性牙本质更多的是沉积在髓角、髓室顶、髓室底,所以随着年龄的增加,髓室的顶底径度变得很小,临床应根据患者的具体情况,了解髓室的大小和位置,因为它们往往是洞形预备的决定因素。

另外一种生理性或增龄性变化是牙本质小管壁的继续矿化,这可能由成牙本质细胞突介导。此种矿化造成牙本质小管壁增厚,牙本质小管变窄。继发性牙本质和管间牙本质的矿化是一种生理性过程。据报道,这种矿化也可在未萌出的牙中观察到。

(2)修复性牙本质:无论是由龋病造成的细菌侵入,还是口腔科钻针造成的热损伤或是牙本质因磨损暴露后受到机械的、温度的、化学的外界刺激,这些对牙齿的刺激均能造成受累区域的成牙本质细胞破坏,在3周内,牙髓中的成纤维细胞或充质细胞能转变为具有成牙本质细胞功能的细胞分泌基质,产生矿化作用,基质包括牙髓的细胞和血管成分以及不规则的牙本质小管,这种在受损伤处相对的髓腔壁上形成的牙本质称为修复性牙本质。修复性牙本质形成的速度、厚度与外界刺激的强度和持续时间有关,通常修复性牙本质的厚度为 $1.5\mu m/d$,有时也可达 $3.5\mu m/d$。有报道称,在损伤的 50 天后,观察到了有 $70\mu m$ 的修复性牙本质形成。修复性牙本质对牙髓的保护十分有效,因为修复性牙本质内牙本质小管少,明显弯曲,同时与原有的牙本质小管不连续相通。因此,修复性牙本质能补偿外周牙本质因损害而造成的厚度丧失,阻挡外界刺激对牙髓的持续损害。但如果损害没能停止或去除,细菌产物能扩散穿过约0.5mm的修复性牙本质,造成牙髓的严重炎症,最终将导致牙髓坏死。

(3)硬化性牙本质:牙本质在受到外界刺激后,除了形成上述修复性牙本质外,还可以使牙本质小管内的成牙本质细胞突起发生变性,变性后经矿物盐沉着而矿化封闭牙本质小管,这样可阻止外界刺激传入牙髓。这部分牙本质称硬化性牙本质。这种钙化部分的牙本质,其在光镜下与牙本质小管和周围的间质折光率没有什么差别,故在磨片上呈透明状,也称为透明牙本质。

(4)死区:牙齿因磨损、酸蚀或龋病而使牙本质小管暴露时,小管内的成牙本质细胞突起逐渐变性、分解,小管内充满空气,在显微镜透明光下观察,这部分牙本质呈黑色,称为死区。这种改变常见于狭窄的髓角,其近髓端常常有修复性牙本质形成。

3.牙骨质

牙骨质含有50%～55%(质量)的有机物和水,较牙本质软。在牙颈部,牙骨质与釉质连接,形成釉牙骨质界。10%牙齿的颈部釉质与牙本质不相接,牙本质暴露在口腔环境中,对刺激很敏感。由于牙骨质的板层结构且矿化程度明显较釉质低,酸蚀黏结效果差。

4.牙周组织

牙周组织是牙齿的支持组织,牙齿外形和咬合直接影响牙周组织的健康。任何不当的充填治疗都会造成对牙周组织的损伤。

充填体的外形对牙周组织可产生严重的影响。正常的外形使食物有保护牙龈、按摩牙龈的作用,同时能防止牙菌斑的积聚。牙冠突度过小,食物可损伤牙龈;突度过大,牙齿的自洁作用差,易沉积菌斑。充填体出现悬突,则压迫牙龈,引起牙周组织炎症或继发龋。

充填体正常咬合关系的恢复与牙周组织和颞下颌关节的健康密切相关。过高或过低的咬合都会破坏正常咬合关系,一方面造成创伤或使对颌牙移位,另一方面由于咬合关系的紊乱可进一步引起颞下颌关节疾病。

患牙与邻牙正常接触关系的恢复也很重要。触点太紧可撕裂牙周膜,太松则造成食物嵌塞。其次,接触区的大小、位置不当也可引起食物嵌塞和牙移位。

牙体手术时,手术器械对牙周组织的直接损伤也不可忽视。钻针、石尖、成形片及手用器械等的使用不当均可损伤牙龈组织。

(二)牙体修复与材料选择的原则

牙体修复包括手术和治疗两个部分,首先通过牙体手术过程清除已经病变的牙体组织或失去支持的牙体组织以及细菌,将牙体制备成一定形状的窝洞,使充填体能够长期保持而不松动脱落。为了使牙体组织和充填体能够承受一定的咀嚼压力,应选用适当的材料或充填治疗或选择嵌体、冠修复恢复牙齿的形态与功能。

1.牙体修复的原则

牙体修复必须遵循一定的原则,在恢复牙体的形态与功能的同时,必须兼顾其作为口腔牙颌体系的一部分,使整个口腔牙颌体系处于生理平衡状态,达到真正意义上恢复健康的治疗目的。牙体修复的基本原则:

(1)去净龋坏牙体组织、感染牙本质,消除感染源,终止龋病过程,避免产生继发龋。

(2)牙体修复是一种生物性治疗技术,在活的牙齿组织上进行治疗。在治疗的全过程中必须充分考虑牙体和牙齿周围组织的特殊生物学性质,严格遵守保守治疗的原则,尽可能地保留健康的牙体组织,在保护牙髓牙本质复合体的前提下开展手术治疗。

(3)采用生物力学和机械力学的基本原理预备窝洞,包括抗力形和固位形结构,确保既防止充填体的松动、脱落,又防止因过度磨除牙体组织造成的牙齿折裂。

2.充填材料选择的原则

正确选择和使用充填材料是牙体修复治疗的关键。用于牙体修复的材料种类很多,有金属材料、复合材料、陶瓷材料等。临床上根据牙齿的部位、窝洞的位置、材料的性能以及患者口腔状况等多因素,选择适当的材料,恢复牙齿的形态与功能。

(1)充填材料的性能要求:直接用于充填窝洞的修复材料叫充填材料。从充填体的临床要求出发,为了达到最佳的修复效果,充填材料要求具备以下性能。

①物理和机械性能:充填材料必须有足够的机械强度,包括抗压强度、抗张强度、抗弯强度和抗冲击强度,且耐磨。弹性模量大,受力后变形小。热膨胀系数与牙体组织相近。绝缘性好,不传导温度和电刺激。色泽与牙接近,抛光性好,X线阻射。

②化学性能:充填材料必须有稳定的化学性能,在口腔内不溶解,不腐蚀,不变色,固化收缩小,对牙体组织有化学黏结性。充填后在适当的时间固化,固化前可塑性好,操作方便。

③生物学性能:充填材料必须有较好的生物相容性,对机体无毒、安全。对牙髓、黏膜和牙龈无刺激性。必要时易于去除。价格便宜。

理想的充填材料应该具有足够的机械强度、稳定的化学性能、与牙体组织相近的物理性能,如热膨胀系数、导电性、导热性、色泽与牙齿接近、生物安全、方便操作等特点。目前,尚无一种充填材料完全符合上述要求。近年来,随着生物材料的迅速发展,牙体充填材料已有很大进展,新产品不断问世,如高铜银汞合金、微球形银汞合金、后牙复合树脂、纳米复合树脂、树脂改良型玻璃离子黏固剂及自酸蚀黏结剂等。充填材料的改进必将为牙体修复带来巨大的变革。

(2)充填材料的选择:

①牙齿的部位:前牙充填材料重点考虑美观,应选与牙颜色一致的牙色材料,如复合树脂、玻璃离子黏固剂。后牙首先保证有足够的机械强度和耐磨性能,可选用高填料后牙复合树脂。前牙选择树脂时要突出美学效果,固化前后颜色稳定性高,并要求具有荧光效果,可采用多种色泽树脂分层充填(切端树脂要求良好的半透明性,遮色树脂要求在最小厚度下表达出最佳的遮色效果,必要时还要使用外染色或内染色的流体树脂加强美学效果)。对龋易感患者,可选用含氟化物的防龋充填材料。

②窝洞所在部位和承受的咬合力:后牙𬌗面洞和邻面洞承受咬合力大,可选用银汞合金,前牙Ⅳ类洞应选用复合树脂。颈部Ⅴ类洞、后牙颊舌面点隙Ⅰ类洞不直接承受咀嚼压力,可选用玻璃离子黏固剂或复合树脂。

③患者情况:根据患者健康状况、经济情况及对美观的要求选用不同的充填材料。

④其他因素:考虑所充填的牙齿在口腔的存留时间以及对𬌗牙已采用的充填材料的种类。保留短时间的牙选用暂时性充填材料。有金属嵌体或冠修复的对𬌗牙,原则上不选用银汞合金,以防止不同金属充填体摩擦时产生的电流刺激牙髓。

三、窝洞

(一)分类与结构

窝洞是指采用牙体外科手术的方法去除龋坏组织,并按要求备成的洞形。

有学者对龋病病理学和临床治疗学做了系统的研究,根据龋洞的部位,提出了龋洞的分类标准,为现代牙体修复学奠定了基础。随着技术和材料性能的不断改进,牙体修复的适应范围日益扩大,具体应用也日益广泛和完善。

1.窝洞的分类

(1)Black分类法:目前临床上广泛应用且得到国际公认的方法。其以龋病发生部位为基础,结合相应部位的牙结构、洞形的设计和制备特点进行分类,共分5类,以数字命名。

Ⅰ类洞:发生于发育点隙裂沟的龋损所制备的窝洞。包括磨牙和前磨牙的𬌗面洞、上前牙腭面洞、下磨牙颊面𬌗2/3的颊面洞和颊𬌗面洞、上磨牙腭面𬌗2/3的腭面洞和腭𬌗面洞。

Ⅱ类洞:发生于后牙邻面龋损所制备的窝洞。包括磨牙和前磨牙的邻面洞、邻𬌗面洞、邻颊面洞、邻舌面洞和邻𬌗邻洞。

Ⅲ类洞:为前牙邻面未累及切角的龋损所制备的窝洞。包括切牙和尖牙的邻面洞、邻舌面和邻唇面洞。

Ⅳ类洞:为前牙邻面累及切角的龋损所制备的窝洞。包括切牙和尖牙的邻切洞。

Ⅴ类洞:所有牙的颊(唇)或舌面颈 1/3 处的龋损所制备的窝洞。

Black 分类法不能完全满足临床需要,有学者将前牙切嵴或后牙牙尖发生的龋损所制备的窝洞列为Ⅵ类洞。

(2)按窝洞涉及的牙面数分类:分为单面洞、双面洞和复杂洞。仅限于 1 个牙面的洞称单面洞,包括 2 个牙面的洞称双面洞,包括 2 个以上牙面的洞称复杂洞。

2.窝洞的结构

各类窝洞均由洞壁、洞角和洞缘组成。

(1)洞壁:分为侧壁和髓壁,与牙长轴平行的髓壁又称轴壁。

(2)洞角:分线角和点角。均以构成该角的洞壁联合命名。

(3)洞缘:窝洞侧壁与牙面相交构成洞缘。

(4)抗力形:抗力形是使修复体和余留牙牙组织获得足够的抗力,在承受正常咬合力时不折裂的形状。抗力形涉及修复体和牙体组织两方面,与充填体承受咬合力后应力的分布有关,尤其是应力集中的部位。抗力形制备应使应力均匀分布于修复体和余留牙体组织。要考虑牙和修复体所承受力的大小而对抗力形提出不同的要求。主要抗力形结构如下。

①洞深:洞深要求是使修复体能承受正常咀嚼压力的最小厚度。一般洞深要求在釉牙本质界下 0.2～0.5mm,不同部位的窝洞所要求的深度不同。𬌗面洞,洞深应为 1.5～2mm,邻面洞洞深 1～1.5mm 即可。不同修复体要求的洞深也不一样,抗压强度小的材料要求洞的深度较抗压强度大的深。

②盒状洞形:盒状洞形是最基本的抗力形,基本特征是底平,侧壁平直与洞底垂直,点、线角圆钝。盒状洞形使咬合力均匀分布,避免产生应力集中。

③阶梯结构:双面洞的𬌗面洞底与邻面洞的轴壁应形成阶梯。轴髓线角应圆钝。邻面的龈壁应与牙长轴垂直,并要有一定深度,不得小于 1mm。

④窝洞外形:窝洞外形呈圆缓曲线,避开承受咬合力的尖、嵴。

⑤去除无基釉和避免形成无基釉:无基釉缺乏牙本质支持,在承受咬合力时易折裂。除前牙外,一般情况下都应去除所有无基釉。同时,侧壁应与釉柱方向一致,防止形成无基釉。

⑥薄壁弱尖的处理:薄壁弱尖是牙的脆弱部分,应酌情减低高度,减少𬌗力负担。如外形扩展超过颊舌尖间距的 1/2 则需降低牙尖高度,并做牙尖覆盖。

(5)固位形:固位形是使修复体不致因受力而产生移位、脱落的洞形。窝洞的固位形必须具有三维的固位作用方能保持修复体的稳固。固位形与抗力形是相关联的,洞的深度、盒状洞形与抗力和固位均有关。抗力形和固位形的要求与窝洞类型、牙承受咬合力的大小及充填体的种类有关。临床上应综合多个因素,合理设计抗力形和固位形。主要固位形如下。

①侧壁固位:侧壁固位是各类窝洞最基本的固位形。它要求窝洞有足够深度,呈底平壁直的盒状洞形。相互平行、与洞底垂直,并且有一定深度的侧壁借助于洞壁与充填材料间的摩擦力而产生固位作用,防止充填体沿洞底向侧方移位。

②倒凹固位:这是一种机械固位。充填体突入倒凹或固位沟内,防止充填体与洞底呈垂直方向的脱位。倒凹和固位沟不宜做得太深,以避免切割过多的牙本质,一般以 0.2mm 深为宜。侧壁固位良好的窝洞,当深度大于宽度的洞可不做倒凹;𬌗面Ⅰ类洞,也不做倒凹。

③鸠尾固位:鸠尾固位是一种机械固位,多用于双面洞。后牙邻𬌗面洞在𬌗面做鸠尾,前牙邻面洞在舌面做鸠尾。防止修复体从与洞底呈水平方向的脱位。

鸠尾制备原则:a.鸠尾大小与邻面缺损大小相匹配;b.鸠尾要有一定深度,特别在峡部,以获得足够抗力;c.预备鸠尾应顺𬌗面的窝洞扩展,避开牙尖、嵴和髓角;d.鸠尾峡的宽度一般在后牙所在颊舌尖间距的 1/4~1/3,前牙为邻面洞舌方宽度的 1/3~1/2;e.鸠尾峡的位置应在轴髓线角的内侧,𬌗面洞底的𬌗方。

④梯形固位:也用于双面洞。防止修复体垂直方向的脱位。

(二)窝洞预备

1.基本原则

窝洞预备直接关系到牙体修复治疗的成败,应遵循牙体组织的生物学特点,按照生物力学原理来进行,目前临床多采用 Black 提出的窝洞预备原则。

(1)去净龋坏组织:龋坏组织是指龋坏的牙体组织,其中含有大量的细菌及其代谢物,龋坏组织可引起牙体组织继续破坏或造成对牙髓的不良刺激。为了消除感染及刺激物,终止龋病发展,原则上必须去净龋坏组织,确保充填体与洞壁紧贴,防止继发龋的发生。

从龋病病理学角度来看,龋坏组织包括破坏层(又称坏死崩解层)和透入层(又称细菌侵入层),而脱矿层是无细菌侵入的。备洞时,只需去除感染牙本质,即坏死崩解层和细菌侵入层,不必将仅有脱矿而无细菌的脱矿层去除,临床上很难确定细菌的侵入范围,一般根据牙本质的硬度和着色来判断。

①硬度标准:通过术者的触觉来判断,即术者使用挖匙、探针及车针钻磨时的感觉,脱矿层仅开始脱矿,临床上其硬度与正常牙本质差异不大。而细菌侵入层的多数牙本质小管壁及管间牙本质存在无机物脱矿、蛋白质分解,用器械探查时质地

明显变软。

②着色标准:对龋病过程中脱矿、着色和细菌入侵三者关系的研究表明,脱矿是最早的改变,其后是着色,细菌入侵在最后。因此,临床上不必去除所有着色的牙本质。慢性龋时,病变进行缓慢,修复反应强,已脱矿、着色的早期病变组织可重新矿化,此种再矿化牙本质的颜色较正常牙本质深,但质硬,应予保留。急性龋时,病变进展快、脱矿层较厚、着色浅,临床上很难判断龋坏组织是否去净,此时,可采取组织染色来识别,如用1%酸性品红丙醇溶液染色,龋坏组织被染成红色,正常牙本质不被染色。

(2)保护牙髓组织:窝洞预备时切割牙体组织对牙髓牙本质复合体可产生机械、压力和温度等刺激,要尽量减少对牙髓的刺激,避免造成不可逆的牙髓损伤。因此,备洞时应做到以下几点。

①间断操作,使用锐利器械,并用水冷却。

②勿向髓腔方向加压,特别是制备深窝洞时。

③应清楚了解牙体组织结构、髓腔解剖形态及增龄变化,以防止意外穿髓。

(3)尽量保留健康牙体组织:保存健康牙体组织不仅对充填材料的固位很重要,而且使剩余牙体组织有足够强度,以承担咀嚼功能,现代牙体修复技术对窝洞预备的要求更趋保守,尽量多保留牙体组织。窝洞预备要求如下。

①窝洞做最小程度的扩展,特别是在颊舌径和髓腔方向。

②窝洞的龈缘只扩展到健康牙体组织,应尽量位于牙龈边缘的殆方。以往认为,洞缘位于龈下可防止继发龋。近年来的研究表明,龈沟中的充填体边缘对牙龈组织会造成不良刺激。同时,更重要的是减少龈方的扩展使更多的牙体组织得以保存。

③尽量不做预防性扩展。有学者提出,平滑面龋的预备应扩展到自洁区,殆面预备应包括有发育缺损的点隙裂沟,以防止继发龋,随着龋病预防措施的加强和防龋充填材料的出现,越来越多的人认为,平滑面的扩展只限于龋损范围,而有发育缺损的殆面点隙裂沟可采用釉质成形术、窝沟封闭或预防性树脂充填等处理来代替预防性扩展以保存更多的牙体组织。

釉质形成术是指釉质表面的再形成。用火焰状金刚砂针磨去浅的沟裂(沟裂的深度小于釉质厚度的1/4～1/3)或将未完全融合的釉质磨圆钝,形成一光滑、碟形的表面,以利于清洁,磨去部分应小于釉质厚度的1/3。

(4)注意患者全身状况:患者的全身健康和神经状态也应注意。对某些慢性病患者(如结核病患者、心血管系统疾病患者、神经过敏者)或儿童等,手术时间不宜过长,动作更要敏捷轻柔。

2.基本步骤

(1)窝洞预备:窝洞预备首先是在洞深范围内扩展洞形,提供进入龋损的通道,确定窝洞的外形,制备抗力形和固位形。

①开扩洞口探查病情:对于病变较为隐蔽的龋洞,为了使视野清楚,查清病变的范围和程度,正确设计洞的外形,便于操作,首先应开扩洞口,寻找进入龋损的通道。咬合面潜行性龋,龋洞洞口很小,内部破坏大,需先去除洞口的无基釉,开扩洞口。而邻面隐匿龋损应视具体情况采取不同的方式进入。后牙邻面龋,在接触点已破坏时,应磨除殆面相应边缘嵴,从殆面进入龋洞。如龋损尚未累及接触点,仅局限于牙颈部,可从颊或舌侧进入,这样可保留健康牙体组织,保持原有的完整接触点,同时,由于未涉及殆面,充填体不直接承受咀嚼压力。前牙邻面洞,一般从舌侧进入,以保留唇面的完整和美观。由于牙色修复材料的使用,如龋损靠近唇面,也可从唇面进入,保留较坚固的舌侧边缘嵴,以利于承受咀嚼压力。

②设计和预备洞的外形:窝洞的洞缘构成了洞的外形。洞的外形既要包括所有的病变部分、最大限度地减少洞缘继发龋的发生,又要尽量保留健康牙体组织。窝洞外形的设计必须遵循下列原则。

a.以病变为基础。

b.洞缘必须扩展到健康的牙体组织。

c.外形线尽量避开牙尖和嵴等承受咬合力的部位。

d.外形线呈圆缓曲线,以减少应力集中,利于材料的填充。

e.为了便于清洁,防止继发龋,邻面的颊舌洞缘应位于接触区以外,分别进入楔状隙,龈缘与邻牙之间至少应有 0.5mm 宽的间隙,不必扩展到龈下。

洞形的扩展必须保持在规定的深度内,一般在釉牙本质界下 0.2～0.8mm,咬合面窝洞进入牙本质的深度不超过 0.2mm,平滑面 0.5mm,牙根面 0.8mm。

③制备抗力形和固位形:双面洞和复杂洞往往需要预备辅助的抗力形和固位形,使充填体和牙能够承受咬合力,并将因侧向力而折裂的可能性减小到最低程度,使充填体获得最好的固位。

④制备洞缘:洞缘制备包括洞缘釉质壁的修整和洞面角的设计,要保证在充填体与牙体组织之间形成边缘封闭,以防止两界面间出现缝隙,产生微渗漏。充填体与牙面需形成平整的连接。洞缘处的充填体和牙体组织具有最大强度,以获得有足够机械强度的界面。

在洞缘的制备中,要考虑洞缘所在部位釉柱的方向。根据不同牙面釉柱方向的差异,使釉质壁的釉柱止于健康牙本质。由于釉柱易于折裂,最强釉缘应由止于健康牙本质的全长釉柱组成,同时由止于健康牙本质的较短釉柱组成的洞壁支撑。

洞面角的设计取决于充填材料的种类。如银汞合金,由于其边缘韧性较差,脆性大,洞面角应为90°,这种情况下银汞合金充填体和牙体组织具有最大的强度。复合树脂材料的韧性好,可做短斜面,利于黏结修复。

洞形制备后需清理窝洞,除去窝洞内所有碎屑,检查有无残存感染牙本质、无基釉等不利于充填的结构。

(2)无痛制洞法:在预备窝洞时,切割牙本质常使患者产生难以忍受的酸痛。为了减轻备洞时的疼痛,可选用下列方法。

①使用锋利器械和正确手法:用锋利的器械高速、间断切割牙本质,轻柔而准确的操作可减少对牙髓的刺激,疼痛时间短,且程度轻。

②局部麻醉:用上述方法不能奏效和一些紧张的患者可行根尖区局部浸润麻醉或牙槽周围神经阻滞麻醉,必要时可做牙周膜内注射。局部麻醉的效果较好。

③化学机械去龋:用特殊的化学药剂,如单氯甘氨酸溶液,使软化牙本质中的胶原解体而容易被去除。常使用由压缩泵、手机和喷头组成的特殊给药装置,将药液喷入洞内,通过机械冲洗和化学作用选择性地去除软化牙本质。此法具有不产热、对牙髓刺激小、安全、无痛等优点,但操作时间长,对质地坚硬的慢性龋去龋效果较差。

(3)术区隔离:窝洞预备好后,应将准备充填的牙与口腔环境隔离开来,防止唾液进入窝洞,影响充填材料与洞壁的结合。条件允许的情况下,整个窝洞制备过程都应将术区隔离,这样视野更清楚,且不会受唾液等其他因素的干扰。常用的隔离方法有下列几种。

①棉卷隔离:用消毒棉卷隔离患牙。将棉卷置于患牙颊(唇)侧前庭处和舌侧口底,吸去术区附近的唾液,从而达到隔湿目的。如将棉卷置于唾液导管开口处,能有效地隔湿。下颌舌侧的棉卷不易固定,可加用棉卷压器。棉卷压器有前牙、右后牙和左后牙3种类型,根据患牙位置选择使用。

该方法简便易行,不需特殊设备,是常用的一种隔离方法。但隔湿维持时间短,需随时更换棉卷。

②吸唾器:利用水流和抽气产生的负压,吸出口腔内的唾液。将吸唾管置于患者口底,注意切勿紧贴黏膜,以避免损伤黏膜和封闭唾液导管口。口腔综合治疗机都有吸唾器装置,吸唾器常与棉卷隔离配合使用。

③橡皮障隔离:橡皮障隔离是用一块橡皮膜,经打孔后套在牙上,利用橡皮的弹性紧箍牙颈部,使牙与口腔完全隔离开来。

器械包括橡皮障、橡皮障打孔器、橡皮障夹、橡皮障钳和橡皮障架。

橡皮障隔离一般需在四手操作下进行,操作较费时,但此法具有较多的优点。橡皮障将术区与口腔完全分隔开来,不仅使术区不被唾液污染,而且不受口腔湿气的影响。同时,可防止手术过程中对牙龈、口腔黏膜和舌的损伤,避免手术器械、切削的牙体组织碎屑及修复材料等被吞入或吸入食管、气管,确保手术安全。此外,还能避免医生的手接触患者的唾液,减少医源性交叉感染,特别是防止乙型肝炎和艾滋病病毒的传播。

④选择性辅助隔离法。

a.排龈线:接近龈缘和深达龈下的牙颈部龋损,由于龈沟内有龈沟液的存在,会影响手术的操作。此时,可用探针或其他器械的薄而钝的边缘,将浸有非腐蚀性收敛剂的排龈线嵌入龈沟内。通过温和的物理和化学作用,数分钟内即可以迅速使龈缘向侧方和根方退缩、龈沟开放、龈沟液减少,从而使术区干燥、视野清楚、便于手术操作。根据龈沟的宽窄和手术范围选择排龈线的直径和长度。注意排龈线的直径以不使牙龈受压过度而缺血变白为度。如使用排龈线不能使术区充分暴露,应行小的翻瓣术。

b.开口器:一些后牙的牙体修复较为费时,可用开口器维持恒定的张口度,减轻患者的疲劳,同时也方便了术者的操作。

c.药物:必要时可用药物,如阿托品,使唾液分泌减少。此方法一般不常用。

(4)窝洞消毒:窝洞制备完毕充填前,可选用适宜的药物进行窝洞消毒。理想的窝洞消毒药物应具有消毒力强、对牙髓刺激小和不使牙变色等特性。常用的消毒药物有 25% 麝香草酚乙醇溶液、樟脑酚及 75% 乙醇等。目前从临床使用的药物来看,尚没有一种理想的窝洞消毒药。

对于窝洞消毒一直存在争议。基于对细菌在龋病发生中重要作用的认识,传统的观点认为,窝洞预备好后,洞壁牙本质小管中还存在少量细菌,为了更好地消除残余感染,防止继发龋,充填前需做窝洞消毒;另一种看法则认为,窝洞内即使有少量残存细菌也会因为充填后环境的改变,经一定时间后会逐渐失去生活能力或死亡,因此防止残余感染引起继发龋的关键是尽可能去净龋坏组织。对窝洞消毒必须考虑其有效性、持久性和对牙髓是否有损害性。从目前使用的药物来看,任何一种不引起牙髓反应的短暂局部处理都不可能有效地消除牙本质小管内的感染。况且,窝洞无菌状态的维持有赖于充填材料对窝洞的完全密封。近期的研究亦表明,较大比例未做窝洞消毒处理的牙体修复均未产生继发龋,因此主张只对窝洞进行彻底清洗,不使用消毒药物处理。亦可通过黏结剂封闭窝洞,尽量减少微渗漏,使用洞衬剂、具有抑菌作用的垫底材料及含氟充填材料进一步防止继发龋的发生。

(5)窝洞封闭、衬洞及垫底:由于窝洞深浅不一,深洞的洞底往往不平,而且一些充填材料对牙髓有刺激,因此,在充填前应根据洞的深度和充填材料的性质对窝洞做适当处理。其目的是隔绝外界和充填材料刺激,保护牙髓,垫平洞底,形成易于充填的窝洞。

①窝洞封闭:是在窝洞洞壁涂一层封闭剂,以封闭牙本质小管,阻止细菌侵入,

隔绝充填材料的化学刺激。虽然封闭剂很薄,不能隔绝温度刺激,但能增加充填材料与洞壁的密合性,减小微渗漏,也可减少银汞合金中的金属离子渗入牙本质小管从而防止牙变色。窝洞封闭剂如下。

a.洞漆是指溶于有机溶剂(乙醚、丙酮或乙醇)的天然树脂(松香或树脂)或合成树脂(硝酸纤维或聚苯乙烯),呈清漆状。有机溶剂挥发后可留下一层树脂薄膜,为 $2\sim5\mu m$ 厚。研究表明,涂 1 次仅能封闭 55%的表面,2 次可达 80%~85%,故临床操作时一般涂 2 次,以尽量达到完全封闭。洞漆中的有机溶剂可与复合树脂中的树脂成分反应而影响其聚合,且树脂中的游离单体可分解洞漆,所以复合树脂充填体下方及做黏结处理的洞壁均不能使用洞漆。目前,临床中多使用复合树脂材料配合黏结技术进行窝洞的充填,洞漆已不常用于临床中。

b.树脂黏结剂能有效封闭牙本质小管,且不易溶解,可有效减少微渗漏。

②衬洞:是在洞底上衬一层能隔绝化学和一定温度刺激且有治疗作用的洞衬剂,其厚度一般<0.5mm。常用的洞衬剂有氢氧化钙及其制剂、玻璃离子黏固剂和氧化锌丁香油酚黏固剂。氢氧化钙具有刺激修复性牙本质形成和抑菌作用,但其物理性能差,有一定溶解性,主要用于接近髓腔的深窝洞和可疑穿髓者。玻璃离子黏固剂对牙髓刺激小,可释放氟,有防龋作用。氧化锌丁香油酚黏固剂对牙髓有安抚作用。

③垫底:是在洞底(髓壁和轴壁)垫一层足够厚(>0.5mm)的材料,以隔绝来自外界及充填材料的温度、化学、电流及机械刺激,同时有垫平洞底、成形窝洞、承受充填压力和咀嚼力的作用。

常用的垫底材料有氧化锌丁香油黏固剂、磷酸锌黏固剂、聚羧酸锌黏固剂及玻璃离子黏固剂。

洞衬剂和垫底材料不能完全分开来,有些材料兼有洞衬和垫底材料的作用,只是做衬洞时一般衬一薄层,而做垫底时则使用体积较大,从而有足够强度,以支撑上面的修复体。

临床上,往往根据余留牙本质的厚度和充填材料的种类选用不同的封闭、洞衬剂和(或)垫底材料。

浅的窝洞,洞底距髓腔的牙本质厚度 1.5~2mm 或以上,不需垫底。银汞合金充填时,在洞壁涂布洞漆或黏结剂后直接充填;复合树脂则只能用黏结剂处理后再充填。

中等深度的窝洞,洞底距髓腔的牙本质>1mm,一般只垫一层磷酸锌黏固剂、聚羧酸锌黏固粉或玻璃离子黏固剂。除磷酸锌黏固剂需先涂封闭剂以隔绝其对牙髓的化学刺激外,用后两种材料充填时可直接垫底,然后充填。由于材料性能和技术的不断发展和改善,磷酸锌已不常用于活髓牙的垫底。

深的窝洞,洞底距髓腔很近,为了保护牙髓需要做双层垫底处理,第一层用氧化锌丁香油酚黏固剂垫底,第二层可用聚羧酸锌黏固剂或玻璃离子黏固剂垫底。这些垫底材料对牙髓刺激小。当洞底接近髓腔或可疑穿髓时,首先选择氢氧化钙衬洞,以促进修复性牙本质形成,再使用玻璃离子黏固剂或其他垫底材料,在垫底后方可涂布洞漆或黏结剂于洞壁和基底上。

垫底部位只限于𬌗面髓壁和邻面轴壁,要求底平壁直,留出足够的深度(1.5～2mm),使充填体有足够的抗力和固位。

四、深龋的治疗

龋病发展到牙本质深层,牙髓很容易被外界,包括物理、温度、化学和龋坏牙本质的细菌及其代谢产物所激惹。治疗深龋时,如处理不当也容易造成牙髓的损害。

(一)深龋的治疗原则

1.停止龋病发展,促进牙髓的防御性反应

去除龋坏组织,消除感染源是停止龋病发展的关键步骤。原则上应去净龋坏组织,尽量不穿通牙髓。由于深龋接近牙髓,去除龋坏组织时应特别小心,必须根据不同年龄的髓腔解剖特点,结合洞底的颜色、硬度和患者反应等具体情况处理。例如,年轻人的髓腔大、髓角高,急性龋的软化牙本质多、着色浅、硬化牙本质少,去龋时易穿髓。如果在去净龋坏牙本质后有穿髓可能且患牙无自发痛,可保留洞底近髓处的少量已脱矿的牙本质,采用间接盖髓术,盖以有抑菌和促进修复性牙本质形成作用的制剂,如氢氧化钙,以达到终止龋病发展和促进牙髓防御性反应的目的。特别是急性龋,牙本质脱矿过程进展快,病变组织中细菌侵入的深度相对较浅,去龋时不必将所有软化牙本质去净,以避免穿髓。

2.保护牙髓

术中必须保护牙髓,减少对牙髓的刺激。为此,在治疗深龋时应防止对牙髓机械、温度的刺激。去软龋时,用挖器从软龋边缘开始平行于洞底用力或用较大的球钻间断、慢速磨除,切勿向髓腔方向加压。随时用水冲洗窝洞,棉球拭干,保持视野清楚。用探针探查有无穿髓孔时,应沿洞底轻轻滑动,勿施加压力,以防穿通髓腔。一般需双层垫底,以隔绝来自充填材料和外界的刺激。

深龋治疗时,洞侧壁的软化牙本质应彻底去净,而覆盖髓腔的洞底,包括髓壁和轴壁,去净软化牙本质后,有时可能引起牙髓暴露,特别是在髓角处。在此种情况,可保留少许洞底近髓处的软化牙本质,并做特别处理,以避免牙髓穿通,造成对牙髓的损伤和感染。

3.正确判断牙髓状况

正确判断牙髓状况是深龋治疗成功的基础。深龋时,牙髓受外界刺激而发生病变的可能性较大,故治疗深龋时,首先要对牙髓状况作出正确判断,才能制订出正确的治疗方案。

深龋时,细菌可经牙本质小管进入牙髓而使牙髓感染。研究表明,牙本质厚度小于0.3mm者牙髓可有明显炎症,小于 0.2mm 则牙髓中可发现细菌,即使未穿通髓腔,牙髓也可能感染。洞底与髓腔之间的牙本质厚度临床上很难估计。细菌的侵入与龋病发展速度也有关。急性龋时,病变发展快,修复反应少,脱矿区较宽,再矿化的硬化牙本质较窄,细菌侵入的深度相对较浅,一般存在于外层腐质区。慢性龋的病程缓慢,脱矿区较窄,硬化牙本质区较宽,细菌可存在于脱矿区。牙髓反应除与牙本质厚度和病变进程有关外,与细菌种类和数量及致病性、牙本质钙化程度、牙髓细胞和微循环状况、患者年龄等因素也有关,这些因素可影响牙本质的通透性和牙髓的反应性。

鉴于深龋时牙髓的反应性可受到以上多种因素的影响,对牙髓状态的判断是较困难的。临床上可通过详细询问病史,了解患牙有无自发痛、激发痛、刺激去除后有无延缓痛。结合临床检查,包括视、探、叩诊等,必要时做牙髓温度测试、电测试及 X 线检查。主要与早期牙髓炎、慢性闭锁性牙髓炎、牙髓坏死等鉴别,不要将已有牙髓病变的患牙误认为单纯的深龋来处理。

(二)深龋的治疗方法

在排除了伴不可复性牙髓炎和牙髓穿孔的情况后,根据患牙牙髓是否充血和软龋能否去净,采取不同的治疗方法。

1.垫底充填

多数情况下可一次完成充填治疗,即窝洞预备好后,立即垫底充填。

(1)适应证:适用于无自发痛、激发痛不严重、刺激去除后无延缓痛、能去净龋坏牙本质这一类牙髓基本正常的患牙。

(2)窝洞预备要点:深龋时,龋洞较大,入口容易。一般先去除洞缘的无基釉和龋坏组织即可暴露龋损。深龋的洞较深,在预备外形的同时只去除了大部分龋坏组织,深层的龋坏组织需用挖器或球钻仔细去除。去除深龋坏牙本质后洞底一般不平或呈圆弧形。在预备窝洞时,只能按备洞原则将侧壁磨平直,切忌将洞底磨平,否则可造成髓腔穿通。不平的洞底可用垫底材料垫平,以弥补洞形的不足。如需做倒凹固位形,应在垫底后做。

深龋造成牙体组织破坏大,如患牙承担的咬合力较大,应适当降低其咬合,磨低脆弱的牙尖和嵴。

(3)充填治疗:深龋制备的窝洞洞底接近髓腔,一般需双层垫底后再充填。即先用氧化锌丁香油黏固剂垫一层,以保护牙髓,再垫一层磷酸锌黏固剂,形成平而硬的洞底,以利于充填。如用聚羧酸锌黏固剂或玻璃离子黏固剂垫底则可只垫一层。垫底后可做倒凹固位增加固位力,应留出足够的深度,以容纳一定厚度的充填材料。选用适宜的充填材料充填,恢复牙的外形和功能。

2.安抚治疗

将具有安抚、镇痛、消炎作用的药物封入窝洞,使牙髓充血恢复正常,消除临床症状。

(1)适应证:一些深龋患者,无自发痛,但有明显的激发痛,备洞过程中极其敏感。这类患者应先做安抚治疗,待症状消除后再做进一步处理。

(2)治疗方法:窝洞清洁后,放置大小合适的丁香油酚棉球或抗生素小棉球,用氧化锌丁香油酚黏固剂封洞,观察 1～2 周。复诊时,如无症状,牙髓活力正常,无叩痛,则取出棉球,再酌情做双层垫底永久充填或做间接盖髓术。如有症状,则应进一步做牙髓治疗。

在软化牙本质可去净的病例,可直接用氧化锌丁香油酚黏固剂封洞观察。氧化锌丁香油酚黏固剂有安抚作用。第二次复诊时,如无症状,牙髓活力正常,可在隔湿情况下去除部分黏固剂,留一薄层作垫底用,上面用磷酸锌黏固剂垫底,做永久充填。

由于龋洞内的龋坏牙本质中细菌及其代谢产物本身对牙髓就是有害的刺激因素,安抚治疗一定要在不引起穿髓的前提下,尽量去除龋坏组织后再严密封以安抚药物,以停止细菌毒素对牙髓的刺激,并隔绝外界刺激,使牙髓恢复正常。

3.间接盖髓术

用具有消炎和促进牙髓-牙本质修复反应的盖髓制剂覆盖于洞底,促进软化牙本质再矿化和修复性牙本质形成,保存全部健康牙髓的方法称为间接盖髓术(IPC)。常用的盖髓剂有氢氧化钙制剂。

(1)适应证:用于软化牙本质不能一次去净,牙髓-牙本质反应能力下降,无明显主观症状的深龋。

(2)治疗方法:由于慢性龋和急性龋细菌侵入的深度不同,故在治疗方法上不尽相同。

①急性龋:急性龋病程进展快,软化牙本质多,细菌侵入深度相对较浅,未进入深层脱矿层,如去净软化牙本质有穿髓的可能时,在洞底可保留少量软化牙本质。窝洞预备好后,干燥,于洞底盖一薄层氢氧化钙制剂,然后垫底充填。如一次充填把握性不大,可在氢氧化钙间接盖髓后,用氧化锌丁香油酚黏固剂和磷酸锌黏固剂双层封洞或用聚羧酸锌黏固剂或玻璃离子黏固剂单层封洞,观察 1～3 个月,复诊时如无症状,牙髓活力正常,可去除部分黏固剂,做永久充填。

②慢性龋:慢性龋病程进展慢,脱矿区较窄,再矿化区宽,细菌可侵入脱矿区,如一次去净软化牙本质有穿髓可能时,第一次处理同急性龋,即在洞底保留少量软

化牙本质,窝洞干燥后,在洞底盖一薄层氢氧化钙制剂,双层或单层封洞,观察 3～6 个月,等待修复性牙本质的形成。复诊时,如无症状,牙髓活力正常,应除去全部封物及残余的软化牙本质,因慢性龋时,软化牙本质有细菌感染。去净软化牙本质后,如无穿髓则可盖髓、垫底、永久充填。一旦出现牙髓穿通或有自觉症状则需做牙髓治疗。

(三)深龋的治疗方案

深龋的治疗要综合考虑龋病的类型、龋洞内龋坏组织能否完全去净、牙髓的状态等因素,来选择治疗方案(表 1-3-1)。

表 1-3-1　深龋的治疗方案

龋病类型	软龋能否去净	牙髓状况	最佳治疗方案
急性龋、慢性龋	能	正常	垫底充填
急性龋、慢性龋	能	充血	安抚→垫底充填
急性龋	不能	正常	间接盖髓→垫底充填
	不能	充血	安抚→间接盖髓→垫底充填
慢性龋	不能	正常	间接盖髓→去净软龋、间接盖髓→垫底充填
	不能	充血	安抚→间接盖髓→去净软龋、间接盖髓→垫底充填

五、根面龋的治疗

根面龋是指因牙龈退缩导致牙根表面暴露而引起牙根发生的龋病,常见于老年人,通常牙齿的根部被牙龈组织覆盖,未暴露在口腔环境中,因此不会发生龋病。但一旦牙周组织萎缩、牙根面暴露,则为患根面龋提供了可能性。

(一)根面龋的临床特点

1.发生的部位

常发生在任何牙齿的牙龈退缩的牙骨质面。如:下前牙,前磨牙的邻面、唇面,并向邻颊面、邻舌面发展,也可由楔状缺损继发而来。

2.临床特征

早期,牙骨质表面在菌斑细菌的作用下,表层下无机物脱矿,有机物分解,牙骨质结构和完整性遭到破坏。由于根面龋直接暴露在口腔环境中,又因根部牙骨质结构的特点、脱矿和再矿化现象,故龋病进展缓慢、病变较浅,龋坏部位呈浅棕色或褐色边界不清晰的浅碟状。龋损进一步发展,沿颈缘根面呈环形扩散;病变发展从牙骨质侵入牙本质时,向根尖方向发展,一般不向冠方发展侵入釉质,在颈部釉质下潜行发展形成无基釉;严重者破坏牙本质深层,造成根部牙体硬组织严重缺损,使牙齿抗力下降,在咬合压力下可使牙齿折断。

根面龋多为浅而广的龋损,早期深度为 0.5~1mm 时不影响牙髓,疼痛反应轻,患者可无自觉症状。病变加深,接近牙髓时,患者对酸、甜、冷、热刺激产生激发痛。

(二)根面龋的治疗原则

对根面龋的治疗可采用保守治疗和充填治疗两种方法。

1.保守治疗

(1)适应证:①根龋的深度限于牙骨质或牙本质浅层,呈平坦而浅的龋洞;②龋坏部位易于清洁或自洁;③龋洞洞壁质地较硬,颜色较深,呈慢性或静止状态时。

(2)治疗方法:在龋坏部位,先用器械去除菌斑及软垢,再用砂石尖磨光后用药物处理患处。

所使用的药物与龋病的保守治疗时用药相同。但注意不要选择硝酸银药物,因为该药对口腔软组织有较强的腐蚀性并使牙变黑,操作不当会造成牙龈的损伤。

2.充填治疗

根面龋治疗原则与龋病治疗原则相同,但应特别注意以下几点:

(1)去除龋坏组织,消除细菌感染:因为牙根部牙骨质和牙本质均较薄、有机成分多,一旦发生龋坏,病变发展快,并且距髓腔较近,去净龋坏组织消除细菌感染,保护牙髓更为重要。

在操作时,可使用慢速球钻沿洞壁轻轻地、间断地钻磨,并用冷水装置,避免产热,这样既去净龋坏组织和软化牙本质,又避免对牙髓造成激惹。也可使用挖器去除软化牙本质。

(2)制备洞形:由于根龋所在的部位不直接承受咬合压力,在去除了洞内的龋坏组织后,修整窝洞时重点在制备固位形,为尽可能多地保留健康牙体组织不必加深窝洞,可用细裂钻或小球钻沿洞壁做修整或沿洞底做倒凹增加固位,使窝洞呈口小底大形,洞缘呈圆缓形状。

当根龋发生在触点以下的牙面时,应从颊舌侧方向入手,去除龋坏组织,可制备成单面或邻颊(舌)洞形。

若龋坏破坏了触点或龋坏发展到邻面并涉及边缘嵴,可制备成邻𬌗洞。

当龋病沿根面环形发展形成环状龋时,牙体组织的强度削弱,去除龋坏组织充填修复后,应做全冠修复。如果根面组织破坏较多,此时虽无明显的牙髓炎症状,也应做根管治疗,利用根管桩、钉插入根管,使之通过龋坏部位的组织薄弱处,充填修复后增加牙体的抗力。这样可避免在正常咬合时发生牙冠折断。在打桩时不要加力过大,否则在牙根薄弱处易发生折裂。

根面龋发展到龈下部位时,牙龈组织会有不同程度的炎症。为减轻牙龈组织的炎症,可先用器械或刮匙做根面洁治和刮治,并去除龋坏区软化牙本质,清洗干燥根面后用氧化锌丁香油黏固粉封闭,1周后再进行下一步的治疗。

(3)窝洞消毒和垫底。

①常用的消毒药物:75%乙醇,木馏油,25%麝香草酚液。临床目前常用牙色材料充填修复根面龋,酚类制剂会阻碍材料聚合,因此选用牙色材料充填时应用75%乙醇消毒。

②垫底:根部窝洞一般较浅,若选用对牙髓无刺激的充填材料如玻璃离子体黏固剂,可不垫底。用复合树脂充填时,垫底材料可选择氢氧化钙。

(4)窝洞充填:由于根面龋的特殊部位,充填时要注意以下几点:

①严密隔湿:因窝洞紧邻牙龈,应避免唾液、龈沟液进入窝洞,否则会影响充填材料的性能。

②使用汞合金充填材料时,由于不易操作,要注意层层压紧,否则会造成洞壁的微渗漏。双面洞时应使用成形片或楔子,以保证材料与根部贴合,避免悬突。

六、牙体缺损的黏结修复

(一)牙体黏结技术原理

黏结是指两个同种或异种固体物质,与介于两者表面间的第三种物质作用而产生牢固结合的现象。黏结剂是介导两种固体表面结合的媒介物。黏结技术是利用黏结剂的黏结力使固体表面连接的方法。

物理性黏结涉及两种物质间的范德华力或其他静电作用,作用力相对较弱。化学性黏结涉及两个物质之间形成的化学结合。机械性黏结是由于界面的倒凹或不规则而对材料产生的锁扣作用。如果机械性锁扣作用的黏结界面 $<10\mu m$,则称为微机械黏结。

1.釉质黏结

(1)釉质黏结系统:釉质黏结系统由釉质酸蚀剂和釉质黏结剂构成。

(2)酸蚀机制的作用包括:①溶解釉质表面羟磷灰石,增大表面自由能和可湿性,以利黏结剂渗入;②活化釉质表层,使釉质表面极性增强,进而易与黏结树脂结合;③增加釉质表面的粗糙度及黏结面积。

低黏度的黏结树脂通过毛细作用渗入酸蚀后的微孔,聚合后形成树脂突。树脂突有两种形式,形成于釉柱间的称为大树脂突,形成于釉柱末端羟基磷灰石晶体溶解后的微空隙的称为微树脂突。微树脂突相互交联形成的网状结构是产生微机械固位的主要因素。另外,黏结剂中的黏结性单体能与釉质中的 Ca^{2+} 形成较强的分子间作用力。

2.牙本质黏结

(1)酸蚀-冲洗黏结系统:由酸蚀剂、预处理剂和黏结树脂三部分组成。酸蚀剂多为 10%～37% 的磷酸凝胶。预处理剂的主要成分为含有亲水、疏水基团的酯类功能单体。溶剂通常为丙酮、乙醇或水。黏结树脂多为不含或含少量填料的低黏度树脂。

(2)自酸蚀黏结系统:由预处理剂和黏结树脂两部分组成。预处理剂的主要成分为酸性功能单体、双性功能单体和溶剂。根据酸蚀剂酸度的不同,可将自酸蚀黏结系统分为强酸型(pH≤1)、中酸型(pH＝1～2)和弱酸型(pH≥2)3 种类型。

(3)酸蚀-冲洗技术和自酸蚀技术的特点:酸蚀-冲洗类的酸蚀效果强,但操作步骤多,技术敏感性高,且偶发牙本质敏感症状。自酸蚀类操作步骤少,较易掌握,但酸蚀作用弱。在临床上,对于涉及釉质较多的窝洞,应首选酸蚀-冲洗类黏结系统。对于涉及牙本质较多的窝洞,则两种类型黏结剂均可使用。

3.牙本质黏结机制

(1)酸蚀-冲洗黏结系统。

①酸蚀-冲洗作用:去除玷污层和牙本质小管内的玷污栓,使表层牙本质完全脱矿,暴露管间牙本质中的胶原纤维。冲洗后,牙本质须保持一定湿润度以防胶原纤维网塌陷。

②预处理剂的作用:预处理剂中的亲水性单体可渗入胶原纤维间和牙本质小管内,疏水性基团可与黏结树脂发生黏结,溶剂在挥发时带走水分使疏水性黏结树脂渗入。

③混合层的作用:混合层是黏结树脂和牙本质间的过渡结构,由黏结树脂-牙本质胶原组成,厚度为 5～8μm,其中数量众多的微树脂突是微机械固位的基础,亦是影响黏结强度的主要因素。

(2)自酸蚀黏结系统:自酸蚀黏结系统的黏结力来源于微机械固位以及化学黏结力。自酸蚀黏结的酸蚀和预处理过程同时发生,当预处理剂涂布于牙本质表面后,酸性单体溶解部分玷污层或使其改性,牙本质脱矿。在酸性单体逐渐渗入的过程中,牙本质基质中钙离子与其发生化学结合,酸性单体 pH 逐渐升高至中性,脱矿过程即终止。与此同时,含有双性基团的单体渗入牙本质小管和胶原纤维网孔隙中,亲水性基团与胶原纤维结合。吹干使溶剂和水分挥发后,涂布黏结树脂,后者与预处理剂中的疏水基团发生聚合,形成混合层和树脂突,产生机械固位。

(二)牙体修复材料

复合树脂由有机树脂基质、经过表面处理的无机填料及引发体系组合而成,是目前应用最广泛的牙色修复材料。

玻璃离子黏固剂(GIC)可用于修复体的黏结固位、衬洞垫底和直接充填修复。

目前,用于直接修复材料的玻璃离子黏固剂被简称为玻璃离子体。

复合体是一种新型复合材料,正式名称应为聚酸改性复合树脂。复合体兼具复合树脂的美观与玻璃离子体的释氟性质。

1.复合树脂

(1)组成。

①树脂基质:复合树脂的主要聚合成分。最常用的树脂基质是丙烯酸酯类。

②无机填料:决定复合树脂物理性能的关键成分。常用填料包括石英,无定形二氧化硅,含钡、锶、锆的玻璃粉粒和陶瓷粉粒等。

③硅烷偶联剂:包被于无机填料表面,使无机填料和有机基质能够形成强共价结合。

④引发体系:分为光敏引发体系和氧化还原引发体系。

(2)固化。

①机制:复合树脂在被光照时,光敏剂被特定波长光激活,随之叔胺被激活并将其转化为自由基。每个自由基激活 50 个单体,进而引发链式反应形成长链,链与链间发生交联反应,最终形成三维结构。

②影响因素:影响复合树脂固化的因素很多,包括光源、临床操作和修复因素等。

(3)性能特点。

①影响因素:理想的复合树脂应具备以下性能。a.黏结性好;b.颜色还原良好;c.生物相容性好;d.易于操作;e.可长期维持牙体的形态与功能。复合树脂材料的性能与填料/基质的比例密切相关,填料比例越高,性能表现越好,但流动性越低。

②聚合收缩:聚合收缩指复合树脂在聚合过程中,由于单体分子互相移动形成长链导致的材料体积缩小。聚合收缩是导致复合树脂修复失败的主要原因。影响复合树脂聚合收缩的因素主要包括复合树脂的成分、窝洞形态和临床操作等。

③洞形因素:洞形因素即 C 因素,是指充填窝洞的树脂产生黏结的面与未黏结的面之比。比例越高,聚合收缩应力越大。临床上常采用分层充填和分层固化的方法减少聚合收缩应力。

(4)材料种类。

①根据填料的粒度不同,可分为传统型复合树脂,超微填料型复合树脂,混合型复合树脂及纳米填料型复合树脂。

纳米填料型复合树脂是新型复合树脂,纳米填料一般由单分散纳米粒子和纳米粒子团簇构成,前者为 $5\sim75nm$,后者为 $0.6\sim1.4\mu m$。纳米填料型复合树脂具有很高的填料比例,物理机械性能优秀,有逐渐取代混合型复合树脂的趋势。

②根据填料/基质比例和操作性能可分为通用型树脂、流动型树脂及可压型

树脂。

③根据固化方式可分为光固化复合树脂、化学固化复合树脂及双重固化复合树脂。

2.玻璃离子体

(1)适应证。

①根面龋的修复。

②后牙邻面洞等不承担咀嚼力的缺损。

③无须考虑美观因素的Ⅲ类洞、Ⅴ类洞及乳牙的缺损修复。

(2)组成:通常由粉剂和液剂构成。

(3)固化反应:玻璃离子体主要通过酸碱反应固化。在酸碱反应中,多种金属离子从硅酸铝玻璃中释放出来,在玻璃颗粒周围形成硅凝胶层。氟离子则通过离子交换,从固化的玻璃离子体中缓慢释放入口腔环境中。

(4)性能:玻璃离子体具有较好的黏结性、生物相容性、释氟性和耐溶解性,但其物理机械性能较差、弹性模量较低、脆性大、抗张和抗压强度均小于复合树脂,美观性不及复合树脂。

(5)分类和应用:玻璃离子体按组成成分不同分为传统型和改良型。按固化机制不同分为化学固化型和光固化型。尽管玻璃离子体能够与牙体硬组织形成化学黏结力,但其黏结强度低于树脂修复系统。因此,玻璃离子体一般只有在树脂修复系统难以发挥作用的情况下才具有优势。

3.复合体

(1)适应证。

①牙颈部缺损,包括根面龋和非龋性颈部缺损,如楔状缺损。

②Ⅲ类洞。

③乳牙修复。

④暂时性Ⅰ类和Ⅱ类洞修复。

⑤与复合树脂联合应用于三明治修复技术。

(2)组成:复合体在组成上与复合树脂相似,主要由树脂基质、无机填料和引发体系等组成。另外,复合体中还加入了带有两个羧基基团的二甲基丙烯酸酯单体,这是一种酸性亲水性功能性单体,其羧基可被多价金属阳离子所交联,因此,复合体又被称为聚酸改性复合树脂。

(3)固化:复合体的固化过程分两个阶段。初期,材料首先通过自由基引发二甲基丙烯酸酯上的双键交联。随后,材料在口腔环境中缓慢吸收水分,引发功能单体酸性基团与玻璃填料之间的酸碱反应。交联分子上的羧基与水反应解离出羧酸根,同时玻璃粉释放出 Ca^{2+}、Al^{3+}、F^- 等离子,Ca^{2+}、Al^{3+} 与羧酸根通过离子键、配位键结合使交联分子交联固化,而 F^- 从材料中缓慢释放出来。

(4)性能:复合体的黏结性低于玻璃离子体,不能与牙体组织直接黏结,须与黏结剂联合应用。另外,复合体的释氟量较玻璃离子体少。

复合体的力学性能介于复合树脂与玻璃离子体之间。由于复合体填料粒度较大,其抛光后的光洁度不如混合型复合树脂。另外,由于复合体吸水性较大,吸水后的体积膨胀可部分抵消材料聚合引起的体积收缩,这使得复合体的边缘密合性优于复合树脂。复合体的颜色稳定性和抗边缘着色能力较复合树脂差。

(三)复合树脂直接修复术

1.适应证

复合树脂修复适用于临床上大部分牙体缺损,其广义适应证包括:①Ⅰ～Ⅵ类窝洞的修复;②冠底部、核的构建;③窝沟封闭或预防性扩展修复;④美容性修复,如树脂贴面、牙体外形修整、关闭牙间隙等;⑤间接修复体的黏结;⑥暂时性修复体;⑦牙周夹板。

2.禁忌证

应用复合树脂修复的禁忌证与隔离、咬合等因素有关,包括:①无法进行有效隔离患牙;②当修复体须承担全部咬合时;③重度磨损或有磨牙症患者;④缺损延伸至根面。

3.准备过程

(1)局部麻醉和手术区的清洁。

(2)色度选择。

①色彩:色彩包括色相、明度和彩度 3 个要素。色相是颜色的基本样貌,是颜色彼此间区别的最基本特征;明度是各种颜色由明到暗的变化程度,决定于物体表面对光的反射率;彩度指颜色的鲜艳程度。

②比色方法:包括视觉直观比色法、分光光度计法、色度测量以及数字图像分析法等。临床上一般采用视觉直观比色法,医生或助手利用比色板直接进行比色。

③临床操作:比色要在自然光下进行,手术灯保持关闭并减少各种环境因素对比色造成的影响。比色前须清洁患牙及邻牙表面以减少色素对比色的影响。比色须在橡皮障隔离前进行,牙体应保持自然湿润状态。患者选择合适的体位平躺于椅位,医生位于患者头部 12 点钟方向,目光与牙面成 45°,比色时应快速进行,切忌长时间观察牙或比色板,避免产生视觉疲劳。比色时,先确定色系,再确定彩度和明度。

(3)手术区的隔离。

①橡皮障隔离:橡皮障隔离的优点包括:a.保持手术区清洁及干燥,防止唾液

污染;b.保持口腔呈开口状,隔离牙龈、舌、唇和颊等组织,以利临床操作;c.防止操作过程对患者口腔可能造成的伤害。

当进行牙体修复时,橡皮障应隔离、暴露 3 个以上的牙。手术区为前牙舌面时,隔离范围为第一前磨牙到第一前磨牙;手术区为尖牙时,隔离范围为第一磨牙到对侧侧切牙;手术区为前磨牙时,隔离范围应由同侧远中 2 个邻牙,至对侧侧切牙;手术区为磨牙时,隔离范围应由同侧尽可能远,至对侧侧切牙。

②棉卷隔湿:下列情况不宜使用橡皮障:未完全萌出的年轻恒牙;某些第三磨牙;某些严重错位牙;哮喘患者常有鼻呼吸困难,无法耐受橡皮障。以上几种情况下,棉卷是替代橡皮障隔离的有效办法。

③楔子:橡皮障隔离后,对于邻面窝洞累及邻面接触区或向龈方延伸的患牙,须在牙体预备前在龈外展隙插入楔子,其作用包括:a.推开与邻牙间的牙龈组织;b.避免牙体预备时损伤橡皮障或牙龈组织;c.将牙轻微分开,以避免充填后的牙间隙。

④排龈线:适用于缺损延伸至龈缘或龈下的情况。

4.牙体预备与牙髓保护

(1)预备要求。

①去尽龋坏组织、有缺陷组织或材料以及脆弱的牙体结构。

②根面窝洞的洞缘角为 90°,其他部位的釉质洞缘角应＞90°。

与银汞合金相比,采用复合树脂修复时的牙体预备外形较保守、轴壁和髓壁的深度根据病损深度而定、需要预备釉质斜面,另外,可使用金刚砂钻预备,增加洞壁的粗糙程度。

(2)窝洞类型。

①传统型预备:适用于位于根面的缺损及中到大范围的Ⅰ类和Ⅱ类洞。

②斜面型预备:适用于替换原有传统型银汞合金修复体的病例。斜面型与传统型相比具有以下优点:a.增加了酸蚀和黏结面积;b.减少微渗漏;c.洞缘斜面使树脂牙体交界区域更加美观。

③改良型预备:改良型窝洞无须特殊的洞壁构型或特定的窝洞深度,窝洞范围及深度由病损范围及深度决定。改良型窝洞的适应证包括较小的龋损或釉质缺陷。当用于较大龋损时,须预备辅助固位结构,如较宽的斜面、固位沟等。

(3)牙髓保护:如若腐质去净且牙体预备后近髓(剩余牙本质厚度＜1mm),则需要使用氢氧化钙衬洞,以玻璃离子体垫底。

5.放置成形片

(1)作用:①利于材料填充;②利于恢复邻面接触;③减少材料用量从而减少修

整时间;④利于隔离窝洞,强化黏结效果。

(2)种类:①透明聚酯成形片适用于前牙邻面修复;②片段式金属成形片适用于后牙邻面修复;③圈形成形片系统适用于多牙面修复。

(3)楔子的用途:①固定成形片;②将患牙与邻牙稍微分离,以补偿成形片厚度;③避免充填物在龈缘形成悬突。

6.黏结

(1)酸蚀-冲洗黏结技术。

①酸蚀:针对不同部位可选用一次酸蚀或二次酸蚀法。一次酸蚀法适用于只涉及釉质或釉质缺损面积较大的修复,如前牙Ⅳ类洞、树脂贴面修复等,酸蚀30秒。二次酸蚀法适用于同时涉及釉质和牙本质的窝洞,先酸蚀釉质洞缘15秒,再酸蚀牙本质15秒。

②涂布预处理剂及黏结树脂。

(2)自酸蚀黏结技术。

①二步自酸蚀技术:先涂布自酸蚀预处理剂,后涂布黏结树脂,轻吹,光固化。

②一步自酸蚀技术:直接在窝洞内涂布自酸蚀黏结剂,轻吹,光固化。

③预酸蚀加自酸蚀黏结技术:先用磷酸酸蚀洞缘釉质部分20秒,冲洗、吹干,再涂自酸蚀黏结剂,轻吹,固化。

7.复合树脂的充填

(1)充填原则:控制厚度、分层充填、分层固化。

(2)输送方法:手用器械法、注射法。

(3)充填技术:①整块填充,又称一次性填充,适用于深度<2mm 的窝洞;②逐层填充,包括水平逐层填充和斜向逐层填充。前者适用于前牙唇面充填和后牙窝洞髓壁的首层充填,后者适用于后牙的窝洞充填。

(4)复合树脂的厚度对光照固化有明显影响,第1层树脂的厚度应<1mm,以后每层树脂的厚度不宜超过 2mm。

8.复合树脂的固化

(1)光固化灯:利用发光二极管阵列芯片的光源进行固化的 LED 灯,是目前主流的光固化装置。另外,还有石英钨卤素灯。

(2)固化方法:固化时,引导头应尽可能接近材料表面,每次光照20秒。

9.修复体的修形和抛光

(1)目的:①获得较理想的修复体外形和光滑表面;②达到牙和修复体边缘的自然过渡;③避免菌斑聚集、减少边缘区域和表面的着色;④改善口腔咀嚼功能,减少修复体对殆牙、邻牙的磨损。

(2)影响因素:①修复材料的结构与机械性能;②修形、抛光器械与修复材料间硬度的差异;③器械摩擦颗粒的硬度、大小、形状及物理性能;④操作时的速度和压力;⑤润滑剂。

(3)器械:①摩擦材料,包括氧化铝、碳化硅、金刚砂等;②修形器械,包括手用器械、金刚砂钻、修形抛光碟、修形抛光条等;③抛光器械,包括抛光杯、抛光碟、抛光刷等。

(4)注意事项:充填后应选择适宜的修形和抛光器械,由粗到细进行,避免损伤牙体及龈缘。

(四)前牙复合树脂直接修复

1.适应证

(1)Ⅲ、Ⅳ类缺损。

(2)前牙的Ⅴ类缺损。

(3)前牙区的着色牙。

(4)形状异常的前牙。

(5)关闭牙间隙。

2.禁忌证

(1)患牙无法进行有效隔湿。

(2)缺损延伸至根面。

3.Ⅲ类洞直接修复的临床技术

(1)准备过程

①咬合检查。

②比色。

③上橡皮障。

④如缺损累及全部邻面接触区,可预先放置楔子。

(2)Ⅲ类洞的预备:Ⅲ类洞属前牙邻面窝洞,优先选择由舌侧进入。

①传统型预备:仅适合于累及前牙邻面、根面的修复,特别是病损局限于根面时。

②斜面型预备:适用于替换前牙邻面已有银汞合金修复体或其他修复体,以及邻面龋损较大须增加固位形及抗力形时。

③改良型预备:适用于邻面中小范围的病损。预备尽量保守,无须预备特殊外形、深度、洞壁或辅助固位。

(3)Ⅲ类洞的修复。

①上成形片。使用易弯曲的透明聚酯成形片。

②黏结。可选用酸蚀-冲洗或自酸蚀黏结系统,亦可联合使用。

③复合树脂充填、固化。

(4)修形和抛光。应消除悬突及多余材料,修整唇面,抛光唇、舌外展隙、唇舌面及邻面。

(5)咬合检查。

4.Ⅳ类洞直接修复的临床技术

(1)准备过程:同Ⅲ类洞。

(2)Ⅳ类洞的预备。

①斜面型预备:适用于较大的前牙邻面Ⅳ类洞。

②改良型预备:适用于小的或中等大小的Ⅳ类洞。

(3)Ⅳ类洞的修复。

①直接导板修复技术:在不涂布黏结剂的预备牙体上先堆塑树脂,获得满意外形后光照固化,然后在腭侧取硅橡胶印模作为导板。

②间接导板修复技术:牙体预备后取模、灌模,在石膏模上用蜡修复缺损,获得满意外形后取硅橡胶阴模作为腭侧导板。

③复合树脂分层修复技术:以牙本质色复合树脂修复牙本质部位缺损,以釉质色复合树脂修复釉质部位缺损,以透明复合树脂修复前牙切缘部位,适用于对前牙美观要求高的患者。

(4)修形和抛光。

(5)咬合检查。

5.Ⅴ类洞直接修复的临床技术

(1)准备过程:注意预备之前需要进行比色和患牙隔湿。

(2)材料的选择:由于前牙、前磨牙的颊面修复对美观要求较高,医生可用复合树脂作为修复材料。对龋活跃性强的患者,尤其是累及根面龋损,可使用玻璃离子体进行修复。老年人由于增龄性改变出现口腔唾液分泌减少、牙龈萎缩、牙根暴露、根面龋和非龋性颈部缺损等,应首选玻璃离子体材料。

(3)牙体预备。

①改良型预备:适用于小的到中等的、完全位于釉质内的Ⅴ类洞缺损。

②斜面型预备:适用于替换已有Ⅴ类洞银汞合金修复体或面积较大的根面龋损,在传统型预备的基础上须于釉质洞缘预备斜面。

③传统型预备:仅适用于当龋损或缺损完全位于根面而未累及釉质的Ⅴ类洞,洞缘应呈直角,轴壁深度约0.75mm且呈一定弧度。

(4)Ⅴ类洞的复合树脂修复。

①黏结,可采用酸蚀-冲洗黏结系统或自酸蚀黏结系统。

②充填和固化,应用分层充填及固化。

③修形和抛光。

(5) Ⅴ类洞的玻璃离子体修复:由于良好的临床操作性和释氟性,适用于老年患者和龋活跃性较强的根面龋。

(五)后牙复合树脂直接修复

1.适应证

(1)患牙能被有效隔湿。

(2)可作为冠修复的基础部分。

(3)意向性修复。

2.禁忌证

(1)术区不能被有效隔离。

(2)延伸到根面的修复体。

(3)对树脂材料过敏者。

3.Ⅰ类洞直接修复的临床技术

(1)准备过程:注意检查患牙咬合情况。

(2)牙体预备:对于小的到中等的缺损,可采用改良型预备,无须预备典型的抗力形;当缺损较大或修复体须承受较大咬合力时,预备时需要采用传统型或斜面型以增加抗折性。

(3)黏结:可采用酸蚀冲洗或自酸蚀技术,使用时应参照说明。

(4)树脂填充和固化:采用分层充填和分层固化的方法,减少材料的聚合收缩。第1层的充填厚度应控制在1mm,光照固化20～40秒,以后每层充填厚度为1～2mm。

(5)其他:修形和抛光。

4.Ⅱ类洞直接修复的临床技术

(1)牙体预备:预备前同样须注意患牙的咬合情况。与传统银汞合金修复的牙体预备比较,Ⅱ类洞黏结修复有以下不同:①窝洞较浅;②窝洞外形较窄;③窝洞线角圆滑;④不须预防性扩展。

(2)成形片放置:应首选片段式金属成形片系统。如果Ⅱ类洞为近远中邻𬌗面洞,也可使用Tofflemire圈形金属成形片系统。

(3)黏结:应按照所选用黏结剂的使用指南使用。

(4)树脂填充和固化:采用分层斜向填充、分层光照固化以控制复合树脂的聚合收缩。

(5)修形和抛光。

5.Ⅱ类洞玻璃离子体加复合树脂三明治修复技术

(1)适应证:位于根面部分的Ⅱ类洞。

(2)利用玻璃离子体封闭龈壁的优点包括:①玻璃离子体能直接与牙本质和复

合树脂黏结,可更好地贴合无釉质结构的龈壁,有效封闭颈部边缘;②能够释放氟离子以预防继发龋的产生;③具有与牙本质接近的弹性模量进而缓冲由复合树脂聚合产生的收缩应力。

6.后牙修复失败的原因

依据评价标准(解剖外形、边缘完整性、边缘着色、继发龋、颜色匹配、表面光滑以及牙髓活力等),后牙复合树脂修复失败最常见的原因包括:①继发龋;②修复体折裂;③边缘缺陷;④磨损;⑤术后敏感。

其中,继发龋的形成在于修复体与洞壁之间的微渗漏,渗漏形成的原因包括未有效隔湿,充填时聚合收缩过大导致黏结界面形成间隙等。修复体折裂的主要原因包括适应证选择不当、修形时未能有效消除咬合力集中点等,因此,在治疗前与充填后,应仔细检查患者咬合情况,尤其是患牙与对殆牙的咬合关系。

(六)牙体缺损直接修复的临床疗效评价

1.临床研究设计的基本要求

临床科研包括收集资料、整理资料和统计分析。设计中应考虑和明确以下内容:研究目的、研究方法、研究对象的纳入与排除标准、研究样本大小、如何进行资料收集和整理分析、科研资金的来源等。

临床科研设计大致分为描述性研究和分析性研究,自始至终应贯穿对照、随机和盲法的原则,避免患者和医生的期望偏倚,同时科学地收集、整理、分析数据,并最终作出合理的有临床意义的结论。

2.牙体治疗临床研究的发展和现状

牙体治疗临床研究主要集中于新材料和新技术的评价。

美国牙科协会(ADA)为牙体充填修复材料的临床试验研究制定了指导规范。但ADA指导规范仅仅提出对测试材料等的性能要求,并未规范临床研究的细节,如试验设计、样本大小等。回顾有关充填修复材料的临床研究,只有很少一部分能够完全达到临床研究的基本要求,且大多数临床研究的观察时间较短,鲜有超过10年的长期随访临床研究。牙体治疗疗效评定研究,应朝着更科学的临床科研设计方向努力,例如,统一操作和评定标准、根据预试结果选择样本大小、通过多方合作收集足够的病例等。

3.评定方法

(1)直接方法:多为描述性评价方法。描述性评价方法是指在充足光源下,检查者使用口镜和探针对患者口内充填体进行检查,依据评价标准对充填修复体作出评价。目前,描述性评价方法中使用的评价标准有一些差别,但较为公认的是

Ryge评价标准,该标准涉及充填修复体的边缘密合性、解剖外形、龋坏、颜色配比和充填修复体边缘变色等情况,每个项目根据严重情况的不同分为若干等级。但该评价标准也存在一定的局限性,仍需要进一步完善和改进。

(2)间接方法:指通过一定的媒介物将口内充填修复体信息转移至体外,在体外对充填修复体进行评价。该方法可将充填修复体的信息作为永久记录保存。

①照片评价法:指把待评价的充填修复体在固定条件下拍成照片或幻灯片,与标准片对比进行疗效评定分级。使用此方法必须保证照相技术标准化,拍𬌗面、唇面和舌面均需采用固定角度。牙和充填修复体要保持干燥。照片法无法检查充填修复体龈下边缘和邻面区域,不容易检查出菌斑和小面积龋坏,且评价充填修复体磨耗时,照片法的有效性和灵敏性低于模型法。

②模型评价法:使用模型评价法须事先取出充填修复体的阴模,再灌注人造石得到充填修复体模型,然后对模型进行观察或测量。该方法多用于评价充填修复体磨耗情况。

③其他方法:根据不同研究目的,还可使用其他评价方法,例如用色度仪测量复合树脂充填修复体颜色的改变,用牙髓活力计评价牙髓状态。另外,采用联合研究方法,如描述性方法、照片法和模型法的结合使用,对充填修复体进行全面综合评价,可提高评价方法的客观性、灵敏性、重现性和有效性。

(3)疗效评价:目前,普遍认为银汞合金充填体的中位生存时间为10年。对于银汞合金充填修复材料,Ⅰ类洞充填修复体的疗效优于Ⅱ类洞充填修复体,小面积充填修复体的疗效优于大面积充填修复体,高铜银汞合金充填修复体的疗效优于低铜银汞合金。银汞合金材料仍是一种较好的后牙充填修复材料。

有关复合树脂充填修复体的临床研究,近年来多集中于后牙充填修复治疗。复合树脂充填修复体的年失败率为0~9%,中位生存时间为6年。近年来的研究表明,继发龋、充填修复体折裂、变色和边缘不密合成为影响复合树脂充填修复体的主要原因,由于黏结强度带来的充填修复和微渗漏问题仍较为突出。

研究表明,玻璃离子水门汀充填修复体与银汞合金或复合树脂充填修复体相比,继发龋发生率降低。Ⅴ类洞玻璃离子水门汀充填修复体的3.5年固位率达93%~100%,在非创伤性修复治疗和姑息洞形充填修复治疗中,高强度玻璃离子水门汀充填修复体的2年保存率达90%~99%,且充填体磨耗程度也在临床可接受范围之内。

(李 翠)

第四节　龋病治疗并发症及处理

一、充填后疼痛

充填治疗后出现疼痛,根据引起疼痛的病因和疼痛性质可以分为牙髓性疼痛和牙周性疼痛。

(一)激发痛

充填修复后出现冷、热刺激痛,但无明显延缓痛或仅有短暂的延缓痛,常见原因包括:备洞过程中对牙髓的物理刺激,如过冷的水冲洗窝洞、连续钻磨产热及钻牙的负压均可激惹牙髓,致牙髓充血;中龋、深龋未垫底直接银汞合金充填可传导冷、热刺激;复合树脂直接充填或深龋直接用磷酸锌黏固剂垫底可造成对牙髓的化学刺激而激惹牙髓。

症状轻者,可观察,如症状逐渐缓解可不予处理;如症状未缓解,甚至加重者则应去除充填物,经安抚治疗至无症状后再重新充填。

(二)与对颌牙接触时疼痛

应用银汞合金充填的牙,在与对颌牙接触时出现短暂的疼痛,脱离接触或反复咬合多次后疼痛消失。这种情况多见于与对颌牙相应的牙有不同的金属修复体,上、下牙接触时,两种具有不同电位的金属连在一起,形成电位差,产生电流而引起疼痛。应去除银汞合金充填物,改用非导体类材料,如复合树脂充填或改做同类金属的嵌体修复。

充填修复后出现咀嚼疼痛,与温度刺激无关,多因充填物过高,咬合时出现早接触所致。检查时会发现银汞合金充填物有亮点,复合树脂充填物可用咬合纸检查出高点。确定早接触部位,磨除高点,症状即可消除。

(三)自发痛

充填后出现阵发性、自发性疼痛,疼痛不能定位,温度刺激可诱发或加重疼痛,此种情况应考虑有牙髓炎的可能。近期出现的原因包括:对牙髓状况判断错误,小的穿髓孔未被发现;上述引起激发痛的各种因素严重或持续时间长。远期出现的原因可能是充填材料对牙髓的慢性刺激,导致牙髓逐渐发炎,甚至坏死;洞底留有较多的龋坏组织,致病变继续发展,累及牙髓。

若持续性自发性疼痛,可定位,与温度刺激无关,咀嚼可加重疼痛,主要原因有:术中器械伤及牙龈,甚至牙周膜或酸蚀剂溢至牙龈而致牙龈发炎。充填物在龈缘形成悬突,压迫牙龈,造成牙龈发炎、出血,时间长后可引起牙龈萎缩,甚至牙槽骨吸收。接触点恢复不良,造成食物嵌塞,引起牙龈炎症,牙龈萎缩及牙槽骨吸收。

可针对不同原因做不同处理。若为牙髓炎症所致,则应根据患者年龄和牙髓情况选择适当的牙髓治疗方法。操作时轻柔、谨慎,尽量避免牙周组织的损伤。轻度牙龈炎者,局部冲洗上药。接触点恢复不良者应重新充填,必要时需要做嵌体或全冠,以恢复正常接触关系。

二、充填体折断、脱落

充填体在口腔内经过一段时间后发生折断或松动脱落,常见的原因如下。

(一)窝洞预备缺陷

抗力形和(或)固位形不佳,如窝洞过浅或垫底过厚,导致充填材料过薄;邻面洞的鸠尾与邻面洞的大小不平衡,鸠尾峡过宽、过窄;轴髓线角过钝、过锐;洞底不平、龈壁深度不够等原因可致充填物易于脱落或折裂。

(二)充填材料调制不当

充填修复材料调制比例不当(磷酸锌水门汀)、调制时间过长或过短(银汞)、材料被唾液或血污染等均可使充填材料的性能下降。

(三)操作方法不当

未严格隔湿,材料被唾液或血污染(树脂),或充填压力不够,材料与牙体组织间留有空隙,如未填入点线角、倒凹等微小区域,酸蚀黏结不充分等。

(四)过早承担咬合力

材料未完全固化前,其机械强度差,如玻璃离子过早受力,易折断。

(五)充填物存在高点

采用咬合纸或咬合蜡片,将高点磨除。

三、牙折裂

充填后牙折裂包括部分折裂和完全折裂两种情况。主要由于牙体组织本身的抗力不足所致。常见原因包括:窝洞制备时存在无基釉,薄壁弱尖未降低咬合,特别是在承受咬合力大的部位;磨除过多牙体组织,削弱了牙体组织的抗力;窝洞的点、线角太锐,导致应力集中;充填体过高、过陡,引起骀创伤;充填材料过度膨胀,如银汞合金在固化过程中与水接触所造成的延缓性膨胀。

对部分折裂者可去除部分充填物后,修整洞形,重新充填。如固位和抗力不够,可行黏结修复术、附加固位钉修复术、嵌体或冠修复。完全折裂至髓底者应给予拔除。

四、继发龋

继发龋多发生在洞缘、洞底或邻面牙颈部等部位。主要原因有:

(一)备洞时未去净龋坏组织

残留的龋损或邻近的可疑龋未做处理,致使充填后龋损继续发展。

(二)洞缘未在自洁区

洞的边缘在滞留区内或在邻面接触区内,不便于清洁和维护,易产生继发龋。

(三)微渗漏

无基釉受力时易破裂,在洞缘处产生缝隙,菌斑沉积后不易清除,从而引发继发龋;充填材料固化时,其自身的体积收缩、充填压力不足、洞缘的垫底黏固剂溶解、材料自身被降解等原因都可造成洞壁与充填材料之间出现微渗漏。充填体存在羽毛状边缘或充填体边缘位于承受咬合力部位,可导致受力时充填体破碎、折裂,而使充填体边缘出现缝隙。

一经诊断继发龋,应去除充填物,清除腐质,修整洞形,重新充填。

洞漆和黏结剂的使用可增加充填材料与洞壁间的密合度,从而降低微渗漏的发生率。最近的研究表明,黏结剂不仅能降低复合树脂充填的微渗漏,也可减少银汞合金充填的微渗漏。在银汞合金充填中,虽然洞漆有一定减少微渗漏的作用,但其作用是对修复体与牙体组织间微间隙的机械封闭,随着修复时间的延长,这种封闭可因温差、老化等因素而逐渐降低。而具有黏结性的各种黏结剂在银汞合金与牙体组织界面间的作用则不同,黏结剂既可起到机械封闭作用,又可与釉质、牙本质、银汞合金形成一定形式的黏结。

（邹小艳）

第二章　牙体组织非龋性疾病

第一节　牙发育异常和着色牙

一、牙发育异常和结构异常

（一）釉质发育不全

釉质发育不全指在牙发育期间，由于全身疾患、营养障碍或严重的乳牙根尖周感染导致釉质结构异常。根据致病的性质不同，有釉质发育不全和釉质矿化不全两种类型：前者系釉质基质形成障碍所致，临床上常有实质缺损；后者则为基质形成正常而矿化不良所致，临床上一般无实质缺损。发育不良和矿化不良可单独发病，也可同时存在。

1.病因

（1）严重营养障碍：维生素 A、C、D 以及钙磷的缺乏，均可影响成釉细胞分泌釉质基质和矿化。维生素 A 缺乏，对上皮组织的影响很明显，而釉质为上皮组织的成釉细胞所形成；维生素 C 缺乏时，成釉细胞不能分化成高柱状细胞而蜕变成扁平细胞，使釉质发育不全。对天竺鼠的动物实验证明：维生素 C 缺乏首先导致成牙本质细胞变性，不能形成正常的牙本质，而是不规则的、没有整齐牙本质小管的钙化组织，严重时甚至使牙本质发育停止。成牙本质细胞变性后可影响釉质正常发育。维生素 D 严重缺乏时，钙盐在骨和牙组织中的沉积迟缓，甚至停止；一旦形成釉质基质，由于得不到及时的矿化，基质不能保持它的形状而塌陷，这些都是釉质表面上形成凹陷和矿化不良的原因。

（2）内分泌失调：甲状旁腺与钙磷代谢有密切关系。甲状旁腺功能降低时，血清中钙含量降低，血磷正常或偏高。临床上出现手足抽搐症，其牙也可能出现发育缺陷，肉眼能见到牙面横沟或在镜下见到加重的发育间歇线。

（3）婴儿和母体的疾病：小儿的一些疾病，如水痘、猩红热等均可使成釉细胞发育发生障碍。严重的消化不良，也可成为釉质发育不全的原因。孕妇患风疹、毒血症等也可能使胎儿在此期间形成的釉质发育不全。发病急、病程短的疾病，仅使釉质形成一条窄的横沟缺陷,如果正值牙发育的间隙期,则不致引起釉质发育不全。

(4)局部因素:常见于乳牙根尖周严重感染,导致继承恒牙釉质发育不全。这种情况往往见于个别牙,以前磨牙居多,又称特纳牙。有学者报道,一个小男孩因患严重的麻疹,萌出的恒牙在牙面上呈对称性的白色条纹,与相邻釉质截然不同,说明釉质形成时曾受到干扰。另一患者为小女孩,表现为局部釉质发育不良,牙面上有稍淡的黄斑,釉质完整。追问病史,曾有乳牙因根尖周胀肿而拔除的病史。

特纳牙不同于其他釉质发育不全累及口内多数牙,其往往只涉及单个牙齿。若患牙为尖牙或前磨牙,通常是因乳牙感染较重,影响了后继恒牙的发育。若为前牙,则多由于创伤因素所致,受创乳牙被推入下方发育中的恒牙胚,从而扰乱了恒牙釉质的发育。

2.病理变化

在磨片上,釉质部分有凹陷,凹陷处的釉护膜能经数年而不被磨掉。在凹陷底部,有加重的釉质发育间隙线(芮氏线)。釉丛和釉梭明显且数目多。釉质易被染料浸透,故釉质中常有色素沉积。与釉质发生障碍同一时期发生的牙本质部分,也有增多的球间牙本质和牙本质发育间隙线(欧氏线)。

3.临床表现

根据釉质发育不全的程度可将其分为轻症和重症。

(1)轻症:釉质形态基本完整,仅有色泽和透明度的改变,形成白垩状釉质,这是由于矿化不良、折光率改变而形成的,一般无自觉症状。

(2)重症:牙面有实质性缺损,即在釉质表面出现带状或窝状的棕色凹陷。

①带状(横沟状)缺陷:在同一时期釉质形成全面遭受障碍时,可在牙面上形成带状缺陷。带的宽窄可以反映障碍时间的长短,如果障碍反复发生,就会有数条并列的带状凹陷出现。

②窝状缺陷:由于成釉细胞成组地破坏,而其邻近的细胞却继续生存并形成釉质。严重者牙面呈蜂窝状。

另外还有前牙切缘变薄,后牙牙尖缺损或消失。由于致病因素出现在牙发育期才会导致釉质发育不全,故受累牙往往呈对称性。所以,可根据釉质发育不全的部位,推断致病因素作用的时间。例如11、13、16、21、23、26、31、32、33、36、41、42、43、46(FDI记录法)的切缘或牙尖出现釉质发育不全,表示致病因素发生在1岁以内。因12、22釉质和牙本质在出生后1年左右才开始沉积,所以12、22的切缘被累及时,可推断致病因素已延续到出生后的第2年。如前牙未受累,主要表现在14、15、17、24、25、27、34、35、37、44、45、47,则致病因素发生在2～3岁以后。如为乳牙尖周感染致继承恒牙的发育不全,表现为牙冠小,形状不规则,常呈灰褐色着色。

4.防治原则

釉质发育不全系牙在颌骨内发育矿化期间所留下的缺陷,而在萌出以后被发现,并非牙萌出后机体健康状况的反映。所以对这类患牙再补充维生素 D 和矿物质是毫无意义的。由于这类牙发育矿化较差,往往容易磨耗。患龋后发展较快,应进行防龋处理。

牙齿发生着色、缺陷的可通过光固化复合树脂修复、烤瓷冠修复等方法进行治疗。

(二)遗传性牙本质障碍

遗传性牙本质障碍可分为遗传性牙本质发育不全(DGI)及遗传性牙本质发育不良(DD)。

目前认为,遗传性牙本质发育不全是一种常染色体显性遗传疾病,有学者根据临床特征及影像学表现提出以下分类:

牙本质发育不全分 3 型:

牙本质发育不全Ⅰ型(DGI-Ⅰ):患有 DGI-Ⅰ者伴有成骨不全症。乳恒牙通常均呈琥珀色、半透明,显著磨损。影像学表现为牙根又细又短,牙本质肥厚,从而导致萌出前或刚萌出的牙齿牙髓闭锁。但这种现象在同一个体内可能也会有所差异,可能有的牙齿牙髓完全闭锁,而其他牙齿牙本质表现正常。

牙本质发育不全Ⅱ型(DGI-Ⅱ):DGI-Ⅱ与 DGI-Ⅰ牙齿特征相似,但完全通透且无成骨不全症。该型一个显著特征为牙颈部明显缩窄以致形成一个球根状的牙冠。DGI-Ⅱ中无正常牙。神经性听力损失也曾作为伴发的罕见特征被报道。

牙本质发育不全Ⅲ型(DGI-Ⅲ):该型发现于马里兰州和华盛顿特区因Brandywine 河而与世隔绝的 3 个种族人口中。临床表现各异,除了牙齿大小及色泽与 DGI-Ⅱ相似以外,该型患者乳牙髓腔增大,大量暴露。影像学上表现为牙齿由于牙本质萎缩而中空,因而称为"壳状牙"。

牙本质发育不良分为 2 型:

牙本质发育不良Ⅰ型(DD-Ⅰ):DD-Ⅰ的牙齿临床表现并不明显,色泽、形状、外观均正常。但影像学表现为牙根尖锐,呈圆锥形,根尖缩窄。恒牙萌出前髓腔闭锁,因而剩余的牙髓呈与釉牙骨质界平行的新月形,而乳牙则牙髓完全闭锁。即使未患龋病牙齿也常常出现根尖阴影。

牙本质发育不良Ⅱ型(DD-Ⅱ):该型乳牙表现与 DGI-Ⅱ相似。但恒牙可能不受影响或仅在影像学上轻微异常,如髓腔呈枝叶状畸形及髓石。与 DD-Ⅰ不同,DD-Ⅱ根长正常,无根尖阴影。

现仅讨论第Ⅱ型:即遗传性乳光牙本质。因具有遗传性,牙外观有一种特殊的半透明乳光色而得名。其发病率为 1/8000~1/6000。

1.病因

本病属于常染色体显性遗传病,可在一家族中连续出现几代,亦可隔代遗传。男、女患病率均等,乳、恒牙均可受累。亲代一人患病,子女有半数发病概率,符合常染色体显性遗传规律。

我国科研人员通过对 3 个遗传性乳光牙本质家系的分析,发现了位于 4q21 区域染色体长臂的 DSPP(牙本质涎磷蛋白)几种不同类型的突变都可导致该病的发生。该基因的突变在其中两个家系还引发进行性高频耳聋。科研人员不仅鉴定了部分遗传性乳光牙本质的一个新的表型——进行性高频耳聋,还首次发现在牙中特异表达的基因 DSPP 在内耳中也有表达,表明 DSPP 基因产物在牙本质发育及内耳正常功能中发挥了极为重要的作用,为该病的诊断和治疗带来了希望。

在这 3 个家系中,其中一个不伴有进行性耳聋的家系为 DSPP 基因内含子 3 的供点处发生了一个 G-A 的改变,在转录过程中可能导致 DSPP 基因外显子 3 的缺失;第二个家系在外显子 2 有一个 G-A 的颠换,造成了 Pro-Thr 的改变;另一个家系在外显子 3 有一个 G-A 的转变,从而造成密码子 Val-Phe 的改变,使蛋白跨膜区中两个相邻氨基酸残基发生错义突变,导致了疾病的发生。

近年来随着基因研究的发展,有观点认为遗传性牙本质发育不全与成骨不全症是两种独立的疾病。

2.病理变化

釉质结构基本正常,釉牙本质界失去小弧形的排列而呈直线相交,有的虽呈小弧形曲线,但界面凹凸较正常牙为浅。牙本质形成较紊乱,牙质小管排列不规则,管径较大,数目较少,有的区域甚至完全没有小管,并可见未钙化的基质区域。由于不断较快地形成牙本质,成牙本质细胞蜕变消失,有的细胞被包埋于基质。

遗传性乳光牙磨片内,髓腔也由于被不断形成的牙本质充满而消失。

3.临床表现

牙冠呈微黄色半透明,光照下呈现乳光。釉质易从牙本质表面分离脱落使牙本质暴露,从而发生严重的咀嚼磨损。在乳牙列,全部牙冠可被磨损至龈缘,造成咀嚼、美观和语言等功能障碍。严重磨损导致低位咬合时,还可继发颞下颌关节功能紊乱等疾病。X 线片可见牙根短。牙萌出后不久,髓室和根管完全闭锁。

4.治疗原则

由于乳牙列常有严重咀嚼磨损,故需用覆盖面和切缘的𬌗垫预防和处理。在恒牙列,为防止过度的磨损,可用烤瓷冠,也可用𬌗垫修复。

(三)先天性梅毒牙

先天性梅毒牙包括半月形切牙和桑葚状磨牙等。主要见于恒牙,乳牙极少受累。10%～30%的先天性梅毒患者有牙表征。

1.发病机制

在牙胚形态发生期,由于炎症细胞浸润,特别在成釉器中有炎症渗出,致使成釉细胞受损,部分釉质的沉积停止。又由于牙本质的矿化障碍,前期牙本质明显增多,因而牙本质塌陷,形成半月形损害。

梅毒牙多见于11、16、21、26、31、32、36、41、42、46,少见于乳牙列,可能与下列因素有关:①梅毒对组织损害最严重的时期,是在胚胎末期及出生后第1个月;②如果梅毒在胚胎早期即严重侵犯组织,则可导致胎儿流产,当然不会遗留畸形牙;③梅毒螺旋体不易经过胎盘而直接作用于胎儿。

2.病理变化

镜检发育期牙胚,曾发现牙胚周围有螺旋体,牙乳头和牙囊有炎症。梅毒牙的病理改变是:釉质明显缺少或完全缺失,牙本质生长线明显,球间牙本质增多,前期牙本质明显增宽,牙颈部可见含细胞牙本质和骨样牙本质。

3.临床表现

(1)半月形切牙:亦称哈钦森牙。有学者发现先天性梅毒患者有3项特征:①间质性角膜炎;②中耳炎或耳聋;③半月形切牙。这种切牙的切缘比牙颈部狭窄,切缘中央有半月形缺陷,切牙之间有较大空隙。

(2)桑葚状磨牙:先天性梅毒患者第一恒磨牙的牙尖皱缩,表面粗糙,釉质呈多个不规则的小结节和坑窝凹陷,散在于近殆面处,故有桑葚状之称;牙尖向中央凑拢,牙横径最大处是在牙颈部。

(3)蕾状磨牙:第一恒磨牙较正常牙小,圆顶状;近中面观,牙尖聚拢,但冠部无沟隙或缺损环绕;除了外形畸形外,牙齿表面光滑。

有学者称其为蕾状磨牙。

有专家又进行如下描述:牙尖处横径缩窄,殆面收缩,颈部为全牙横径最大处,他认为第一磨牙虽不似桑葚状,但牙尖向中央凑拢,致使面收缩,有如花蕾,因而得名。有学者称此类牙为圆屋顶式牙,这也是先天性梅毒牙特征之一。X线片示:先天性梅毒牙的第一磨牙,牙根较短。

另外,牙萌出过早或过迟;先天性无牙畸形;由口角向颊部的放射状瘢痕;前额隆突而鼻梁塌陷等都可用作辅助诊断的标志,更有力的证据应是血清学检查。

4.防治原则

在妊娠早期治疗梅毒,是预防先天性梅毒的有效方法。若在妊娠后4个月内用抗生素行抗梅毒治疗,95%的婴儿可免得先天性梅毒。这样也就可以防止梅毒牙的发生。对梅毒牙可用修复学方法或光固化复合树脂修复。

二、着色牙

由内部或者外部原因引起颜色改变的发育异常的牙称着色牙。着色牙是口腔常见疾病,各个年龄组人群均可发生,既可以发生在乳牙,也可以发生在恒牙。

根据病因的不同,可以分为外源性着色牙和内源性着色牙两大类。

(一)外源性着色牙

进入口腔的外来色素(如药物、食物、饮料中的色素)或口腔中细菌产生的色素沉积在牙表面或修复体表面引起着色的牙。外源性着色牙内部组织结构完好,只影响牙的美观、不影响牙的功能。

1.病因与临床表现

病因与临床表现包括以下几方面。

(1)饮食:长期饮用有色饮料(如茶、咖啡、红酒、可乐等)、吸烟或嚼槟榔的人,牙面会有褐色或黑褐色着色,刷牙不能除去。以牙的舌、腭面多见,窝沟及牙面粗糙处也易有着色。

(2)药物:长期使用氯己定(洗必泰)漱口或用药物牙膏(如氯己定牙膏),可在牙面形成浅褐色或深褐色着色;局部使用硝酸银或氨硝酸银治疗后,相应部位牙面变成黑色;此外,抗生素(如米诺环素)或其他药物(如补铁制剂),也可引起牙着色。

(3)口腔卫生不良:口腔卫生不良者,菌斑滞留处易有色素沉着,如近龈缘处、邻接面是经常着色的部位。随着菌斑下方牙面脱矿,色素也可渗入牙体组织内。

(4)职业性接触某些矿物质:接触铁、硫等,牙面可着褐色;接触铜、镍、铬等,牙面易出现绿色沉着物。

(5)其他因素:唾液的黏稠度、酸碱度及口腔内产色细菌的生长,均与外来色素沉积有关。

2.诊断

牙的表面,如牙颈部、牙近远中邻面、下颌牙舌面和上颌牙腭面有条状、线状或块状色素沉着。存在导致牙外源性着色的病因。

3.防治

一般采用常规口腔卫生清洁措施,包括超声波洁牙、喷砂洁牙均可去除,严重者可能需经过多次反复清洁才能去除,注意术后牙面的抛光。保持口腔卫生,每日早晚2次正确刷牙,注意刷净各个牙面。

(二)内源性着色牙

受病变或药物的影响,牙内部结构包括釉质、牙本质等均发生着色的牙。常伴牙发育异常。

1.病因与临床表现

病因与临床表现包括以下几方面。

(1)牙髓出血:牙外伤或使用砷剂失活牙髓时牙髓血管破裂或因拔髓时出血过多,血液渗入牙本质小管,血红蛋白分解为 Fe^{+3} 使牙变色。血液渗入牙本质小管的深度和血红蛋白分解的程度直接影响牙变色的程度。外伤牙髓出血近期,牙冠呈粉红色,随血红蛋白分解逐渐变成棕黄色。如果血液仅渗入髓腔壁牙本质浅层,日后牙冠呈浅灰色;若已渗入牙本质外层,则牙冠呈浅棕或灰棕色。

(2)牙髓组织分解:牙髓组织分解是个别牙变色最常见的原因。坏死牙髓产生硫化氢,与血红蛋白作用形成黑色的硫化铁。黑色素也可来自产色素的病原菌。黑色物质缓慢渗入牙本质小管,牙呈灰黑色或黑色。

(3)食物:在髓腔内堆积和(或)在产色素细菌作用下,产生有色物质进入牙本质使牙变色。

(4)窝洞和根管内用的药物和充填材料:如碘化物、金霉素,可使牙变为浅黄色、浅褐色或灰褐色。银汞合金和铜汞合金可使充填体周围的牙变为黑色。酚醛树脂使牙呈红棕色。

(5)牙本质脱水:无髓牙失去来自牙髓的营养,牙本质脱水致使牙面失去原有的半透明光泽,而呈晦暗的灰色。唾液的黏稠度、酸碱度及口腔内产色细菌的生长,均与外来色素沉积有关。

2.诊断

牙面因不同原因呈粉红色、灰色、棕色、褐色或黑色。存在导致牙内源性着色的病因。

3.鉴别诊断

应与潜行龋、严重牙内吸收的患牙鉴别。

(1)潜行龋:患牙冠部可呈墨浸状,似内源性着色,但去净龋损组织后,牙组织色泽正常。

(2)严重牙内吸收:牙冠也可呈粉红色,但其原因为髓腔扩大,牙体硬组织吸收变薄,透出牙髓组织的颜色所致。

4.防治

(1)牙体牙髓病治疗过程中预防牙变色:除净牙髓,尤其是髓角处的牙髓;前牙禁用失活剂失活牙髓;牙髓治疗时,在拔髓后彻底清洗髓腔,尽快封闭髓腔,选用不使牙变色的药物和材料等。

(2)已治疗的无髓牙变色:用30%过氧化氢溶液从髓腔内漂白脱色。

(3)脱色效果不佳者:用复合树脂修复或者桩冠修复。

三、氟牙症

由慢性氟中毒所引起的牙釉质发育异常,是地区性慢性氟中毒早期、最常见且突出的症状,又称氟斑牙或斑釉。氟牙症集中分布的地区称为氟牙症流行区。氟牙症在世界各国均有报道。

正常人体每日需氟量仅为 0.5～1.5mg。氟摄入量过高可引起氟牙症,严重者可同时合并全身性氟骨症。氟的致死量,体重 70kg 的成年人为 2.5～5g,小儿仅为0.5g。服用致死量的氟化物后,2～4 小时内可发生死亡。

(一)病因

有学者提出人体摄入氟含量过高是氟牙症的病因。同年有学者用氟化物做大鼠实验,证明氟含量过高可产生此症。人体对氟的摄入量受以下许多因素的影响。

1.氟进入人体的时期

氟主要侵害釉质发育期间牙胚的成釉细胞,过多的氟只有在釉质发育期进入体内,才能引起氟牙症。若在 6～7 岁之前,长期居住在饮水中含氟量高的流行区,即使日后迁往他处,也不能避免以后萌出的恒牙受累;反之,如 7 岁后才迁入高氟区者,则不出现氟牙症。

2.饮水中含氟量过高

饮水中含氟量过高是人体氟摄入量过高的主要来源。综合氟牙症发病的流行病学调查报道,牙发育期间饮水中含氟量高于 1ppm(1mg/L)即可发生氟牙症,且该病的发生及其严重程度随该地区饮水中含氟量的升高而增加。一般认为,水中含氟量以 1ppm(1mg/L)为宜,该浓度既能有效防龋,又不致发生氟牙症。

3.饮食

不同地区居民的生活习惯和食物种类不一样,各种饮食的含氟量也不相同,而且饮食中的含氟量又受当地土壤、水和施用肥料中的含氟量及食物加工方式的影响,如茶叶的含氟量可有 5～100ppm 的差别。有些地区饮水中含氟量低于 1ppm,但当地居民的主食和蔬菜中含氟量高,也能影响牙的发育,发生氟牙症。食物中氟化物的吸收,取决于食物中无机氟化物的溶解度及钙的含量。如果钙含量高,则氟的吸收就显著减少。动物实验证实,充足的维生素 A、维生素 D 和适量的钙、磷,可减轻氟对机体的损害。

4.其他因素

高温地区,人体饮水量大,对氟的摄入量也相应增加。

使用含氟量高的燃料(如石煤),空气中的氟化物通过呼吸进入人体,影响氟的总摄入量。

个体差异:个体的全身情况及生活习惯不同,对氟化物的敏感性也不一样。部分激素如促甲状腺激素分泌的变化可引起个体对氟中毒敏感性的差异。个体差异可用以解释生活在同一高氟地区的人，不一定都患氟牙症或严重程度不一样的现象。

5.其他因素

由于使用含氟量高的燃料(如石煤)，空气中的氟化物通过呼吸进入人体，影响氟的总摄入量。

(二)发病机制

碱性磷酸酶可以水解多重磷酸酯，在骨、牙代谢中提供无机磷，作为骨盐形成的原料。当氟浓度过高时，可抑制碱性磷酸酶的活性，从而造成釉质发育不良、矿化不全和骨质变脆等。

(三)病理

表现为釉柱间质矿化不良和釉柱的过度矿化。这种情况在表层的釉质更显著，表层釉质含氟量是深层釉质的 10 倍左右，所以氟牙症的表层釉质呈多孔性，易于吸附外来色素(如锰、铁化合物)而产生氟斑。重型氟牙症的微孔量可达 $10\%\sim25\%$，位于釉柱间，并沿横纹分布。如果这种多孔性结构所占的体积大，釉质表面就会塌陷，形成窝状釉质发育不全。

(四)临床表现

(1)特点是同一时期萌出牙的釉质上有白垩色到褐色的斑块，严重者还并发釉质的实质缺损。常按其程度分为白垩型(轻度)、着色型(中度)和缺损型(重度) 3 种类型。

(2)多见于恒牙，发生在乳牙者甚少，程度亦较轻。这是由于乳牙的发育分别在胚胎期和婴儿期，而胎盘对氟有一定的屏障作用。但如氟摄入量过多，超过胎盘清除功能的限度时，也能不规则地表现在乳牙上。母亲乳汁中的氟含量较稳定，并不因母体摄氟量高而增高。

(3)氟牙症患牙对摩擦的耐受性差，但对酸蚀的抵抗力强。

(4)严重的慢性氟中毒患者，可有骨骼的增生性变化，骨膜、韧带等均可钙化，从而产生腰、腿和全身关节症状。急性中毒症状为恶心、呕吐、腹泻等。由于血钙与氟结合，形成不溶性的氟化钙，可引起肌痉挛、休克和呼吸困难，甚至死亡。

(5)氟牙症指数:氟牙症的分类由美国流行病学家迪恩提出，具体评分体系见表 2-1-1。

(五)鉴别诊断

主要与釉质发育不全相鉴别。

(1)釉质发育不全白垩色斑的边界比较明确，而且其纹线与釉质的生长发育线相平行吻合;氟牙症为长期性的损伤，故其斑块呈散在的云雾状，边界不明确，并与生长发育线不吻合。

表 2-1-1　氟牙症的分类

分类	计分	原始标准	改良标准
正常	0	牙釉质通常呈半透明状，表面光亮，奶油样白	牙釉质通常呈半透明状，表面光亮，奶油样白
可疑	0.5	较正常牙釉质的通透度轻微异常，有一些直径 1～2mm 的白色小斑点	较正常牙釉质的通透度轻微异常，有一些白色小斑点。该类别可用于不足以明确诊断为最轻微的氟牙症但又不算正常者
极轻微	1.0	牙面上有条纹或小的、不透明的纸样区域不规则散在分布。主要见于唇颊面，涉及面积小于牙面的 25％。小的白色凹坑多见于牙尖。牙釉质无棕色染色	不规则散在分布的小的、不透明的纸样区域不超过牙面的 25％。归为此类的牙往往在前磨牙或第二磨牙的牙尖上可见直径不大于 2mm 的白色斑点
轻度	2.0	白色不透明面积占牙面至少 50％。磨牙、前磨牙、尖牙的缺损表面上可见薄的白色磨损层，正常牙釉质下层泛青。棕染多在上切牙有时隐约可见	牙釉质的白色不透明区域更广泛，但不超过牙面的 50％
中度	3.0	牙形状无改变，但往往整个牙面受累。牙面磨损显著。唇颊面多见微小的蚀损。往往伴有影响外观的棕染。不同的流行地区棕染的发生率会有所差异，许多无棕染、白色不透明斑驳的牙釉质也被归类为"中度"	整个牙面的釉质受累，有明显磨损，棕染往往影响外观
中等重度		较厚的牙釉质受累。云雾状白色外观。龋损更常见，多可见于整个牙面。有棕染，颜色更深	取消该分类
重度	4.0	釉质发育不全明显，有时存在牙形状改变，这种情况多发生于较大的儿童，可视为一种轻微的病理性切端、殆面磨损。凹坑更深且融合，染色广泛，在有些病例中色泽可从巧克力色至黑色不等	包括了原本的"中等重度"及"重度"。整个牙面釉质受累，发育不全明显，影响牙的整个外形。此分类的主要诊断标志为离散或融合的凹坑。棕染广泛，牙呈锈蚀状

(2)釉质发育不全可发生在单个牙或一组牙；而氟牙症发生在多数牙，尤以上颌前牙为多见。

（3）氟牙症患者有在高氟区的生活史。

（六）防治

（1）改善不利条件，降低氟摄入量。如选择含氟量适宜的水源、去除水源中过量氟、调查导致氟摄入量过高的因素并加以改进。

（2）轻症者无须处理。

（3）着色较深而无明显缺损的患牙用漂白术脱色。

（4）重度有缺损的患牙用复合树脂、贴面或冠修复。

四、四环素牙

（一）病因与发病机制

在牙的发育、矿化期，服用的四环素族药物可被结合到牙组织内，使牙着色。初呈黄色，在阳光照射下则呈明亮的黄色荧光，以后逐渐由黄色变成棕褐色或深灰色。这种转变是缓慢的，并能被阳光促进，所以切牙的唇面最先变色。一般说来，前牙比后牙着色明显；乳牙着色又比恒牙明显，因为乳牙的釉质较薄、较透明，不易遮盖牙本质中四环素结合物的颜色。牙着色程度与四环素的种类、剂量和给药次数有关。一般认为，去甲金霉素、盐酸四环素引起的着色比土霉素、金霉素明显。在恒牙，着色程度与服用四环素的疗程长短成正比关系，但是短期内的大剂量服用比长期服用相等总剂量的损害更大。

四环素分子有螯合性质，它与钙离子有亲和作用，与其结合成稳固的四环素钙复合物。四环素对骨骼和牙都有毒性作用，对骨组织发育的影响是可逆的，因为骨组织有活跃的矿物质交换作用，停药后可逐渐消失。而四环素钙复合物对矿物质沉积的抑制及对牙髓细胞合成胶原的抑制则是不可逆的。所以在牙发育、矿化期间若每天服用 $0.25\sim1g$ 四环素族药物，连续数日，四环素分子即可与牙中的羟磷灰石晶体密切结合，形成四环素钙正磷酸盐复合物，使牙变色。这种复合物主要存在于牙本质中，这是因为牙本质中的磷灰石晶体小，总表面积比牙釉质晶体的大，从而使牙本质吸收的四环素量较釉质吸收的多。由于着色层呈波浪形，似帽状，大致相似于牙的外形，所以一次剂量引起的着色能在一颗牙的大部分表面看到。

在服用一定量的四环素族药物后，不但能引起四环素牙，还可伴发程度不同的釉质发育不全。妊娠 4 个月以后服用四环素族药物，四环素可通过胎盘屏障与胎儿发育中的牙矿物质结合，使乳牙变色和牙发育障碍。幼儿期短时间服用即可引起乳牙及恒牙的变色或伴有釉质发育不全，其牙的色泽深浅、明暗程度与服药的剂量、浓度、持续时间有关。四环素也可沉积在骨组织内，使骨组织着色，还可使骨的生长缓慢。骨着色可随骨组织的生理代谢活动而逐渐消退，然而牙的着色却是永久的。

（二）临床表现

四环素对牙着色和釉质发育不全的影响，与下列因素有关：

（1）四环素族药物本身的颜色：如去甲金霉素呈镉黄，土霉素呈柠檬黄。

（2）降解而呈现的色泽：四环素对光敏感，可以在紫外线或日光下变色。

（3）四环素在牙本质内，因结合部位的深浅而使牙本质着色的程度有所不同，当着色带越靠近釉牙本质界时，越易着色。因而在婴儿早期形成外层牙本质时，用药影响最大。

（4）与釉质本身的结构有关：在严重釉质发育不全、釉质完全丧失时，着色的牙本质明显外露；若轻度釉质发育不全，釉质丧失透明度而呈白垩色时，可遮盖着色的牙本质，反而使牙色接近正常。

根据四环素牙形成阶段、着色程度和范围，四环素牙形成可分为 4 个阶段：第一阶段（轻度四环素着色）：整个牙面呈黄色或灰色，且分布均匀，没有带状着色。第二阶段（中度四环素着色）：牙着色的颜色由棕黄色至黑灰色。第三阶段（重度四环素着色）：牙表面可见到明显的带状着色，颜色呈黄灰色或黑色。第四阶段（极重度四环素着色）：牙表面着色深，严重者可呈灰褐色，任何漂白治疗均无效。

四环素引起的牙着色和釉质发育不全，都只在牙发育期才能显现出来。一般说来，在 6～7 岁后再给药，不致引起引人注目的牙着色。

（三）防治

为防止四环素牙的发生，妊娠和哺乳的妇女以及 7 岁以下的小儿不宜使用四环素族药物。对四环素牙可通过漂白、复合树脂修复或冠修复等方法进行治疗。

五、牙形态异常

（一）过小牙、过大牙、锥形牙

牙的大小若与骨骼和面部的比例失去协调，就有过大或过小之感。个别牙若偏离了解剖上正常值的范围，且与牙列中其他牙明显不相称时，称为过小牙或过大牙。过小牙多见于上颌侧切牙、第三磨牙和额外牙。如为圆锥形时则称锥形牙，即牙的切端比颈部狭窄。有时上颌中切牙牙冠过大，而牙根并不长，过大牙应和临床上更为常见的融合牙相区别。

全口牙都呈过大或过小的情形极少，这种情形可能与遗传或内分泌有关，全口性过小牙，可发生于外胚层发育不良、Down 综合征、先天性脑垂体功能减退的患者。单侧牙过大，可见于颜面偏侧肥大者。

前牙区的过小牙常影响美观，如有足够长度的牙根，可用复合树脂或冠修复，以改善美观。

过大牙冠而牙根小者，导致菌斑的积聚和牙周病的发生，加上又有碍美观，可考虑拔牙后修复。

(二)融合牙、双生牙、结合牙

融合牙常由 2 个正常牙胚融合而成。在牙发育期，可以是完全融合，也可以是不完全融合。引起融合的原因，一般认为是压力所致。如果这种压力发生在 2 个牙钙化之前，则牙冠部融合，如果这种压力发生在牙冠发育完成之后，则形成根融合为一，而冠分为二的牙。牙本质总是相通连的。无论是乳牙或恒牙均可发生融合牙，最常见于下颌乳切牙。此外，正常牙与额外牙有时也可发生融合。

双生牙系由一个内向的凹陷将一个牙胚不完全分开而形成不完全的双生牙。通常双生牙为完全或不完全分开的牙冠，有一个共同的牙根和根管。双生牙在乳牙列与恒牙列皆可发生。双生乳牙常伴有其继承恒牙的先天性缺失。

结合牙为 2 个牙的牙根发育完全以后发生粘连的牙。在这种情况下，牙借助增生的牙骨质结合在一起。引起结合的原因据认为是创伤或牙拥挤，以致牙间骨吸收，使两邻牙靠拢，以后增生的牙骨质将两牙粘连在一起。结合牙偶见于上颌第二磨牙和第三磨牙区，这种牙形成时间较晚，而且牙本质是各自分开的，所以结合牙容易与融合牙或双生牙相区别。

乳牙列的融合牙或双生牙，有时可延缓牙根的生理性吸收，从而阻碍其继承牙的萌出。因此，若已确定有继承恒牙，应定期观察，及时拔除。发生在上颌前牙区的恒牙双生牙或融合牙，由于牙大且在联合处有深沟，因此，对美观有影响。对这种病例应用复合树脂处理，一则可改善美观，再则可消除菌斑滞留区。此外，还可做适当调磨，使牙略微变小，以改善美观。

(三)畸形中央尖

畸形中央尖多见于下颌前磨牙，尤以第二前磨牙最多见，偶见于上颌前磨牙。常为对称性发生。一般均位于𬌗面中央窝处，呈圆锥形突起，故称中央尖。此外，该尖也可出现在颊嵴、舌嵴、近中窝和远中窝。形态可为圆锥形、圆柱形或半球形等，高度 1~3mm。半数的中央尖有髓角伸入。

1.病因

一般认为发生此种畸形是由于牙发育期，牙乳头组织向成釉器突起，在此基础上形成釉质和牙本质。

2.临床表现

中央尖折断或被磨损后，临床上表现为圆形或椭圆形黑环，中央有浅黄色或褐色的牙本质轴，在轴中央有时可见到黑色小点，此点就是髓角，但在此处即使用极细的探针也不能探入。圆锥形中央尖，萌出后不久与对颌牙接触，即遭折断，使牙髓感染坏死，影响根尖的继续发育。这种终止发育的根尖呈喇叭形，但也有一些中央尖逐渐被磨损，修复性牙本质逐渐形成或属无髓角伸入型。这类牙有正常的活力,牙根可继续发育。因此,发现畸形中央尖时,应根据不同情况,及时给予相应的处理。

3.治疗

(1)对圆钝而无妨碍的中央尖可不做处理。

(2)尖而长的中央尖容易折断或被磨损而露髓。牙刚萌出时若发现这种牙尖,可在麻醉和严格的消毒下,将此尖一次磨除,然后制备洞形,按常规进行盖髓治疗。另一种方法是在适当调整对𬌗牙的同时,多次少量调磨此尖,这样可避免中央尖折断或过度磨损,且可在髓角部形成足够的修复性牙本质而免于露髓。

(3)中央尖折断,已引起牙髓或根尖周病变时,为保存患牙并促使牙根继续发育完成,可采用根尖发育形成术或根尖诱导形成术。

(四)牙内陷

牙内陷为牙发育时期,成釉器过度卷叠或局部过度增殖,深入到牙乳头中所致。牙萌出后,在牙面可出现一囊状深陷的窝洞。常见于上颌侧切牙,偶发于上颌中切牙或尖牙。根据牙内陷的深浅程度及其形态变异,临床上可分为畸形舌侧窝、畸形根面沟、畸形舌侧尖和牙中牙。

1.畸形舌侧窝

畸形舌侧窝是牙内陷最轻的一种。由于舌侧窝呈囊状深陷,容易滞留食物残渣,利于细菌滋生,再加上囊底存在发育上的缺陷,常引起牙髓的感染、坏死及根尖周病变。

2.畸形根面沟

可与畸形舌侧窝同时出现。为一条纵形裂沟,向舌侧越过舌隆突,并向根方延伸,严重者可达根尖部,甚至有时将根一分为二,形成一个额外根。畸形根面沟尚未引起病变时,一般很难被诊断。有时在X线片上显示线样透射影,易被误认为副根管或双根管。畸形根面沟使龈沟底封闭不良,上皮在该处呈病理性附着,并形成骨下袋,成为细菌、毒素入侵的途径,易导致牙周组织的破坏。

3.畸形舌侧尖

除舌侧窝内陷外,舌隆突呈圆锥形突起,有时突起成一牙尖。牙髓组织亦随之进入舌侧尖内,形成纤细髓角,易遭磨损而引起牙髓及根尖周组织病变。

4.牙中牙

牙中牙是牙内陷最严重的一种。牙呈圆锥状,且较其固有形态稍大,X线片示其深入凹陷部好似包含在牙中的一个小牙,其实陷入部分的中央不是牙髓,而是含有残余成釉器的空腔。

对牙内陷的治疗,应视其牙髓是否遭受感染而定。早期应按深龋处理,将空腔内软化组织去净,形成洞形,行间接盖髓术。若去腐质时露髓,应将内陷处钻开,然后根据牙髓状态和牙根发育情况,选择进一步处理的方法。若牙外形也有异常,在进行上述治疗后酌情进行冠修复,以恢复牙原来的形态和美观。

对畸形根面沟的治疗,应根据沟的深浅、长短以及对牙髓牙周波及的情况,采取相应的措施:①如牙髓活力正常,但腭侧有牙周袋者,先做翻瓣术,暴露牙患侧根面,沟浅可磨除,修整外形;沟深制备固位形,常规玻璃离子黏固剂或复合树脂黏结修复,生理盐水清洗创面,缝合,上牙周塞治剂,7 天后拆线。②如牙髓无活力伴腭侧牙周袋者,可在根管治疗术后,即刻进行翻瓣术兼裂沟的处理。

若裂沟已达根尖部,由于相互交通造成了牙周组织广泛破坏,则预后不佳,应予拔除。

(五)釉珠

釉珠是牢固附着于牙骨质表面的釉质小块,大小似粟粒,呈球形。它多位于磨牙根分叉内或其附近或见于釉牙骨质界附近的根面上。

釉珠的发生起因于一小团错位的成釉细胞或者由于上皮根鞘的一小团上皮异常分化,再度出现成釉功能而形成釉珠。在显微镜下观察,常见的釉珠完全为釉质所构成,釉珠基底直接附着在牙本质上。有的釉珠包含有牙本质,但含有牙髓者甚为罕见。釉珠能影响牙龈与牙体之间的良好附着关系,形成滞留区,引起龈炎。它还可能妨碍龈下刮治术。另外,釉珠在 X 线片上可被误认为髓石或牙石,故应加以鉴别。釉珠一般不必治疗,必要时可将其磨去。

六、牙数目异常

牙数目异常主要是指额外牙和先天性缺失牙。正常牙数之外多生的是额外牙,而根本未曾发生的牙是先天性缺失牙。

额外牙的发生可能来自形成过多的牙蕾,也可能是牙胚分裂而成。额外牙可发生在颌骨任何部位,但最多见的是"正中牙",位于上颌两中切牙之间,常为单个,但也可成对。"正中牙"体积小,牙冠呈圆锥形,根短。上颌第四磨牙也较常见,位于第三磨牙远中侧。此外,额外牙还可在下颌前磨牙或上颌侧切牙区出现。额外牙可萌出或阻生于颌骨内,如有阻生,常影响邻牙位置,甚至阻碍其正常萌出,亦可导致牙列拥挤,成为牙周病和龋病的发病因素。乳牙的额外牙少见。

先天性缺失牙又可分为个别缺牙、多数缺牙和全部缺牙 3 种情况。个别缺牙多见于恒牙列,且多为对称性,最多见者为缺少第三磨牙。其次为上颌侧切牙或下颌第二前磨牙缺失。缺失牙也可为非对称性,在下颌切牙区内缺少个别牙。缺失牙在乳牙列很少见。个别缺失牙的原因尚不清楚,但一般认为有家族遗传倾向。

全口多数牙缺失或全口缺失牙,称无牙畸形,常为全身性发育畸形的局部表现。无牙畸形常伴有外胚叶发育不全,如缺少毛发、指甲、皮脂腺、汗腺等,如追溯家族史,可能找到遗传关系。

部分无牙畸形比全口无牙畸形多见。

七、牙萌出异常

牙发育到一定程度,每组牙都在一定的年龄萌出,牙萌出异常有早萌、迟萌等现象。

早萌即萌出过早,多见于下颌乳切牙。在出生时或出生后不久即萌出,系正常乳牙,因牙胚距口腔黏膜过近所致,也可能为多生牙。早萌的牙根常发育不全,甚至无牙根,因而附着松弛,常自行脱落,亦可尽早拔除。

个别恒牙早萌,多系乳牙早脱所致。多数或全部恒牙早萌极为罕见。在脑垂体、甲状腺及生殖腺功能亢进的患者,可出现恒牙过早萌出。

萌出过迟、异位萌出和萌出困难:全口牙迟萌多为系统病或遗传因素的影响,个别乳牙迟萌可能与外伤或感染有关。一般乳牙很少有异位或萌出困难。恒牙迟萌或异位,往往因乳牙滞留,占据恒牙位置或乳牙过早脱落,造成邻牙移位,以致间隙不够。恒牙萌出困难,常见于上颌切牙,因乳切牙过早脱落,长期用牙龈咀嚼,使局部黏膜角化增强,龈质坚韧肥厚所致,必要时需切去部分龈组织,露出切缘以利萌出。

(陈 群)

第二节 牙外伤

牙外伤多由外力所致,也可称为牙的急性损伤,包括牙周膜的损伤、牙体硬组织的损伤、牙脱位和牙折等。这些损伤既可单独发生,亦可同时出现。对牙外伤患者,首先应注意查明有无颌骨或身体其他部位的损伤,在受外力打击或车祸等情况下,尤其要注意排除脑部的损伤情况,现将常见的牙急性损伤分述如下。

一、牙震荡

牙震荡是牙周膜的轻度损伤,通常不伴牙体组织的缺损。

(一)病因

由于较轻外力,如在进食时骤然咀嚼硬物所致,也可由遭受轻微的外力碰撞所致。

(二)临床表现

伤后患牙有伸长不适感,轻微松动和叩痛,龈缘还可有少量出血,说明牙周膜有损伤。若做牙髓活力测试,其反应不一。通常受伤后无反应,而在数周或数月后反应开始恢复。3个月后仍有反应的牙髓,则大多数能继续保持活力。伤后一开始牙髓活力测试有反应的患牙,若后来转变成无反应,则表示牙髓已发生坏死,同时牙可变色。

(三)治疗

伤后1~2周内应使患牙休息。必要时降低咬合以减轻患牙的殆力负担。松动的患牙应固定。受伤后1个月、3个月、6个月、12个月应定期复查。观察1年后,若牙冠不变色,牙髓活力测试正常,可不进行处理;若有牙髓坏死迹象时,应进一步做根管治疗术。年轻恒牙,其活力可在受伤1年后才丧失。

二、牙脱位

牙受外力作用而脱离牙槽窝者称为牙脱位。由于外力的大小和方向不同,牙脱位的表现和程度不一,轻者偏离移位,称为不全脱位,重者可完全离体,称为全脱位。

(一)病因

碰撞是引起牙脱位的最常见原因。在个别情况下,由于器械使用不当,拔牙时亦可发生邻牙脱位。

(二)临床表现

根据外力方向,可有牙脱出、向根尖方向嵌入或唇(舌)向移位等情况。牙部分脱位常有疼痛、松动和移位等表现,同时因患牙伸长而出现咬合障碍。X线片示牙根尖与牙槽窝的间隙明显增宽。牙向深部嵌入者,则临床牙冠变短,其殆面或切缘低于正常邻牙。牙完全脱位者,则可见牙完全离体或仅有少许软组织相连,牙槽窝内空虚。牙脱位不论是部分还是完全性者,均常伴有牙龈撕裂和牙槽突骨折。牙脱位后,可以发生以下并发症。

1.牙髓坏死

其发生率占牙脱位的52%,占嵌入性脱位的96%。发育成熟的牙与年轻恒牙相比,前者更易发生牙髓坏死。

2.牙髓腔变窄或消失

发生率占牙脱位的20%~25%。牙髓腔内钙化组织加速形成,是轻度牙脱位的反应,严重的牙脱位常导致牙髓坏死。牙根未完全形成的牙受伤后,牙髓常能保持活力,但也更易发生牙髓腔变窄或闭塞。嵌入性脱位牙,其牙髓坏死的发生率很高,故很少出现牙髓腔闭塞。

3.牙根外吸收

有学者认为坏死牙髓的存在能促使牙根的吸收。牙根吸收最早在受伤2个月后发生。此外,约有2%病例并发牙内吸收。

4.边缘性牙槽突吸收

嵌入性和殆向性脱位牙特别易丧失边缘牙槽突。

（三）治疗

保存患牙是治疗牙脱位应遵循的原则。

1.部分脱位牙

应在局部麻醉下复位,再结扎固定4周。术后3个月、6个月和12个月进行复查,若发现牙髓已坏死,应及时做根管治疗。

2.嵌入性的牙脱位

在复位后2周应做根管治疗术,因为这些牙通常伴有牙髓坏死,而且容易发生牙根吸收。对嵌入性脱位牙的年轻恒牙,不可强行拉出复位,以免造成更大的创伤,诱发牙根和边缘牙槽突的吸收。因此,对症处理,继续观察,任其自然萌出是最可取的处理方法,一般在6个月内患牙能萌出到原来的位置。

3.完全脱位牙

在0.5～2小时进行再植,90%患牙可避免牙根吸收。因此,牙脱位后,应立即将牙放入原位,如牙已落地污染,应就地用生理盐水或无菌水冲洗,然后放入原位。如果不能即刻复位,可将患牙置于患者的舌下或口腔前庭处,也可放在盛有牛奶、生理盐水或自来水的杯子内,切忌干藏,并尽快到医院就诊。

对完全脱位牙,还应根据患者年龄、离体时间,作出如下具体的处理方案。

(1)根尖发育完成的脱位牙:若就诊迅速或复位及时,应在术后3～4周再做根管治疗术。因为这类牙再植后,牙髓不可能重建血循环,势必坏死,进而引起炎症性的牙根吸收或根尖周病变。如果再植前做根管治疗术,延长了体外时间,将导致牙根吸收。一般人牙再植后3～4周,松动度减少,而炎症性吸收又正好于此时开始。所以再植后3～4周做根管治疗是最佳时期。

如果脱位在2小时以后再就诊者,牙髓和牙周膜内细胞已坏死,不可能期望牙周膜重建,因而只能在体外完成根管治疗术,并经根面和牙槽窝刮治后,将患牙置入固定。

(2)年轻恒牙完全脱位:若就诊迅速或自行复位及时者,牙髓常能继续生存,不要贸然拔髓,一般疗效是良好的。动物实验证明,再植3个月后,93%的牙髓全部被造影液充盈,仅有7%的牙髓坏死。牙髓血管的再生主要由新形成的血管从宽阔的根端长入髓腔,也有与原来的血管发生吻合,说明这类牙再植后,有相当强的修复力。

当然,若就诊不及时或拖延复位时间,则只能在体外完成根管治疗术,搔刮根面和牙槽窝后再植,预后是欠佳的。

（四）牙再植后的愈合方式

1.牙周膜愈合

即牙与牙槽之间形成正常牙周膜愈合。这种机会极少，仅限于牙脱位离体时间较短，牙周膜尚存活，而且又无感染者。

2.骨性粘连

牙根的牙骨质和牙本质被吸收并由骨质所代替，发生置换性吸收，从而使牙根与牙槽骨紧密相连。临床表现为牙松动度减少，X线片示无牙周膜间隙。这种置换性吸收发生在受伤后6～8周，可以是暂时性，能自然停止，也可以呈进行性，直至牙脱落。这个过程可持续数年或数十年。

3.炎症性吸收

在被吸收的牙根面与牙槽骨之间有炎症性肉芽组织，其中有淋巴细胞、浆细胞和分叶粒细胞。再植前牙干燥或坏死牙髓的存在，都是炎症性吸收的原因。炎症性吸收在受伤后1～4个月即可由X线片显示，表现为广泛的骨透射区和牙根面吸收。如系牙髓坏死引起，及时采取根管治疗术，常能使吸收停止。

三、牙折

（一）病因

外力直接撞击，是牙折的常见原因。也可因咀嚼时咬到砂石、碎骨等硬物而发生。

（二）临床表现

按牙的解剖部位可分为冠折、根折和冠根联合折3型。就其损伤与牙髓的关系而言，牙折又可分为露髓和未露髓两大类。

1.冠折

前牙可分为横折和斜折，后牙可分为斜折和纵折（图2-2-1）。

2.根折

外伤性根折多见于牙根完全形成的成人牙，因为年轻恒牙的支持组织不如牙根形成后牢固，在外伤时常常被撕脱或脱位，一般不致引起根折。引起根折的外力多为直接打击和面部着地时的撞击。根折按其部位可分为颈侧1/3、根中1/3和根尖1/3。最常见者为根尖1/3。其折裂线与牙长轴垂直或有一定斜度，外伤性纵折很少见。X线片检查是诊断根折的重要依据，但不能显示全部根折病例。必要时可进行牙CT检查，明确根折的部位及折断的方向。摄片时中心射线必须与折裂线一致或平行，方能在X线片上显示折裂线，如果中心射线的角度大于正、负15°～20°，很难观察到折裂线。X线片不仅有助于根折的诊断，而且也便于复查时进行比较。

　　一些患者就诊时,牙髓活力测试无反应,但 6～8 周后可出现反应。据推测,无活力反应是牙髓在外伤时血管和神经受损伤所引起的"休克"所致,随其"休克"的逐渐恢复而再出现活力反应。

　　根折恒牙的牙髓坏死率为 20%～24%,而无根折外伤恒牙的牙髓坏死率为38%～59%,其差别可能是因为根折断端的间隙,利于牙髓炎症引流的缘故。根折后是否发生牙髓坏死,主要取决于所受创伤的严重程度,断端的错位情况和冠侧段的动度等因素。根折时可有牙松动、叩痛,如冠侧断端移位可有龈沟出血,根部黏膜触痛等。有的根折早期无明显症状,数日或数周后才逐渐出现症状,这是水肿和咬合使根折断端分离所致。

　　3.冠根联合折

　　占牙外伤总数的一小部分,以斜行冠根折多见,牙髓常暴露。

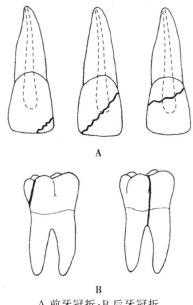

A.前牙冠折;B.后牙冠折。

图 2-2-1　冠折

(三)治疗

1.冠折

　　缺损少,牙本质未暴露的冠折,可将锐缘磨光。牙本质已暴露,并有轻度敏感者,可行脱敏治疗。敏感较重者,用临时塑料冠,内衬氧化锌丁香油糊剂黏固,待有足够修复性牙本质形成后(6～8 周),再用复合树脂修复牙冠形态,接近牙髓腔时须用氢氧化钙制剂垫底,以免对牙髓产生刺激。牙髓已暴露的前牙,对牙根发育完成者应根据牙髓暴露的时间和大小选择行冠髓去除术或牙髓摘除术;对年轻恒牙应根据牙髓暴露多少、时间和污染程度做活髓切断术或者牙髓血运重建术,以利于牙根的继续发育,当根端发育完成后,有人主张还应行根管治疗术,因为钙化过程将持续进行并堵塞根管,而在以后做桩核冠修复需要做根管治疗时,却难以进行根管预备和桩的置入,导致难以完成桩核冠修复。牙冠的缺损,可用复合树脂或烤瓷冠修复。

应该特别指出,凡仍有活力的牙髓,应在治疗后1个月、3个月、6个月及以后几年中,每半年复查1次,以判明牙髓的活力状况。牙的永久性修复都应在受伤后6~8周进行。

2.根折

根折的治疗首先应是促进其自然愈合,即使牙似乎很稳固,也应尽早用夹板固定,以防活动。除非牙外伤后已数周才就诊,而松动度又较小就不必固定。

一般认为根折越靠近根尖1/3其预后越好。当根折限于牙槽内时,对预后是很有利的,但折裂累及龈沟或发生龈下折时,常使治疗复杂而且预后亦差。

对根尖1/3折断,在许多情况下只上夹板固定,无须牙髓治疗,有可能出现修复并维持牙髓活力,那种认为根折牙应进行预防性牙髓治疗的观点是不正确的。因为根折后立即进行根管治疗常常有可能把根管糊剂压入断端之间,反而影响其修复。但当牙髓有坏死时,则应迅速进行根管治疗术。

对根中1/3折断可用夹板固定,如牙冠端有错位时,在固定前应复位。复位固定后,每月应复查1次,检查夹板是否松脱,必要时可更换夹板。复查时,若牙髓有炎症或坏死趋势,则应做根管治疗术。根管不用牙胶尖充填而用玻璃离子黏固剂将钛合金或钴铬合金桩黏固于根管中,将断端固定在一起,以利根面的牙骨质沉积。当因治疗需要将根尖部断块用手术方法去除后,因冠侧段过短而支持不足时,常需插入钛合金根管骨内种植体以恢复牙原来的长度,同时牙冠部用夹板固定。这样骨组织会在金属"根"周围生长而将病理动度消除。

颈侧1/3折断并与龈沟相交通时,将不会出现自行修复。如折断线在龈下1~4mm,断根不短于同名牙的冠长,牙周情况良好者可选用:①切龈术,使埋藏于软组织内的牙根相对延长;②正畸牵引术(图2-2-2);③牙槽内牙根移位术:常规根管预备和充填,根管口用磷酸锌黏固剂暂封。局部黏膜下浸润麻醉,唇侧弧形切口,翻开粘骨膜瓣,用骨凿去除根尖骨壁,暴露根尖,牙挺挺松牙根,再用牙钳将牙根断端拉出至龈缘,将敲下的唇侧牙槽骨骨板置入根尖部间隙,以维持牙根的理想位置,缝合粘骨膜瓣,置牙周塞治剂固定牙根,术后2周去除敷料。术后3个月,行桩冠修复(图2-2-3)。

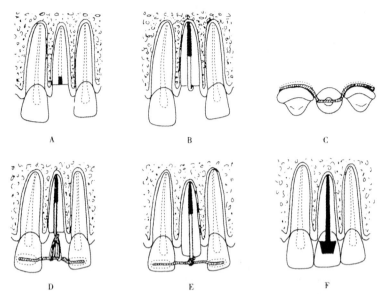

A.颈侧 1/3 根折;B.根管治疗后,4～8 周根管内置桩钩;C.唇弓预备;D.弹力牵引;E.固定结扎 2～3 个月;F.桩冠修复。

图 2-2-2　正畸牵引术

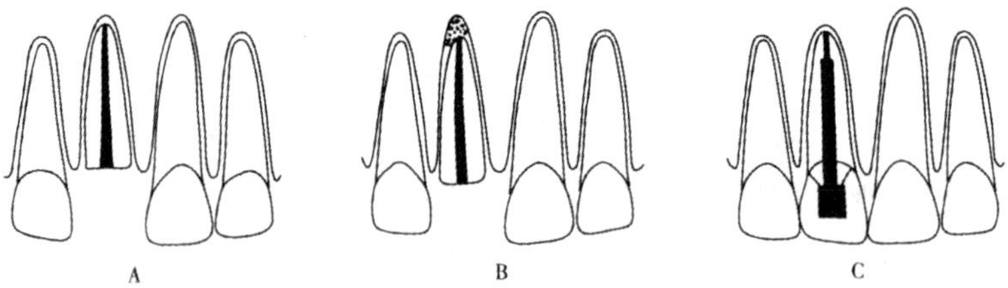

A.完成根管充填;B.牙根断端拉至龈缘,凿去根尖骨壁填入根尖间隙;C.完成桩冠修复。

图 2-2-3　牙槽内牙根移位术

粘着夹板技术是固定根折最简便的方法,其步骤如下:

(1)将患牙复位,拭净唇面,并用 95％乙醇擦拭、吹干、隔湿。以同法处理两侧健康牙(至少每侧 1 个牙)。

(2)取 0.4mm 直径不锈钢丝,其长度相当于患牙冠宽度加上两侧至少各 1 个正常牙的宽度,将其弯成弓形,使它与这些牙的唇面外形相一致。

(3)将牙唇面中 1/3 处酸蚀 15～30 秒(根据不同产品而定),蒸馏水洗净吹干,用黏结剂和复合树脂将夹板固定在两侧健康牙上,黏结后,再以同法将患牙固定在钢丝上,此时应保证患牙固有的位置(图 2-2-4)。最后拍 X 线片检查根折断端对位是否良好。在下颌前牙,应将弓形夹板放在牙舌面,以免妨碍咬合。固定 3～4 个月后应重新进行临床检查,摄 X 线片和活力试验,以后应每隔 6 个月复查一次,共 2～3 次。根折愈合后,用金刚砂石磨除复合树脂,并松开钢丝,取下,磨光牙面。

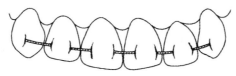

图 2-2-4　粘着夹板固定法

根折(指根尖及根中 1/3)的转归有 4 种形式(图 2-2-5)：

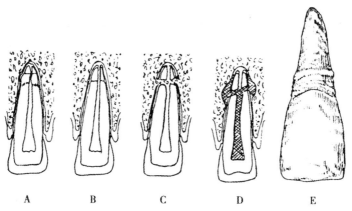

A B C D E

A.钙化性愈合；B.结缔组织性愈合；C.骨、结缔组织联合愈合；D.断端被慢性炎症组织分开；E.离体牙显示根折的钙化性愈合。

图 2-2-5　根折的预后

(1)两断端由钙化组织联合，与骨损伤的愈合很相似。硬组织是由中胚叶组织分化出的成牙骨质细胞所形成的。在活髓牙的髓腔侧则有不规则牙本质形成。

(2)结缔组织将各段分开，断面上有牙骨质生长，但不出现联合。

(3)未联合的各段由结缔组织和骨桥分开。

(4)断端由慢性炎症组织分开，根端多为活髓，冠侧段牙髓常坏死。这种形式实际上不是修复和愈合的表现。

第 1 种形式的愈合主要见于没有错位和早期就进行了固定的患牙。根折牙未做固定或未做咬合调整时则可出现第 2 和第 3 种形式的愈合。与这三种组织学修复形式相应，X 线片也可观察到 3 种修复形式，即看不到或几乎看不到折线，断端间有狭窄的透射区，断端边缘变圆钝，断端之间可见到骨桥等。

根折牙常常发生髓腔钙化。因外伤而髓腔变小的牙髓以胶原成分增加为特征，同时伴有细胞数目减少。

3.冠根联合折

凡可做根管治疗，又具备桩核冠修复适应证的后牙冠根折，均应尽可能保留。对前牙的冠根折，可参考与口腔相通的牙颈部根折的治疗原则处理。

(陈　群)

第三节　牙慢性损伤

一、牙磨耗

主要由机械摩擦作用造成的牙体硬组织渐进性丧失的疾病。在正常生理咀嚼过程中,随年龄的增长,牙咬合面和邻面由于咀嚼作用而发生的均衡的生理性的硬组织丧失称为生理性牙磨损;而非正常咀嚼所致的可能损害牙髓存活或引起其他并发症的磨损称为病理性牙磨耗。

(一)病因

病因包括以下方面。

1.牙体组织结构缺陷

发育和矿化不良的牙釉质和牙本质容易出现磨损。

2.咬合关系不良,𬌗力负担过重

无𬌗关系的牙不发生磨损;深覆𬌗、对刃𬌗或有𬌗干扰的牙磨损重;缺失牙过多或牙排列紊乱可造成个别牙或一组牙负担过重而容易发生磨损。

3.饮食习惯

多食粗糙、坚硬食物的人,如古代人、某些少数民族人群,全口牙磨损较重。而现代人食物精制,如无其他因素作用,全口牙的磨损一般较轻。

4.不良习惯

工作时咬紧牙或夜磨牙等不良习惯可以造成局部或全口牙的严重磨损;以牙咬物等不良习惯可造成牙特定部位的过度磨损。

5.全身性疾病

胃肠功能紊乱、神经官能症或内分泌紊乱等导致的咀嚼功能失调可造成牙磨损过度。唾液减少或唾液内蛋白含量减少,降低了对牙的润滑作用而使牙磨损增加。磨牙症患者在非生理状态下咀嚼肌不自主收缩,不分昼夜磨牙或紧咬导致全口牙严重磨损。

(二)临床表现

牙磨损程度包括牙的咬合面、颊(唇)面、舌面、切缘及牙颈部的磨损程度,用牙磨损指数表示。①0度:牙面特点未丧失,牙颈部外形无改变。②1度:牙面特点丧失,牙颈部外形丧失极少量。③2度:釉质丧失,切缘釉质丧失刚暴露牙本质,牙颈部缺损深度在1mm以内。④3度:釉质大片丧失,切缘釉质和牙本质丧失,牙本质暴露多,但尚未暴露继发牙本质和牙髓,牙颈部缺损深达1~2mm。⑤4度:釉质完全丧失,牙髓暴露或继发牙本质暴露,牙颈部缺损深达2mm以上。

　　牙磨损从表面向深层进行,在牙外观发生变化的同时陆续出现不同的并发症。釉质部分磨损,露出黄色的牙本质或出现小凹面。当釉质全部磨损后,咬合面除周围环有半透明的釉质外,均为黄色光亮的牙本质。一些磨损快、牙本质暴露迅速的病例可出现牙本质敏感症。磨损达牙本质中层后,牙髓可因长期受刺激而发生渐进性坏死或髓腔闭塞。牙本质继续迅速磨损,可使髓腔暴露引起牙髓病和根尖周病。

　　因磨损不均还可形成锐利的釉质边缘和高陡牙尖,如上颌磨牙颊尖和下颌磨牙舌尖,使牙在咀嚼过程受到过大的侧方咬合力,产生咬合创伤或因磨损形成充填式牙尖造成对颌牙食物嵌塞,发生龈乳头炎,甚至牙周炎;过锐的牙尖和边缘还可能刺激颊、舌侧黏膜,形成黏膜白斑或创伤性溃疡。全口牙磨损严重,牙冠明显变短,颌间距离过短者可出现关节后压迫症状,并导致颞下颌关节病变。

(三)诊断

根据病史及临床表现可明确诊断。

1.病史

①吃粗糙、坚硬食物的饮食习惯;②工作时紧咬牙或磨牙等不良习惯;③全身性疾病:如磨牙症、咀嚼功能失调等。

2.临床表现

牙体硬组织不同程度丧失,可伴有牙本质敏感症等并发症。

(四)治疗

1.去除病因

恢复正常𬌗关系、纠正不良习惯和治疗引起磨损的全身疾病等。

2.对症治疗

　　磨损引起的牙本质敏感症可行脱敏治疗;个别牙重度磨损,与对颌牙之间有空隙的、深的小凹面,用充填法治疗以恢复咬合接触;对磨损不均造成的高陡牙尖和楔形牙尖进行调磨;引起牙髓、根尖周疾病或牙周疾病者做相应的牙髓治疗或牙周治疗;牙组织缺损严重者,可在牙髓治疗后用高嵌体或全冠修复;多个牙重度磨损,可以用咬合垫恢复颌间垂直距离。

二、磨牙症

　　人在非生理状态下咀嚼肌产生不自主的收缩,使上、下牙产生磨动和紧咬,并使下颌正常生理位中断的现象。发生磨牙症后,上、下颌牙接触时间长,受力过多,对牙体、牙周、颞下颌关节、咀嚼肌等组织均可引起损害。

(一)病因

病因包括以下方面。

1.心理因素

情绪紧张是磨牙症最常见的发病因素。惧怕、愤怒、敌对、抵触、焦虑及其他各种情绪难以及时得到发泄时,试图通过磨牙的方式来表现出来。据观察,在精神病患者中,磨牙症是常见的现象。小儿的磨牙症,可能与长期咬玩具有关。

2.𬌗因素

神经紧张的个体中,任何𬌗干扰均可能是磨牙症的触发因素。磨牙症患者的𬌗因素多为正中关系与正中𬌗之间的早接触以及侧方𬌗时非工作侧的𬌗干扰。通过调𬌗可治愈部分磨牙症。

3.全身因素

与寄生虫有关的肠胃功能紊乱、儿童营养缺乏、血糖与血钙浓度异常、内分泌紊乱、变态反应、尿酸增多症、甲状腺功能亢进症、膀胱应激症等可能与磨牙症有关系。有些病例表现为有遗传因素影响。

4.职业因素

汽车驾驶员、运动员,工作要求精确性较高的人如钟表工,均有发生磨牙症的倾向。

(二)临床表现

临床表现可分为 3 型。

1.磨牙型

常在夜间入睡以后磨牙,又称夜磨牙。睡眠时患者做磨牙或紧咬牙动作,并可伴有磨牙的声响。患者本人多不知晓,常为别人所告知。

2.紧咬型

常在白天注意力集中时不自觉地咬紧牙,但没有上下牙磨动的现象。

3.混合型

兼有夜磨牙和白天紧咬牙的现象。

磨牙症可导致牙的病理性磨损,导致牙冠变短,有的仅为正常牙冠长度的1/2。此时可出现牙本质敏感病、牙髓病、根尖周病以及牙折等。由于牙周组织承受异常咬合力,常可引起咬合创伤而出现牙松动、食物嵌塞。长期夜磨牙还可引发其他的并发症,如长期磨牙可造成咀嚼肌的疲劳和疼痛、下颌运动受限、颞下颌关节弹响等症状;严重时引发头痛、颈背部阵痛等;还会导致睡眠质量下降、记忆力减退,引发口臭或口腔异味,损伤听力和味觉,导致心理抑郁和引发悲观情绪。

(三)诊断

睡眠时患者有典型磨牙或白昼也有无意识磨牙习惯,其𬌗面、邻面重度磨损,可伴有牙槽骨、牙龈萎缩、牙松动、移位、颞下颌关节功能紊乱等改变,即可诊断。

（四）防治

治疗方法有多种,主要以减轻磨牙给殆面带来的破坏、减轻肌肉、关节的症状为目的。防治原则是阻断病因,减少损害。

1.去除致病因素

特别是消除心理因素和局部因素,以减少紧张情绪。进行自我暗示和放松肌肉的训练。

2.应用殆垫

其目的是隔断殆干扰的始动因素、减低颌骨肌张力和肌电活动、保护牙免受磨损。目的不同,殆垫的设计也不一样。

3.调磨咬合

戴用殆垫显效后,可以检查咬合,分次调磨。

4.修复治疗

为患者做修复时,要使殆关系达到理想状态,使正中殆与正中关系一致,前伸和侧向殆有平衡接触。

5.肌电反馈治疗

对磨牙症患者应分为两期训练,第一期通过肌电反馈学会松弛肌肉。第二期用听觉反馈,在一级睡眠期间可告诫磨牙症的发生。

6.并发症治疗

治疗因过度磨损引起的各种并发症。

三、楔状缺损

楔状缺损是牙唇、颊侧颈部硬组织发生缓慢消耗所致的缺损,由于这种缺损常呈楔形而得名。

（一）病因

1.错误的刷牙方式

曾经一直认为这是发生楔状缺损的主要原因,因此,有人将楔状缺损称为刷牙磨损。其理由是:①不刷牙的人很少发生典型的楔状缺损,而刷牙的人,特别是用力横刷的人,常有典型和严重的楔状缺损;②不发生在牙的舌面;③唇向错位的牙楔状缺损常比较严重;④楔状缺损的牙常伴有牙龈退缩。

还有实验证明:横刷法刷牙作为单一因素,即可导致牙颈部缺损。

2.牙颈部的结构

牙颈部釉牙骨质界处的结构比较薄弱,易被磨去,有利于缺损的发生。

3.酸的作用

龈沟内的酸性渗出物与缺损有关。临床上有时见到龈缘下硬组织的缺损,就是这种关系的提示。

　　4.牙体组织的疲劳

　　近来有研究表明,颊侧牙颈部是𬌗力应力集中区。长期的咀嚼𬌗力,使牙体组织疲劳,应力集中区出现破坏。目前认为牙𬌗部的结构特点,咬𬌗力量的分布以及牙体组织的疲劳也是重要的原因。

(二)临床表现

　　(1)典型楔状缺损,由 2 个平面相交而成,有的由 3 个平面组成。缺损边缘整齐,表面坚硬光滑,一般均为牙组织本色,有时可有程度不等的着色。

　　(2)根据缺损程度,可分浅形、深形和穿髓形 3 型。浅形和深形可无症状,也可发生牙本质过敏症。深度和症状不一定成正比关系,关键是个体差异性。穿髓可有牙髓病、根尖周病症状,甚至发生牙横折。

　　(3)好发于前磨牙,尤其是第一前磨牙,位于牙弓弧度最突出处,刷牙时受力大,次数多,一般有牙龈退缩。

　　(4)随年龄增长,楔状缺损有增加的趋势,年龄愈大,楔状缺损愈严重。

(三)治疗和预防

　　(1)首先应改正刷牙方法,避免横刷,并选用较软的牙刷和磨料较细的牙膏。

　　(2)组织缺损少,且无牙本质过敏症者,不需做特别处理。

　　(3)有牙本质过敏症者,应用脱敏疗法。

　　(4)缺损较大者可用充填法,用玻璃离子体黏固剂或复合树脂充填,洞深或有敏感症状者,充填前应先垫底。

　　(5)有牙髓感染或根尖周病时,可做牙髓病治疗或根管治疗术。

　　(6)如缺损已导致牙横折,可根据病情和条件,行根管治疗术后,给予桩核冠修复。无保留价值者予以拔除。

四、酸蚀症

　　酸雾或酸酐作用于牙而造成的牙硬组织损害称为酸蚀症,是制酸工人和常接触酸人员的一种职业病。

(一)病因

　　主要由无机酸,如盐酸、硝酸等所致,其中以盐酸的危害最大。硫酸由于沸点较高,不易挥发,一般很少引起酸蚀。严重反酸的患者也可发生本症,但为数较少。此外,碳酸饮料的饮用也可导致酸蚀症的发生。

(二)临床表现

　　最初往往仅有感觉过敏,以后逐渐产生实质缺损。其病因为与酸雾或酸酐直接接触所致,因此,多发生在前牙唇面。酸蚀的形式因酸而异:由盐酸所致者常表现为自切缘向唇面形成刀削状的光滑斜面,硬而无变色,因切端变薄而易折断。由硝酸所致者,因二氧化氮难溶于水,故主要发生在牙颈部或口唇与牙面接触易于形成滞留的地方,表现为白垩状、染色黄褐或灰色的脱矿斑块,质地松软,易崩碎而逐渐形成实质缺损。由硫酸所致者,不易引起酸蚀,因二氧化硫气体溶于水后所形成的亚硫酸是弱酸,因此,通常只使口腔有酸涩感,对牙影响甚少。胃酸经常反流的患者,可引起牙舌面或后牙𬌗面的损害。

(三)预防和治疗

(1)改善劳动条件,消除和减少空气中的酸雾,是预防酸蚀症的根本方法。戴口罩,定时用2%苏打水漱口,避免用口呼吸等对预防本症的发生亦有一定作用。

(2)积极治疗相关疾病如反流性食管炎,减少碳酸饮料的摄入等。

(3)局部用药物脱敏处理。

(4)缺损严重者可根据情况采用充填法、修复法处理。并发牙髓病变者,应先做牙髓病治疗,然后再做充填或修复处理。

五、牙隐裂

牙隐裂又称不全牙裂或牙微裂。指牙冠表面的非生理性细小裂纹,常不易被发现。牙隐裂的裂纹常渗入到牙本质结构,是引起牙痛的原因之一。由于临床上比较多见,而裂纹又容易被忽略,故临床医生应给予足够的注意。

隐裂牙发生于上颌磨牙最多,其次是下颌磨牙和上颌前磨牙。上颌第一磨牙又明显多于上颌第二磨牙,尤其近中腭尖更易发生,此乃上下颌咀嚼运动时主要的工作尖,承担着最大的𬌗力,且与下颌磨牙中央窝有最合适的尖窝对位关系。上颌磨牙虽有斜嵴,由于磨耗不均匀的高陡牙尖和紧密的咬合关系,也易在𬌗面的近中或远中窝沟处,两颊尖或两舌尖之间的沟裂处发生隐裂。

(一)病因

(1)牙结构的薄弱环节是隐裂牙发生的易感因素。这些薄弱环节不仅本身抗裂强度低,而且是牙承受正常𬌗力时,应力集中的部位。

(2)牙尖斜度愈大,所产生的水平分力愈大,隐裂发生的机会也愈多。

(3)创伤性𬌗力,当病理性磨损出现高陡牙尖时,牙尖斜度也明显增大。正常咬合时所产生的水平分力也增加,形成创伤性𬌗力,使窝沟底部的釉板向牙本质方向加深加宽,这就是隐裂纹的开始。在𬌗力的继续作用下,裂纹逐渐向牙髓方向加深,所以创伤性𬌗力是牙隐裂的重要致裂因素。

(二)临床表现

隐裂位置皆与𬌗面某些窝沟的位置重叠并向一侧或两侧边缘嵴延伸。上颌磨牙隐裂常与𬌗面近中舌沟重叠,下颌磨牙隐裂线常与𬌗面近远中发育沟重叠,并越过边缘嵴到达邻面。但亦有与殆面颊舌沟重叠的颊舌隐裂,前磨牙隐裂常呈近远中向。

　　表浅的隐裂常无明显症状,较深时则遇冷热刺激敏感或有咬合不适感。深的隐裂因已达牙本质深层,多有慢性牙髓炎症状,有时也可急性发作,并出现定点性咀嚼剧痛。凡出现上述症状而未能发现患牙有深的龋洞或深的牙周袋,牙面上探不到过敏点时,应考虑牙隐裂存在的可能性。一般可用尖锐的探针检查,如隐裂不明显,可涂以碘酊,使渗入隐裂染色而将其显示清楚。有时将探针置于裂隙处加压,可有疼痛感。沿裂隙磨除,可见裂纹已达牙本质深层。将棉花签置于可疑牙的牙尖上,嘱患者咬合,如出现短暂的撕裂样疼痛,则可能该牙已有隐裂。

(三)治疗

1.调殆

　　排除殆干扰,减低牙尖斜度以减小劈裂力量。患牙的殆调整需多次复诊分期进行,当调殆与保存生活牙髓发生矛盾时,可以酌情处理牙髓后再调殆。

2.均衡全口殆力负担,治疗和(或)拔除全口其他患牙,修复缺失牙

　　这项工作常被医生们忽略,只注重个别主诉牙的治疗而不考虑全口牙的检查和处理,故治疗后常达不到预期效果。

3.隐裂牙的处理

　　隐裂仅达釉牙本质界,着色浅而无继发龋损者,可采用复合树脂粘接技术进行修复,有继发龋或裂纹着色深、已达牙本质浅层、中层者,沿裂纹备洞,氢氧化钙糊剂覆盖,玻璃离子黏固剂暂封,2周后无症状则换光固化复合树脂。较深的裂纹或已有牙髓病变者,在牙髓治疗的同时大量调整牙尖斜面,彻底去除患牙承受的致裂力量和治疗后及时用全冠修复是至关重要的。在牙髓病治疗过程中,殆面备洞后,裂纹对殆力的耐受力降低,尽管在治疗时已降低咬合,然而在疗程中由于咀嚼等原因,极易发生牙体自裂纹处劈裂开。因此,牙髓病治疗开始时可做带环粘上以保护牙冠,牙髓病治疗完毕应及时行冠修复。

六、牙根纵裂

　　牙根纵裂是指发生在牙根的纵裂,未波及牙冠者。由于肉眼不能发现,诊断比较困难。患者多为中、老年。

(一)病因

　　(1)慢性持续性的创伤殆力,对本病发生起着重要作用。在全口牙中,以承受殆力最大的第一磨牙发生率最高,其中下颌第一磨牙又高于上颌第一磨牙。侧方殆创伤,牙尖高耸,磨耗不均,根分叉暴露皆与患牙承受殆力过大有关。

　　(2)牙根裂可能与牙根发育上的缺陷有关。磨牙近中根发生牙根纵裂的比例

明显超过其他牙根,估计与近中根在解剖结构方面的弱点有关。有学者通过解剖显微镜观察 30 例牙根纵裂牙,均为扁根,裂缝通过根管腔,贯穿颊舌径,均未波及牙冠,除 1 例外,全为双根管。

(3)无髓牙是牙根纵裂的又一因素。无髓牙致牙根裂的内因是牙本质脱水,失去弹性,牙变脆,致使牙抗折力降低,其外因则主要是牙胶侧压充填力过大。有学者分析了牙根纵裂的病例,约 84% 是牙胶根管充填时侧向压力过大造成的。根管充填完成后,不合适的桩是造成牙根纵裂的又一因素,锥形桩比平行桩更易引起牙根纵裂,其原因是前者在就位、黏固,特别是受力时产生应力集中,后者产生的应力分布比较均匀。锥形桩不仅使固位能力降低,而且在近根尖处产生的楔力更明显。此外,桩的直径愈大,产生应力愈大,致根纵折的可能性增加。

(二)临床表现

(1)创伤殆力引起的牙根纵裂早期有冷热刺激痛,咀嚼痛,晚期出现自发痛,咀嚼痛,并有牙龈反复肿胀,有叩痛和松动。绝大多数有牙周袋和牙槽骨破坏,牙周袋较深,甚至达根尖,容易探及,也有不少患牙的牙周袋窄而深,位于牙根裂缝相应的部位,须仔细检查才能发现。

(2)根管充填后引起的牙根纵裂无牙髓症状,早期也无牙周袋或牙槽骨的破坏,随着病程延长,感染通过根裂损伤牙周组织可使牙周病变加重,骨质吸收。

(3)X 线检查对诊断牙根纵裂有重要意义。X 线片显示管腔的下段、中下段甚至全长增宽,边缘整齐。这种根管腔影像的变化,不论其长度如何,均通过根尖孔,且在根尖处变宽。根裂方向与根管长轴一致。源于牙周病者,X 线片上可见牙槽骨的吸收,而源于根管治疗后者,早期无牙槽骨的破坏,晚期方有牙槽骨的病变。

(三)治疗

(1)对于松动明显,牙周袋宽而深或单根牙根管治疗后发生的牙根纵裂,非手术治疗无效,均应拔除。

(2)对于牙周病损局限于裂缝处且牙稳固的磨牙,可在根管治疗后行牙半切除术或截根术。

(陈 群)

第四节 牙本质过敏症

一、概述

牙本质过敏症(dentine hypersensitivity,DH)是指牙齿受到生理范围内的刺激时,出现短暂、尖锐的不适或疼痛的现象,刺激的类型有机械(摩擦或咬硬物)、温度(冷、热)、化学(酸、甜)、渗透压改变等。症状特点是随着刺激的来临和离去而迅速出现和消失,一般会累及多个牙甚至全口牙。DH是一种症状,而不是一种独立的疾病。

DH在成人中的发生率为4%～74%,在口腔门诊患者中占1/7～1/4。40岁左右多见,男女无差别。DH的发生机制还没有得到充分认识。

二、病因

(一)牙体硬组织病

多数情况下,过敏症状者有牙本质暴露。因此,凡能破坏釉质和(或)牙骨质的完整性,使牙本质暴露的各种疾病,如磨损、楔状缺损、牙折、龋病以及牙周萎缩所致的牙颈部暴露等均是DH的危险因素。过敏程度常与牙本质暴露的程度和时间有关。

(二)牙周组织病

牙颈部的釉质很薄,有的牙齿(10%)在颈部甚至既无釉质也无牙骨质,一旦有了牙周病,牙龈萎缩或牙周袋形成,使牙颈部的牙本质暴露。

(三)医源性

牙齿充填修复时不密合,缝隙处的牙本质暴露。过度的龈下洁治和根面平整术会破坏牙根表面的牙骨质,使牙本质暴露。

(四)其他

有的牙齿牙本质暴露明显,却无敏感症状;有的牙齿其牙本质暴露不明显,甚至釉质完整者却有明显的敏感症状,这充分表明了该症的复杂性。有学者因此认为DH与牙本质暴露没有必然联系,主张改称"牙齿感觉过敏"。有研究发现,牙齿的敏感与否、程度如何,还与许多因素有关,如气候、环境的变化,经期、孕期,神经衰弱、紧张焦虑,感冒、疲劳,高血压,胃肠疾患,营养代谢障碍等。但这些观点都还没有足够的证据支持。

三、发病机制

牙感觉过敏症的发病机制尚不十分清楚,目前有以下3种学说(图2-4-1)。

(一)神经学说

神经学说认为牙本质中存在着牙髓神经末梢,故感觉可由牙本质表层传至牙髓。但从形态学和功能方面的观察,目前尚未取得一致的见解。不少学者认为:在牙髓的成牙本质细胞层内的无髓鞘神经,仅有一部分进入前期牙本质和牙本质的内层,且缘于内1/3层,而其外2/3并未见神经结构。许多实验结果也不支持"神经对各种刺激的反应是直接的"观点。氯化钾、组胺、乙酰胆碱等作用于表浅牙本质并不产生疼痛,局部麻醉药作用于牙本质表面也不能减轻牙本质的敏感性。

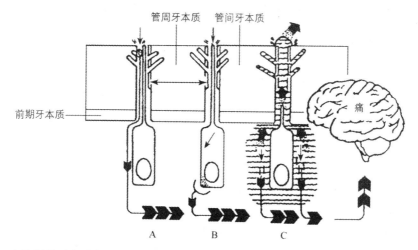

A.直接刺激牙本质中的神经纤维;B.成牙本质细胞作为一种介质,位于刺激物与神经纤维之间;C.流体动力学说。

图 2-4-1　牙本质过敏症发病的 3 种假说(仿 Torneck)

(二)牙本质纤维传导学说

牙本质纤维传导学说认为成牙本质细胞的原浆突中含有乙酰胆碱酶,它在受刺激后能引起神经传导,产生疼痛。持反对意见者认为,试验性干扰人成牙本质细胞,未降低牙本质敏感性,说明成牙本质细胞并不具有感觉器的特性,可能在牙本质过敏中仅起被动作用。

(三)流体动力学理论

流体动力学理论认为作用于牙本质的外部刺激引起了牙本质小管内容物向内或向外的流动,这种异常的流动被传递到牙髓,从而引起牙髓神经纤维的兴奋,产生痛觉。成牙本质细胞下层、成牙本质细胞层和牙本质内层小管内的神经纤维对液体的流动或突然的压力变化均非常敏感,这也是发生牙本质过敏的原因。在电镜下,成牙本质细胞突只占管腔的 1/4,其余 3/4 均为液体充满。牙本质小管液像玻璃毛细管中的液体一样,任何轻微的移位都会引起它们的流动。成千根小管内的液体同时快速移位,可导致小管内容物的相应移动以及导致相邻处牙髓组织的明显移动。不论液体是向外或向内的移动,都可对牙本质小管内或邻近牙髓组织中的 Aα 纤维末梢造成一个直接的机械性刺激。同时,小管内液体的移动还可引起成牙本质细胞的伴随移动,刺激与之相接触的神经纤维,引发神经冲动而产生痛觉。

此外,由于牙本质小管内液体的膨胀系数与牙本质小管壁的系数相差甚大,温度刺激可使小管内液体膨胀或收缩,从而导致液体发生相对移位,也可诱发疼痛,这就是临床上牙本质过敏时冷热甜酸刺激诱发疼痛的原因。

四、临床表现及诊断

牙本质过敏症的主要表现为刺激痛,当刷牙,吃硬物,遇酸、甜、冷、热等刺激时均可发生酸痛,尤其对机械刺激最敏感。检测牙本质过敏症的手段有下列 3 种。

(一)探诊

探诊是临床检查牙敏感症最常用的方法之一。最简单的探诊方法是用尖探针轻轻划过牙的敏感部位,将患者的主观反应分成 4 级:0 度,无不适;1 度,轻微不适或疼痛;2 度,中度痛;3 度,重度疼痛且持续。为了定量测量,学者们采用了各种更为复杂的探诊手段。有学者发明了一种探诊装置,该装置有一可弯曲的 15mm 长不锈钢丝接触牙面,可沿牙面曲度划动,用螺旋钮调节钢丝尖端接近和远离牙面,从而改变探诊压力,直到患者感到疼痛,此时的力值定为敏感阈值。为了保证每次测定位置的重复性,可用牙科材料将该装置固定在数个邻牙上。另外一种探针是手持式的,它的尖探针与压力应变片相联结,并通过显示器来反映探诊的力量。这种探针很容易用来探诊牙的敏感面,在探诊过程中力量可连续地逐渐增加,直到有疼痛感觉,该值定为患牙的敏感阈值。当力量达到 80g 时仍无反应,该牙被认为不敏感。

(二)温度试验

简单的温度测定方法是通过牙科椅的三用气枪将室温的空气吹向敏感牙面,该方法在临床上很常用。空气刺激方法目前已被标准化,气温为 18℃~21℃,气压为 60kPa,刺激时间为 1 秒。检查时用手指或棉卷隔离邻牙,患者的反应分成 4 级。接触式金属探头温度测定仪的探头温度可在 12℃~82℃变动,由探头内的热敏电阻测定并显示。检测初始温度为 37.5℃,做冷测时,温度每次降低 1℃,直到患者感觉不适;热测法与冷测法相似,温度从 37.5℃按 1℃阶梯逐渐增加,用温度的高低来判断牙的敏感程度。

(三)主观评价

在临床上,学者们也常用患者的主观评价方法来判断牙的敏感程度,包括疼痛 3 级评判法(verbal rating scale,VRS)和数字化疼痛评判法(visual analogue scale,VAS)。VRS 系患者将其日常生活中对冷空气、冷热酸甜食物、刷牙等刺激的敏感性进行综合和评价,每次复诊时均采用问卷方式,好转定为(-1),无改变为(0),加重为(+1)。3 级评判法所提供的描述词语有时不足以反映患者的真实感受。VAS 是用一条 10cm 长的直线,一端标有"无不适或无疼痛",另一端标有"严重不适或剧烈疼痛",要求患者在直线上做一标记来代表当时的牙敏感程度。只要适当地向患者解释,VAS法很容易被掌握和使用。学者们认为用VAS比VRS重复性更好,能连续地评价疼痛的程度,而且又能满足对敏感刺激不同感受的评价,因此,更适于测定牙的敏感性。

牙本质过敏症可能只对一种刺激敏感,也可能对多种刺激敏感,因此,多数学者认为在临床研究过程中要使用多种手段来测定,其中至少有一种可定量的试验。

五、治疗

牙本质过敏症的发病机制中,流体动力学说被广为接受。根据这个理论,对过敏的有效治疗是必须封闭牙本质小管,以减少或避免牙本质内的液体流动,由于本症存在着自发性的脱敏过程,对任何药物疗效的评价都是极其困难的。常用治疗方法如下。

(一)氟化物

有多种形式的氟化物可用来处理牙本质过敏症。氟离子能减少牙本质小管的直径,从而减少液压传导。体外实验也证明,酸性氟化钠液或2%中性氟化钠液能分别减少24.5%、17.9%的液压传导,用氟化钠电离子透入法所减少的液压传导则高达33%。

(1)0.76%单氟磷酸钠凝胶(pH=6)可保持有效氟浓度,为当前氟化物中效果最好者。

(2)用75%氟化钠甘油反复涂搽敏感区1～2分钟,也可用橘木尖蘸该药摩擦患处1～2分钟。

(3)2%氟化钠液离子透入法:①用直流电疗器。正极握于患者手中,负极以氟化钠液润湿,接触过敏区,电流强度为0.5～1mA,以患者无不适感觉为限度,通电时间10分钟。②电解牙刷导入药物离子,在牙刷柄末端安装一节干电池(1.5V),刷柄为阳极(手握刷柄),刷端为阴极,供透入药物用。用这种牙刷每天刷2～3次,每次3～5分钟即可,应注意经常检查电流的通路是否正常,电池是否耗电将尽。

(二)氯化锶

氯化锶为中性盐,高度水溶性,毒性很低。放入牙膏内使用,方便安全。10%氯化锶牙膏在国外应用较广泛,国内也有制品。局部涂搽用75%氯化锶甘油或25%氯化锶液。在被广泛研究的各种药物中,锶显示了对所有钙化组织、包括牙本质在内,具有强大的吸附性的特性。锶对牙本质过敏的作用被认为是通过钙化锶磷灰石的形式,阻塞了张开的牙本质小管所致。

(三)氟化氨银

隔湿,38%氟化氨银饱和小棉球涂搽患处2分钟,同法反复1次,共4分钟,擦去药液后漱口。该药有阻塞牙本质小管的作用,同时还能与牙中的羟基磷灰石发生反应,促使牙的再矿化,提高牙的耐脱矿性,防止牙本质小管的再次开放,并使药效持久。经临床观察表明,其稳定性为氨硝酸银的 3 倍左右。

(四)碘化银

隔湿,涂 3％碘酊 0.5 分钟后,再以 10％～30％硝酸银液涂搽,可见灰白色沉淀附着于过敏区,0.5 分钟后,同法再涂搽 1～2 次即可。这是由于硝酸银能使牙硬组织内蛋白质凝固而形成保护层,碘酊与硝酸银作用产生新生碘化银沉积于牙本质小管内,从而阻断了传导。

(五)树脂类脱敏剂

树脂类脱敏剂主要由甲基丙烯酸羟(基)乙基酯和 GA 构成,也有的由二、三甲基丙烯酸甲基和二季戊四醇-五异丁烯酸磷酸单酯构成。其主要作用机制是使牙本质小管内蛋白质沉淀,阻塞牙本质小管,从而减少牙本质小管通透性而起到脱敏作用。使用时可先用橡皮轮等去除表面食物残渣等,以清洁水冲洗过敏区后隔湿,有条件最好上橡皮障,轻轻吹干,用蘸有脱敏剂的小毛刷涂搽脱敏区,等候 30 秒,然后用气枪吹干至表面液体较干为止。最后以大量流水冲洗,如果疗效不够显著,可反复多次进行,也有些使用光固化灯进行照射。

(六)激光

Nd:YAG 激光,功率 15W。照射过敏区每次 0.5 秒,10～20 次为一个疗程,是治疗牙本质过敏的安全阈值。作用机制可能是该激光的热效应作用于牙本质小管,可在瞬间使暴露的小管热凝封闭,从而达到脱敏治愈的目的。

(七)其他药物

4％硫酸镁液、5％硝酸钾液、30％草酸钾液皆可用于牙本质过敏的治疗。

(八)修复治疗

对反复药物脱敏无效者,可考虑做充填术或人工冠修复。个别磨损严重而接近牙髓者,必要时,可考虑牙髓病治疗。

(陈　群)

第三章　牙髓炎和根尖周炎

第一节　牙髓炎

一、概述

牙髓炎是发生于牙髓组织的炎性病变。牙髓是主要包含神经、血管的疏松结缔组织,位于牙内部的牙髓腔内。牙髓受到各种刺激后可发生炎症反应。牙髓炎为口腔中最为多发和最为常见的疾病。

(一)病因与发病机制

牙髓炎症最主要的病因就是微生物感染,任何原因引起的细菌及其毒素侵入髓腔都会引起牙髓的炎症。牙髓组织被坚硬的牙本质和牙釉质所包绕,正常情况下不会受细菌侵袭,但当牙体硬组织因各种原因遭受破坏时,细菌就可侵入、感染牙髓,如龋齿、牙发育异常造成的牙体缺损,意外事故等原因造成的牙冠折断使牙髓暴露,也可直接损害牙髓。另外,重度牙周病时,牙周袋深达根尖部,细菌可由根尖孔或者牙根部的一些细小的根管分支进入髓腔引起牙髓炎症。在某些特殊情况下,受损伤或病变的牙髓组织能通过引菌作用将血液中的细菌吸附到自身所在的部位,此为牙髓的血源性感染途径。

创伤、温度、电流、激光等物理因素,也可能影响到牙髓的血供,引起牙髓充血,严重的会发展成不可复性牙髓炎。某些充填材料、酸蚀剂、黏结剂或窝洞消毒材料等如果直接接触到牙髓或者在离髓腔很近时未做垫底处理时,均有可能成为化学刺激,通过细胞毒性作用影响到牙髓组织,导致牙髓病变。宿主自身免疫反应在清除进入牙髓和根尖周的抗原物质时,有时也可诱发机体的特异性免疫反应,导致牙髓、根尖周组织的免疫损伤。

除了上述细菌、物理、化学和免疫因素之外,牙髓炎还可由其他一些极为少见的原因引起,如带状疱疹病毒、人类免疫缺陷病毒等感染导致牙髓病变;放射性骨坏死、发育性囊肿及肿瘤等也可导致牙髓、根尖周组织的病变。也有少数牙髓病变的原因尚未明了,如原因不明的牙外吸收也可引起牙髓的病变。

（二）临床表现

牙髓炎是比较常见的口腔疾病，以疼痛为主要症状，甚至是剧烈的、难以忍受的疼痛，常会使患者坐卧不安、饮食难进。牙髓炎的临床表现多样，临床医生应根据患者的症状及各种临床检查结果对患牙牙髓的病损程度与恢复能力作出正确的评估。根据临床表现和预后，牙髓炎可以分为可复性牙髓炎、不可复性牙髓炎（包括急性牙髓炎、慢性牙髓炎、逆行性牙髓炎）、牙髓坏死、牙髓钙化与牙内吸收等。一般急性牙髓炎有明显的自觉症状，遇冷热酸甜时有酸痛感，有自发性疼痛；而慢性牙髓炎多无明显自觉症状。在临床检查上常可发现有深龋洞或牙体结构的缺损。

（三）诊断

牙髓炎的诊断中，重点在于确诊患牙，正确判断牙髓病变程度。临床诊断过程是一个仔细收集患者自觉症状、病史和体征等重要信息的过程。首先需要了解患者的主诉症状，通过询问病史了解疼痛是否能定位、疼痛的性质（锐痛、钝痛、隐痛、跳痛、自发痛或激发痛）、程度、时间等。

若已从主诉症状中怀疑患有牙髓炎，接着就要检查疼痛侧牙有无引起牙髓感染的途径以确定患牙。通过检查是否存在近髓或已达牙髓的深龋洞，是否有近髓的非龋性牙体硬组织疾病，有无深牙周袋的存在，检查患侧已做过治疗的牙并分析其既往的检查与治疗是否彻底、是否构成了对牙髓的损伤，即可圈定出患牙。

一般情况下，通过询问病史、临床检查及牙髓温度与电活力测验等检查，对牙髓炎作出正确的诊断并不难。对于一些临床检查结果不确定的病例，尤其有较难发现的龋损（邻面龋、继发龋和潜行龋）、髓石、牙内吸收及因牙周组织破坏引起的牙髓病时，可以考虑用 X 线检查协助诊断。当上、下颌都存在可疑牙，温度测验又难以确定时，还可用麻醉法鉴别，即对高度怀疑的患牙进行麻醉，如麻醉后疼痛消失，即可确诊。对于诊断十分困难的极少数病例，必须慎重，不要急于开髓，可先采取诊断性的保守治疗措施，通过一段时间的观察，再行判断。

（四）治疗

由于缺乏充分的侧支循环，牙髓一旦发炎，不能自行消除，以往的观点是必须摘除牙髓才能缓解症状，并且需要去除牙髓腔内的感染，再用生物相容性材料充填密封根管来杜绝再感染，临床上应用最广的方法是根管治疗术。随着口腔医学和材料学的发展，目前的观点认为根据牙髓感染的程度和部位，及时有效地选择正确的治疗方法，如部分牙髓去除术、冠髓去除术一般都可以保存部分活髓。但若治疗不及时，感染会进一步扩散，引起根尖周的炎症，这时可根据根尖孔的发育情况选择牙髓血运重建术或者根管治疗。

（五）疗效评定

临床对牙髓和根尖周疾病治疗疗效的评定多采用以下两种指标。

1.临床评定指标

临床评定指标包括自觉症状（功能情况）和一般口腔检查结果。自觉症状主要指有无疼痛和肿胀，包括自发性痛、持续性痛、咬合痛、触痛，功能是否良好，有无牙龈和面部的肿胀等；一般口腔检查包括叩诊、扪诊、松动度和有无牙龈窦道等。

2.X线片评定指标

X线片是评定牙髓治疗临床疗效重要的、有效的指标。评定方法是治疗前后的根尖X线片影像对比，包括根尖部的牙本质、牙骨质、牙周膜和牙槽骨影像的变化。

二、可复性牙髓炎

可复性牙髓炎是一种病变较轻的牙髓炎，相当于"牙髓充血"。当牙髓受到温度刺激时，产生短暂、尖锐的疼痛，当刺激去除后，疼痛立即消失，牙髓可以恢复至无炎症状态，疼痛感觉消失。如果刺激持续存在，则炎症可继续发展，转变为不可复性牙髓炎。

（一）病因

许多影响牙髓活性的因素均可引起可复性牙髓炎，如深龋、深牙周袋刮治、根面平整或未垫底的深窝洞修复等，因此也有学者认为可复性牙髓炎不是独立的疾病而仅是一种症状。

（二）病理

常见于牙髓炎症的初期，主要表现为牙髓组织内血管的扩张与充血的病理改变，相当于组织病理学分期中的牙髓充血状态。

（三）临床表现

主要表现为当患牙受到冷、热、甜、酸等刺激时，立即出现瞬间的疼痛反应，表现为短暂、尖锐的疼痛，尤其对冷刺激更敏感。但刺激一旦去除，患者疼痛症状随即消失，无自发性疼痛。

临床检查中患牙常见有接近髓腔的牙体硬组织病损，如深龋、近髓的牙体折裂、缺损等或可查及患牙有深牙周袋或有咬合创伤；患牙对温度测验表现为一过性敏感，且反应迅速，尤其对冷测反应较强烈，当去除刺激后，症状仅持续数秒即缓解；进行电活力测验时，患牙亦呈一过性敏感反应；叩诊反应同正常对照牙，即叩痛阴性。

（四）诊断

对可复性牙髓炎的诊断首先要询问病史。患者常诉牙遇冷热或吸冷风后疼痛,但无自发痛病史。疼痛不能定位,即患者无法明确指出疼痛的患牙,疼痛可向耳颞部放射。部分患者可有近期洁牙史或修复治疗史。

在临床检查中可找到能引起牙髓病变的牙体病损或引起牙周组织损害等的病因。对牙髓活力测验的反应阈值降低,相同的刺激,患牙常可出现一过性敏感。

(五)鉴别诊断

应与以下疾病相鉴别。

1.不可复性牙髓炎

可复性牙髓炎与不可复性牙髓炎区别的关键在于前者绝无自发痛病史,而后者常有自发痛史,即在没有明显的外界刺激作用时,患牙也可有尖锐的剧痛;温度刺激下,可复性牙髓炎的痛感在刺激去除后即刻消失;而不可复性牙髓炎由温度刺激引发的疼痛反应更重,且去除刺激后,疼痛往往还会持续一段时间,有时还可出现轻度叩痛。

临床上若难以明确是可复性牙髓炎还是不可复性牙髓炎时,可以先采用诊断性治疗的方法,即用氧化锌丁香酚黏固剂先进行安抚治疗,在观察期内视其是否出现自发痛症状再明确诊断。

2.牙本质敏感症

有牙本质敏感症的患牙往往对探、触等机械刺激和酸、甜等化学刺激更敏感。而可复性牙髓炎主要是对冷、热温度刺激一过性敏感。

(六)治疗

治疗原则为去除刺激,消除炎症,安抚牙髓,使其尽早恢复到正常生理状态。常规治疗流程为去除龋损组织,以氧化锌丁香酚黏固粉暂时封闭,保护牙髓不再受强的温度刺激,一般可迅速缓解炎症反应,观察两周左右后无症状者去除暂封物,垫底后行永久充填。

三、不可复性牙髓炎

(一)急性牙髓炎

急性牙髓炎的临床特点是发病急,疼痛剧烈。临床上绝大多数是慢性牙髓炎急性发作的表现(龋源性者尤为显著),无慢性过程的急性牙髓炎多出现在牙髓受到急性的物理损伤、化学刺激以及感染的情况下,如手术切割牙体组织所导致的过度产热,充填材料的化学刺激等。

1.临床表现

典型的疼痛症状如下。

(1)自发性锐痛,阵发性发作或加剧,炎症牙髓化脓时可出现跳痛。

(2)夜间疼痛较白天剧烈。

(3)温度刺激可激发或加剧疼痛。炎症牙髓出现化脓或坏疽时,可表现为热痛冷缓解。

(4)放散性疼痛,沿三叉神经分布区域放散,常不能定位患牙。

2.辅助检查

(1)可查到引起牙髓病变的牙体损害或其他病原,如患牙有深龋或其他近髓的牙体硬组织疾患或可见有充填体或可查到深牙周袋。

(2)牙髓温度测验结果以及叩诊反应可帮助定位患牙。患牙对温度测验可表现为极其敏感或激发痛,且刺激去除后疼痛持续一段时间。也可表现为冷测、热测激发痛,叩诊可有不适或轻度疼痛,即叩痛($\pm$)或叩痛($+$)。

3.鉴别诊断

(1)与三叉神经痛鉴别。

①疼痛发作多有"扳机点"。

②温度刺激一般不引起疼痛。

③三叉神经痛发作的时间很少在夜间。

(2)与牙龈乳头炎鉴别。

①疼痛性质为持续的胀痛,多可定位。有时也出现冷热刺激痛。

②牙龈乳头局部充血、水肿,触痛明显。

③患处两邻牙间有食物嵌塞的痕迹,可问及食物嵌塞、刺伤等病史。

④未查及可引起牙髓炎的牙体硬组织及其他疾患。

(3)与上颌窦炎鉴别。

①疼痛性质为持续性胀痛,上颌前磨和磨牙可同时受累,出现叩痛。

②未查及引起牙髓炎的牙体疾患。

③上颌窦前壁有压痛。

④X 时伴有头痛、鼻塞、脓鼻涕等上颌窦的症状。

⑤X 线检查可见窦壁黏膜影像增厚。

4.治疗

(1)应急处理时可摘除牙髓止痛,缓解急性症状。

(2)需行根管治疗,有条件时可行一次性根管治疗。

(二)慢性牙髓炎

慢性牙髓炎是临床上最为常见的一种牙髓炎,可维持较长时间,临床症状有时不典型,容易误诊并延误治疗。

1.临床表现

自发性隐痛、钝痛或定时痛,也可有剧烈自发痛病史或长期冷、热疼痛史,多可定位。可有食物嵌入洞内激发痛史。也可有无明显自发痛症状者。

2.辅助检查

(1)可查及深龋洞、充填体或其他近髓的牙体硬组织疾患或者深牙周袋。洞内探诊较为迟钝。有时深探可引起较剧烈的疼痛和出血(溃疡型);有时还可在洞内见到有突出的牙髓息肉(增生型);也可有在去净腐质后仍无露髓孔者(闭锁型)。

(2)患牙对温度测验的反应多为迟缓性反应,尤其对热刺激的迟缓性疼痛反应更为明显;也可出现对冷、热敏感或对冷迟钝;温度刺激去除后,症状常持续一段时间。

(3)叩诊轻度疼痛(+)或不适(±),即叩痛(+)或叩痛(±)。

(4)临床诊断慢性牙髓炎一般不再细分为闭锁型、溃疡型和增生型。但探诊露髓并疼痛、出血,则明确为慢性溃疡型牙髓炎;对无典型临床表现的深龋洞患牙,在去腐未净时已经露髓,也诊断为闭锁型慢性牙髓炎;年轻患者深大龋洞中呈现红色息肉且可探及洞底有较宽大的穿髓孔,并能判断出息肉来源于髓腔内的牙髓组织,应诊断为慢性增生性牙髓炎或牙髓息肉。

3.鉴别诊断

(1)与深龋鉴别。

①无自发痛。

②患牙对温度测验的反应正常,仅在冷水进入深洞时才会出现一过性敏感,无迟缓性疼痛反应。

③叩诊反应与正常对照牙相同,即叩痛(一)。

(2)与可复性牙髓炎鉴别。

①无自发痛。

②患牙对温度测验的反应持续很短暂,即一过性敏感。

③叩诊同正常对照牙,即叩痛(一)。

④如行安抚治疗,需密切观察患牙是否出现自发痛以明确诊断。

(3)与牙龈息肉鉴别。

①探查息肉蒂部,判明其来源于邻面牙间隙的龈乳头。

②自蒂部切除息肉后,可见出血部位位于邻面龋洞龈阶的外侧龈乳头。

(4)与牙周膜息肉鉴别。

①探查息肉来源于根分叉处。

②可从根分叉处探及髓室底已穿通。

③X线照片可辅助诊断。

(5)与干槽症鉴别。

①患侧近期有拔牙史。

②牙槽窝骨面暴露,出现臭味。

③拔牙窝处邻牙虽有冷、热痛和叩痛,但无明确牙髓疾患指征。

4.治疗

根管治疗。

(三)残髓炎

残髓炎也属于慢性牙髓炎,发生在经牙髓治疗后的患牙。由于治疗中残留了少量炎症根髓或多根患牙遗漏了根管未做处理,进而在治疗后又出现慢性牙髓炎的症状,故称为残髓炎。

1.诊断

(1)有牙髓治疗史。

(2)患牙治疗后的近期或远期又出现自发性钝痛、放散痛、温度刺激痛等牙髓炎症状。也可有咬合不适感或轻咬痛。

(3)强温度刺激可引起迟缓性痛和叩诊轻度疼痛或不适,即叩痛(＋)或叩痛(±)。

(4)探查根管至深部有感觉或疼痛,或发现遗漏根管且有探痛即可确诊。

2.治疗

去除残髓或找到并处理遗漏根管,重做根管治疗。

(四)逆行性牙髓炎

1.诊断

(1)有长期牙周炎病史。

(2)近期出现急、慢性牙髓炎表现,如冷、热刺激痛,自发痛等。

(3)患牙无引发牙髓病变的牙体硬组织疾病。

(4)患牙有严重的牙周炎表现,如深达根尖区或根分叉的牙周袋、牙龈水肿充血、牙周袋溢脓;牙齿不同程度的松动;叩诊轻度疼痛(＋)至中度疼痛(＋＋),叩诊浊音;X线片显示广泛的牙周组织破坏或根分叉病变。

2.治疗

(1)根据患牙牙周病变的程度和牙周治疗的预后决定是否保留患牙。

(2)患牙如能保留,先摘除全部牙髓,消除急性症状,再行牙髓治疗。

(3)同时进行牙周系统治疗。

(4)如牙周病变严重,治疗预后差,则可直接拔除患牙止痛。

四、牙髓坏死

(一)临床表现

(1)无自觉症状。可有自发痛史、外伤史、正畸史或充填、修复史等。

(2)牙冠可存在深龋洞或其他牙体硬组织疾患或是有充填物、深牙周袋等;也可见有完整牙冠者,但牙冠变色、无光泽。

(二)辅助检查

(1)牙髓活力测验(温度测验和电测验)无反应。

(2)叩诊同正常对照牙或不适,即叩痛(一)或叩痛(±)。

(3)牙龈无根尖来源的瘘管。

(4)X线片示根尖周影像无明显异常。

(5)探深龋洞的穿髓孔无反应,开放髓腔时可有恶臭。

(三)鉴别诊断

与慢性根尖周炎鉴别。

(1)有瘘型慢性根尖周炎可在牙龈上发现根尖来源的瘘管。

(2)X线片表现为根尖周骨密度减低影像或根周膜影像模糊增宽。

(四)治疗

(1)年轻恒牙做根管治疗。

(2)发育完成的恒牙做根管治疗。

五、牙髓钙化

牙髓的血液循环发生障碍,可造成牙髓组织营养不良,出现细胞变性,钙盐沉积,形成微小或大块的钙化物质,又称作髓石。髓石或是游离于牙髓组织中或是附着在髓腔壁上;有时髓室内呈弥漫性钙化样,甚至造成整个髓腔闭锁。后者多发生在外伤后的牙齿,也可见于经氢氧化钙盖髓治疗或活髓切断术后的病例。

(一)临床表现

一般无临床症状,个别情况出现与体位相关的自发痛,也可沿三叉神经分布区放散。

(二)辅助检查

(1)牙髓温度测验可表现为迟钝或敏感。

(2)X线片显示髓腔内有阻射的钙化物(髓石)或呈弥漫性阻射而致髓腔的透射影像消失。若同时显示有根尖周病变者则诊断为"慢性根尖周炎"。

(3)询问病史有外伤或氢氧化钙治疗史,可作为参考。

(4)需在排除其他原因引起的自发性放散痛,并经过牙髓治疗疼痛得以消失,方能确诊。

(三)鉴别诊断

与三叉神经痛鉴别。

(1)髓石引起的疼痛无扳机点,主要与体位有关。

(2)X线检查结果作为参考。

(3)经诊断性治疗(牙髓治疗)后,视疼痛是否消失得以鉴别。

(四)治疗

(1)无症状者无须处理。

(2)根管治疗。

(3)根管不通而有根尖周病变的患牙,需做根尖手术。

六、牙内吸收

正常的牙髓组织变为肉芽组织,从髓腔内部开始吸收牙体硬组织,使髓腔壁变薄,严重者可造成病理性牙折。牙内吸收的原因不明,多发生于受过外伤的牙齿、再植牙及做过活髓切断术或盖髓术的牙齿。

(一)诊断

(1)多无自觉症状,也可出现自发性、阵发性痛、放散痛和温度刺激痛等牙髓炎症状。

(2)内吸收发生在髓室时,牙冠见有透粉红色区域或暗黑色区域。发生在根管内时,牙冠颜色无变化。

(3)牙髓温度测验反应可正常,也可表现为敏感或迟钝。

(4)叩诊同正常对照牙或不适,即叩痛(一)或叩痛(±)。

(5)X线片显示髓腔内有局限性不规则的膨大透影区域,严重者可见吸收区穿通髓腔壁,甚至出现牙根折断线。

(6)病史可作为参考。

(二)治疗

(1)根管治疗。

(2)根管壁穿通者,可先修补穿孔再做根管充填。

(3)根管壁吸收严重,硬组织破坏过多,患牙松动度大者应予以拔除。

(王雅丽)

第二节　根尖周炎

一、概述

根尖周炎是指发生在牙根尖周围组织的疾病,又称根尖周病,多为龋病、牙髓病发展而来,其大多数为感染性疾病。

根据临床症状的缓急,根尖周病(炎)可分为急性和慢性两大类。急性根尖周炎根据发展过程,分为急性浆液性根尖周炎和急性化脓性根尖周炎。前者是急性根尖周炎的早期阶段,如未及时恰当治疗,炎症继续发展进入下一个阶段;后者又称为急性牙槽脓肿或急性根尖周脓肿,多由前者发展而来,也有由慢性化脓性根尖周炎急性发作引起,根据脓液所在部位,可分为3个阶段:急性根尖周脓肿、骨膜下脓肿和黏膜下脓肿。慢性根尖周炎多继发于慢性牙髓炎,也可由急性根尖周炎转化而来。根据其病理和临床表现,可分为4型:根尖周肉芽肿、根尖周脓肿、根尖周囊肿、根尖周致密性骨炎。

根据病因,根尖周炎可分为牙髓源性根尖周炎和非牙髓源性根尖周炎。前者占绝大多数,后者如咬合创伤所致的殆创伤性根尖周炎、由根管内化学刺激造成的化学性根尖周炎等。

(一)病因与发病机制

凡能引起牙髓病的因素,都能直接或间接地引起根尖周病。

1.细菌因素

细菌因素是引发根尖周炎的主要因素。细菌入侵根尖周组织的途径包括通过感染根管(主根管和侧支根管)、通过牙周组织或血源性感染等。根尖周炎常为多种细菌混合感染,研究表明,急性感染通常由高毒力的细菌群落引起,且细菌多呈浮游状态;慢性感染经常与低毒力的细菌群落相关,且细菌多呈生物膜状态。密闭根管以专性厌氧菌占优势,开放根管则以兼性厌氧菌和一些需氧菌为主。越靠近根尖取样培养,专性厌氧菌比例越大,多为革兰阴性杆菌,如产黑素拟杆菌、梭杆菌、消化链球菌、放线菌、卟啉菌、普氏菌等,这些细菌细胞壁中的内毒素是致病的主要物质。一些革兰阳性菌的细胞壁成分可刺激多重细胞因子的释放,共同参与根尖周组织的降解和吸收,细菌可产生各种酶降解破坏根尖周组织的间质和胶原纤维,其代谢产物可直接损伤根尖周组织。

2.创伤因素

创伤因素包括急性牙外伤和慢性咬合创伤。前者可引起根尖血管的挫伤或断裂及根尖周组织的损伤;根管治疗时根管器械或根管充填材料超过根尖孔,也可直接损伤根尖周组织。后者由于先天牙列不齐、各种原因所致牙不均匀磨耗、充填体或修复体过高等,影响牙髓血液循环,导致牙髓病变,进而引起根尖周组织损伤;创伤性殆力也可直接加于根尖周组织引起病变。

3.化学因素

常因在牙髓炎和根尖周病的治疗过程中,药物使用不当造成。年轻恒牙根尖孔粗大或乳牙根尖部已发生吸收的患牙,如行上述根管封药,更易造成根尖周组织的化学性炎症。

4.免疫因素

根管内的抗原物质,如细菌及其毒素、感染变性的牙髓组织、牙髓治疗所使用的药物中的半抗原物质与体内蛋白结合形成抗原，通过根尖孔进入根尖周组织，产生变态反应。

（二）诊断与鉴别诊断

根据根尖周病各种类型及各个阶段的典型症状和体征，以及影像学辅助检查，可以诊断。注意与以下口腔常见疾病鉴别。

1. 急性牙髓炎

急性根尖周炎与急性牙髓炎都有剧烈的自发痛，但性质不同。牙髓炎为夜间痛、阵发痛、放射痛，冷、热刺激痛或加重。行温度测验时，去除冷、热刺激后，疼痛仍持续一段时间。

2. 急性龈乳头炎

疼痛有时为明显的自发痛（持续性胀痛）和中等的冷热刺激痛，一般不会导致激发痛。临床检查可见牙乳头发红肿胀，探诊易出血，有时局部可查到刺激物。一般未查及可引起根尖周炎的牙体硬组织损害及其他疾病。

3. 创伤性殆

也有咬合痛，能指明患牙部位，但无自发性持续性疼痛，有外伤或殆创伤史，牙髓电活力测验基本正常。经调殆治疗，大部分患牙症状不久即可消失。

4. 慢性牙髓炎

晚期慢性牙髓炎，因牙髓炎症已波及根尖部牙周膜，可出现垂直方向的轻度叩痛，但 X 线检查根尖无密度减低影，而根尖周炎时根尖区有明显密度减低影。

5. 残髓炎

牙髓治疗残留了少量炎症根髓或多根牙遗漏了未处理的根管，而发生残髓炎。患牙多有自发痛、咬合不适感或轻微咬合痛。鉴别要点是患牙有牙髓治疗史，有牙髓炎症表现，探查根管有疼痛感可确诊。

6. 颌骨骨髓炎

急性骨髓炎相对于急性根尖周炎，全身情况更重。X 线片显示骨小梁溶解，多个牙松动、叩痛。

（三）治疗

根尖周病的治疗较牙髓病有更大难度。因为细菌感染不仅在牙髓组织内，还扩散到根管壁及根尖周组织。但是，根尖周组织血运丰富，修复再生能力极强，如能清除根管内刺激物，严密封闭根管，根尖周病变可以修复愈合。

1. 急症处理

急性根尖周炎的急症处理是开通髓腔，使渗出物或脓液通过根管得以引流，同时，急性根尖周脓肿通过骨膜下至黏膜下时应在脓肿波动最明显部位切开排脓。

若全身症状明显,可使用抗生素。急性症状缓解后,再行进一步治疗。

2.根管治疗

根管治疗是治疗根尖周病的有效方法。通过机械和化学的方法预备根管,将存在于牙髓腔中的根尖周病的刺激物全部清除,以消除感染并使根管清洁成形,再经过药物消毒和严密充填根管以达到防止再感染的目的,从而为根尖周组织修复再生提供有利条件。多数根尖周病的治愈,可以通过非手术疗法即根管治疗得以实现。

3.根尖手术

根尖手术将根管治疗和手术结合起来治疗牙髓病、根尖周病的方法,可提高患牙保存率。其适应证包括广泛的根尖周骨质破坏,经保守治疗难以治愈者;根管治疗反复失败、症状不消者;根管严重钙化、根管严重弯曲或已做桩冠而不能行根管治疗者;根尖周囊肿经非手术治疗后仍不愈者等。

二、急性根尖周炎

(一)概述

急性根尖周炎根尖部牙周膜出现浆液性炎症到根尖周组织形成化脓性炎症的一系列反应过程。其症状高峰是牙槽骨的局限性骨髓炎,严重时还可发展为颌骨骨髓炎。

根据发展过程,可分为急性浆液性根尖周炎和急性化脓性根尖周炎。前者是急性根尖周炎的早期阶段;后者也称急性牙槽脓肿或急性根尖周脓肿,多由前者发展而来,也有由慢性化脓性根尖周炎急性发作引起,根据脓液所在部位的不同,可分为急性根尖周脓肿、骨膜下脓肿和黏膜下脓肿 3 个阶段。

1.病因与发病机制

急性根尖周炎多数由于牙髓炎或牙髓坏死向根尖周扩散,也可来自根管治疗时的机械、化学性刺激或是慢性根尖周炎的急性发作,少数由外伤或咬合创伤引起。乳牙和年轻恒牙患牙髓炎时,由于患牙根尖孔较粗大,感染较易扩散,在牙髓炎早期便可能合并急性根尖周炎的发生。

炎症早期(浆液期)根尖周牙周膜血管扩张充血、浆液渗出、组织水肿。进一步发展时,在炎症介质趋化作用下,大量中性粒细胞游出,浸润至根尖周牙周膜中,形成小脓肿。脓肿周围伴大量中性粒细胞围绕,边缘可见淋巴细胞、浆细胞、巨噬细胞等。细菌及其产物进一步损害牙周膜,中性粒细胞大量聚集吞噬细菌及其产物,同时释放溶酶体酶等,使根尖周牙周膜坏死、液化形成脓肿,其周围的牙槽骨骨髓腔中有较多中性粒细胞浸润。若炎症继续发展,迅速向周围牙槽骨扩散蔓延,形成局限性牙槽骨骨髓炎,此时也称急性牙槽脓肿。脓液通过骨髓腔达骨外板,并通过密质骨达骨膜下形成骨膜下脓肿,此时疼痛最为剧烈。若此时脓肿得不到引流治疗,则炎症向更广泛区域扩散,并从组织结构薄弱处突破。突破口的位置常靠近患牙唇颊侧牙龈。此外,根管粗大及根尖孔也较大的牙可经龋洞排脓,有牙周炎的患者也可经深牙周袋排脓,此两种情况少见。

2.临床表现

由于渗出、水肿造成的局部压力的积聚和释放出的炎症介质的化学作用,以患牙疼痛以及周围组织肿痛为主要表现。急性根尖周炎浆液期初期,患者一般无自发痛或只有轻微疼痛,患牙紧咬时疼痛有所缓解。症状很快进展为持续性钝痛,患牙有浮出感、早接触及咀嚼痛。若未及时治疗,进入化脓期,患牙有自发痛、持续性跳痛,咬合痛逐渐加剧,伸长感加重,甚至自觉松动。疼痛不受温度变化影响,能准确定位。此时可能伴全身不适、发热、白细胞增多、相应淋巴结肿大、疼痛等全身反应。若根尖脓液穿破骨膜,症状缓解;脓液穿破黏膜或皮肤,在黏膜或皮肤上留下窦口。部分患者可出现蜂窝织炎。检查时常可发现患牙有深龋洞或近髓非龋性疾病或修复体,在炎症发展的不同阶段患牙可有不同程度的叩痛和松动,若脓肿达到骨膜下或黏膜下,则叩诊波动感明显,牙髓温度测验及电活力测验均无反应。

影像学检查表现为急性期早期 X 线检查一般无明显根尖周骨质变化,有时牙周膜间隙增宽;若为慢性根尖周炎急性发作,则可见根尖周牙槽骨和牙骨质破坏的透射影。

3.诊断与鉴别诊断

结合患者病史(如牙体硬组织疾病、牙髓炎病史)、症状(自发性持续性剧烈疼痛,咬合痛,疼痛能够定位)、临床检查(不同程度的叩痛、松动度,牙髓温度测验、电活力测验阴性,出现局部肿胀、全身症状等)等,急性根尖周炎可以诊断。注意与急性牙周脓肿、创伤性牙周膜炎、急性牙髓炎等鉴别。

(1)创伤性牙周膜炎:患者无自发性持续性疼痛,有外伤或殆创伤史,牙髓电活力测验基本正常或稍敏感。

(2)急性牙髓炎:疼痛特点为夜间痛、阵发痛、放射痛,冷、热刺激痛或加重,咬合痛很轻。检查时,牙髓温度测验可诱发疼痛。除去刺激物,疼痛仍可持续一段时间。

4.治疗

首先需要应急处理,建立引流通道。急性症状缓解后,再行进一步治疗(根管治疗或根尖外科手术)。

急症处理:开通髓腔,疏通根管,使根尖周渗出物或脓液通过根管得以引流,缓解根尖部压力和疼痛。若根管内持续有脓液流出,则需开放髓腔数日(3～5 天),同时,若已经达骨膜或黏膜下脓肿阶段时,需切开脓肿。切开引流需要注意:①把握切开时机,黏膜下脓肿切开的时机应该是在急性炎症的第 4～5 天,局部有较明显波动感。②在脓肿波动最明显处切开。③切透软组织达脓腔,确保引流通畅。④脓肿位置较深时,可适当加大切口,放置橡皮引流条。若全身症状明显,可使用抗生素。

5.转归

急性浆液性根尖周炎未予治疗,可很快进入化脓期,成为急性化脓性根尖周炎,后者未予治疗,任其自然发展,脓液通过各种途径引流出体外则炎症由急性变为慢性。当机体抵抗力降低或局部引流不畅时,又可急性发作。

(二)急性浆液性根尖周炎

1.临床表现

(1)患牙初期只轻微痛或不适、浮出、木胀,咬紧牙反而感觉舒服;继而自发钝痛、咬合痛、患牙浮起感,咬合时不仅不能缓解症状,反而引起较剧烈的疼痛,影响进食。疼痛范围局限于患牙根部,不引起放散,患者能够指明患牙。

(2)患牙可见龋坏、充填体、其他牙体硬组织疾患、牙冠变色或深牙周袋等。

(3)患牙叩痛(+～++),可有Ⅰ度松动。

(4)扪压患牙根尖部位出现不适或疼痛,牙龈尚无明显红肿。

2.辅助检查

(1)牙髓活力测验无反应,但年轻恒牙或乳牙可能在牙髓坏死前,炎症即扩散到根尖周,因而活力测验时可有反应,甚至疼痛。

(2)X 线检查根尖周组织影像无明显异常表现。

3.鉴别诊断

(1)与创伤性根周膜炎和牙震荡鉴别:有明显的外伤史,如外来撞击、咬硬物或有骀创伤因素;牙髓活力基本正常或对冷热刺激一过性敏感。

(2)与急性牙髓炎鉴别:疼痛性质为自发性、阵发性疼痛,放射性痛,常不能指明牙位;冷刺激可引起疼痛或使疼痛加重;叩痛不明显。

4.治疗

(1)评估患牙的可保留性,如不能保留可予以拔除。

(2)如患牙可保留或就诊当时无条件拔牙,可行开髓拔髓,清除根管内容物,疏通根管,引流根尖炎症渗出物。

(3)对可保留的患牙,在开通根管后,最好不要将髓腔外敞于口腔中,可将根管清理、成形并封以抑菌、抗炎消毒药;如就诊当时无上述治疗条件,可短暂开放髓腔,急性症状缓解后,完成根管治疗。

(4)全身应用抗生素,以广谱抗生素和针对厌氧菌的抗生素为首选;可应用非甾体类消炎止痛剂缓解症状并给予必要的全身支持疗法。

(三)急性化脓性根尖周炎

急性化脓性根尖周炎多是由急性浆液期发展而来,也可由慢性根尖周炎转化而来,又称为急性牙槽脓肿或急性根尖周脓肿。

1.临床表现

(1)患牙自发性疼痛和叩痛剧烈,松动明显,后期邻牙也可有轻度叩痛和松动,周围软组织亦有炎症表现。临床可分 3 个阶段。

①根尖脓肿:患牙自发性、持续性剧烈跳痛,伸长感加重,叩痛(＋＋～＋＋＋),松动Ⅱ～Ⅲ度,根尖部牙龈潮红,轻度扪痛。

②骨膜下脓肿:病程多已三五日,患者极其痛苦,影响睡眠和进食;患牙持续性、搏动性跳痛更加剧烈,疼痛达到最高峰,患牙更觉浮起、松动,轻触患牙即觉疼痛难忍;叩痛(＋＋＋),松动Ⅲ度,根尖区牙龈潮红、肿胀、移行沟变平、扪痛并有深部波动感;区域淋巴结肿大、扪痛;下颌磨牙可伴有开口受限,严重病例可并发颌面部相应处的蜂窝织炎;患者痛苦面容,全身不适,可伴有体温升高(一般不超过38℃),白细胞计数增高。

③黏膜下脓肿:患牙疼痛减轻,叩痛减轻,根尖区黏膜呈局限的半球形隆起,扪诊有明显波动感,全身症状缓解。

(2)患牙可见深龋洞、充填体、其他牙体硬组织疾病、牙冠变色或深牙周袋等。

2.辅助检查

X 线显示根尖区硬骨板消失或牙周膜间隙增宽或伴有根尖周的骨密度降低。也可无明显改变。若为慢性根尖周炎急性发作者,X 线片可见有骨质破坏的透影区。

3.鉴别诊断

(1)与牙周脓肿鉴别:有长期牙周炎病史,患牙有深牙周袋,无深达牙髓的牙体疾病,多有牙髓活力;脓肿部位接近龈缘;患牙自发痛及叩痛程度均较轻,但松动更明显;X 线片示牙槽骨垂直或水平吸收。

(2)与化脓性颌骨骨髓炎鉴别:化脓性颌骨骨髓炎是颌骨骨膜、骨髓腔以及骨髓腔内的血管、神经等整个骨组织成分的化脓性炎症,感染途径主要为根尖周炎和智齿冠周炎等牙源性感染,主要的发生部位是下颌骨体,也可弥散至下颌升支。起病急,全身中毒症状非常明显,发热可达 39℃～40℃,血常规中白细胞计数增高并可出现核左移;局部的表现比急性根尖周炎更广泛,除颌面部肿胀,皮温高,颌骨疼痛等典型的炎症表现外,还可出现下唇麻木、多数牙松动、牙周溢脓、口臭、张口困难等症状和体征,严重者可并发败血症或颅内感染。

(3)与口腔颌面部间隙感染(蜂窝织炎)鉴别:口腔颌面部间隙感染是指发生在口腔、颌骨周围、颜面及颈上部的肌肉、筋膜或皮下组织中的弥散性急性化脓性炎症,又称蜂窝织炎。根尖周炎和冠周炎等牙源性感染是其主要病因。临床表现局部黏膜的红肿比急性根尖周炎的范围更大,且皮肤也出现红肿、发硬、皮温高、压痛和可凹性水肿,还可出现张口受限、吞咽困难等功能障碍,所属淋巴结肿大压痛。全身反应轻重不等,轻者无明显全身症状,重者有发热、畏寒、头痛、全身不适,甚至可伴发败血症、中毒性休克等严重并发症;血常规中白细胞总数增高,分类中性粒细胞比例增多,红细胞沉降率可加快。上颌前牙和前磨牙可引起眶下间隙感染,下颌前牙可引起颏下间隙感染,上、下颌磨牙可引起颊间隙、嚼肌间隙、颞间隙及颞下间隙感染,下颌后牙还可引起翼颌间隙、颌下间隙、舌下间隙的感染。

4.治疗

(1)应急处理开髓,清除根管内容物,疏通根管,引流根尖脓性渗出物,骨膜下脓肿期和黏膜下脓肿期应在局麻或表麻下切开排脓。

(2)在开通根管后,如有条件可将根管清理、成形并封以消毒药物。

(3)全身应用抗生素并给予必要的全身支持疗法。

(4)急性期过后予以根管治疗,如患牙不能保留应予拔除。

三、慢性根尖周炎

(一)概述

慢性根尖周炎指因根管内长期存在感染及病源刺激物而导致的根尖周围组织慢性炎症反应,表现为炎症性肉芽组织的形成和牙槽骨的破坏。

患慢性根尖周炎时根尖周组织的破坏与修复反复进行。当机体抵抗力下降或病原体毒力增强时,可急性发作,当机体抵抗力增强或病原体毒力减弱时,急性炎症向慢性炎症转化,受损的根尖周组织可不同程度地增生修复。

慢性根尖周炎病变类型一般有根尖周肉芽肿、慢性根尖周脓肿、根尖周囊肿和根尖周致密性骨炎。

1.病因与发病机制

慢性根尖周炎常继发于牙髓炎或急性根尖周炎未治疗或未彻底治疗转化而来。从细菌学角度,慢性感染经常与低毒力的细菌群落相关,但是这些细菌通常表现出对组织的持续侵犯。慢性感染的持续通常与细菌的生物膜状态相关,也因为感染解剖位置的特殊性使宿主的防御难以达到效果。

2.临床表现

慢性根尖周炎病程较长,反复发作,一般无明显的自觉症状。有的患牙根部牙龈肿胀、溢脓,有的患牙可在咀嚼时有不适或无力感。临床检查可见:①患牙可查及深龋洞或充填体及其他牙体硬组织疾病。②牙冠变色,失去光泽。深洞内探诊无反应,牙髓电活力测验无反应。③患牙对叩诊反应无明显异常或仅有不适感,一般不松动。④有窦型慢性根尖周炎者可查及窦道开口,挤压窦道口有时可有脓液流出,也有窦道口呈假性闭合的状态。影像学检查见根尖周肉芽肿、慢性根尖周脓肿、根尖周囊肿、根尖周致密骨炎。

3.诊断与鉴别诊断

结合病史(牙体硬组织疾病史、牙髓病史、急性根尖周炎发作史)、症状(牙龈肿胀、溢脓、咀嚼时有不适或无力感)、临床检查(叩诊不适,温度测验和牙髓活力测验阴性,有窦道),并以根尖 X 线片作为辅助检查(根尖暗影),慢性根尖周炎可以诊断。但是慢性根尖周炎各种类型单纯依靠临床表现很难区分,即使借助 X 线检查,也不容易准确分辨。注意与慢性牙髓炎、龈乳头炎、创伤性根周膜炎、残髓炎、颌骨骨髓炎等鉴别。同时,注意与非牙源性的根尖区病损相鉴别,如非牙源性的颌骨内囊肿和其他肿物,在 X 线片上的表现与各型慢性根尖周炎的影像,尤其是较大的根尖周囊肿的影像极为相似。这些疾病与慢性根尖周炎的主要鉴别点是病变所涉及患牙的牙髓活力多为正常,必要时行 CT 检查协助诊断。

4.治疗

根尖周肉芽肿、慢性根尖周脓肿和根尖周囊肿所采用的治疗原则和方法基本相同。

多数根尖周病的治愈,可以通过牙髓非手术疗法——根管治疗得以实现。广泛的根尖周骨质破坏,保守治疗难以治愈者;根管治疗反复失败,症状不消者;根管严重钙化、弯曲或已做桩冠而未能行根管治疗者需行根尖手术,术后定期复查,若根尖手术失败可能需拔除患牙。

5.转归

根尖周肉芽肿在机体抵抗力和病原体毒力相对力量变化的时候,可向其他几种类型的慢性根尖周炎转化。

当机体抵抗力增强而病原体毒力较弱时,肉芽组织中纤维成分增多,牙槽骨和根尖周牙骨质吸收暂停或出现修复,病变缩小。当机体抵抗力下降而病原体毒力增强时,炎症细胞浸润增多,破骨细胞被激活,牙槽骨和根尖周牙骨质出现吸收、破坏,病变范围增大。

根尖周肉芽肿体积增大,血液循环难以抵达肉芽肿中心时,肉芽肿中央组织可因缺血而坏死、液化,形成脓肿,可急性发作出现急性牙槽脓肿的症状。脓液可自行穿破骨壁得以引流或经不彻底的治疗,则可迁移为慢性根尖周脓肿,这时,在相应牙龈上出现瘘口,时有脓液流出。

慢性根尖周肉芽肿和慢性根尖周脓肿,可通过以下方式转变成根尖周囊肿:增生的上皮团中心部分由于营养障碍,液化变性,渗透压增高吸引周围组织液发展成囊肿;增生的上皮被覆脓腔,当炎症缓解后转变成囊肿;被增生的上皮包裹的炎性肉芽组织也可以发生液化坏死。

部分年轻患者,抵抗力强,在低毒力刺激下,肉芽组织中纤维成分增加,病变范围缩小,吸收的牙槽骨重新沉积,骨小梁增粗增密,髓腔缩小,骨密度增大,形成致密性骨炎。

(二)根尖周肉芽肿

根尖周肉芽肿是根尖周牙周膜表现出的以增生为主的、以肉芽组织取代正常根尖周组织的炎症。是慢性根尖周炎最常见的类型。

1.病因与发病机制

根尖周肉芽肿早期,根尖周牙周膜出现血管扩张、组织水肿、毛细血管和成纤维细胞增生,慢性炎症细胞浸润,病变范围较小。病原刺激继续存在,炎症范围逐渐扩大,根尖周炎症性肉芽组织形成,牙槽骨破坏。肉芽组织内有大量的炎症细胞浸润,毛细血管和成纤维细胞增生,中性粒细胞、淋巴细胞、浆细胞和巨噬细胞等散在浸润。炎性肉芽组织周围纤维组织增生,限制炎症向周围扩展。根尖周肉芽肿内可见增生上皮团或上皮条索相互交织成网状。这些上皮可能来源于 Malassez上皮剩余、经瘘道口长入的口腔黏膜上皮或皮肤上皮、牙周袋壁上皮、呼吸道上皮(病变与上颌窦或鼻腔相通的病例)。

2.临床表现

根尖周肉芽肿患者,通常无明显的自觉症状,仅觉咀嚼无力或轻微咀嚼痛。来源于慢性牙髓炎者,特别是多根牙,若有的根管尚有活髓,则伴有慢性牙髓炎症状;来源于急性根尖周炎者,曾有急性牙痛不敢咬合病史。机体抵抗力下降时,患牙有伸长感及咬合痛,预示将要急性发作。检查见患牙有深龋洞或近髓非龋性疾病或修复体或牙冠变色;叩诊不适;温度测验和牙髓电活力测验常无反应。

影像学检查表现为在患牙的根尖、根侧方或根分叉圆形或卵圆形的密度减低区,病变范围较小,直径一般不超过 1cm,周界清楚,无致密的骨硬板。病变周围的骨质正常或稍变致密。

3.诊断与鉴别诊断

结合病史(牙体硬组织疾病史、牙髓病史、急性根尖周炎病史)、症状(咀嚼时有不适或无力感)、临床检查(叩诊不适,牙髓温度测验和牙髓电活力测验阴性,有窦道)及根尖 X 线片表现(根尖暗影)可以诊断。注意与慢性牙髓炎、龈乳头炎、创伤性根周膜炎、残髓炎、颌骨骨髓炎等鉴别。

4.治疗

多数患牙可以通过根管治疗治愈。广泛的根尖周骨质破坏,根管治疗反复失败,根管严重钙化、严重弯曲等可进一步采用根管外科手术进行治疗。

5.转归

当机体抵抗力较强或入侵细菌毒力较弱时,被破坏的牙槽骨和牙骨质得以修复,病变区缩小。当机体抵抗力较弱或入侵细菌毒力较强时,破骨细胞增多造成更大范围的骨破坏,病变范围扩大。当肉芽肿体积增大到一定程度,血运营养难以达到中心部位时,肉芽组织开始发生液化、坏死,形成脓腔,成为根尖周脓肿。根尖周肉芽肿内上皮团若缺乏营养,发生退行性变、坏死、液化,可形成根尖周囊肿。

(三)慢性根尖周脓肿

慢性根尖周脓肿为局限于根尖周区的慢性化脓性炎症,也称慢性牙槽脓肿。属于慢性根尖周炎的一种。

1.病因与发病机制

可由根尖周肉芽肿转化而来,也可由急性牙槽脓肿在脓液得到引流之后,未经彻底治疗发展而来。

慢性根尖周脓肿中央为液化坏死组织和脓细胞,脓肿周围为炎性肉芽组织,其中散在中性粒细胞、淋巴细胞、浆细胞、巨噬细胞和新生毛细血管。肉芽组织外围包绕着纤维结缔组织,根尖牙骨质和牙槽骨有不同程度的吸收。破骨细胞位于吸收陷窝内,胞质红染,为单核或多核细胞。有研究证实,炎性介质中的白细胞介素-1、肿瘤坏死因子、前列腺素等均能刺激破骨细胞的前体细胞向破骨细胞分化而增强其活性,促进根尖周牙槽骨和牙骨质吸收。

慢性根尖周脓肿可表现为有瘘和无瘘两种情况,有瘘者可见脓液穿透骨壁与口腔黏膜或颌面部皮肤相通,窦道壁被覆复层鳞状上皮。这些上皮可来自Malassez上皮剩余,也可来自肉芽组织内,也可由口腔黏膜上皮或皮肤上皮经窦道口长入。窦道壁上皮下毛细血管增生扩张,结缔组织水肿,其中有大量中性粒细胞、淋巴细胞、浆细胞等浸润。

2.临床表现

慢性根尖周脓肿,根据是否有窦道开口,将其分成有窦型和无窦型两种。有窦型在口腔黏膜或颌面部皮肤上可见到窦道开口。位于黏膜上的称龈窦,位于皮肤上的称皮窦,皮窦的名称依其所在的解剖位置而定,如在颏部称为颏窦,在眶下部称为眶下窦等。窦道是急性牙槽脓肿时,脓液排出体外的通道。有窦型慢性根尖周脓肿,自觉症状与根尖周肉芽肿相似,其不同点是在牙床上经常起小脓疱。口腔检查可见在牙龈黏膜或颌面部皮肤上有窦道口,挤压可见有少许稀薄脓液自窦道口流出。有时无脓液排出,窦道暂时闭合,此型因脓液随时可从窦道排出,不易急性发作。无窦型慢性根尖周脓肿临床上很难与根尖周肉芽肿区别。在机体抵抗力降低时,易急性发作,转化为急性牙槽脓肿。

影像学检查表现为在根尖区有边缘不光滑的小范围骨质破坏的低密度区,骨硬板消失,病变一般较局限,外周可有骨质增生反应。

3.诊断与鉴别诊断

结合患者病史(牙体硬组织疾病史、牙髓病史、急性根尖周炎病史)、症状(牙龈肿胀、溢脓、咀嚼时有不适或无力感)、临床检查(叩诊不适,温度测验和牙髓电活力测验阴性,有窦道)及根尖X线片表现(根尖暗影特点)可以诊断。注意与慢性牙髓炎、龈乳头炎、创伤性根周膜炎、残髓炎、颌骨骨髓炎等鉴别。

4.治疗

多数可以通过根管治疗治愈。广泛的根尖周骨质破坏,根管治疗反复失败,根管严重钙化、弯曲等可进一步采用根管外科手术进行治疗。

5.转归

当机体抵抗力增强或入侵细菌的毒力较低时,脓腔中的脓液被吸收,脓腔周围的肉芽组织增生,脓肿则转化为肉芽肿,黏膜或皮肤上可不留任何痕迹。当机体抵抗力降低或脓液引流不畅,可反复急性发作。

若在脓腔周围有上皮剩余,受炎症刺激后上皮增生,沿脓腔表面生长,将脓腔包绕,脓液被吸收,组织液渗入,脓肿则转化为囊肿。

(四)根尖周囊肿

根尖周囊肿为增生的上皮被覆包裹根尖炎性组织时形成的牙源性囊肿。属于慢性根尖周炎的一种。

1.病因与发病机制

可由慢性根尖周肉芽肿或慢性根尖周脓肿等发展而来。通过以下方式转化:增生的上皮团中心部分营养障碍,液化变性,渗透压增高吸引周围组织液,进而发展成囊肿;增生的上皮被覆脓腔,当炎症缓解后转变成囊肿;被增生的上皮包裹的炎性肉芽组织也可以发生液化坏死。

根尖周囊肿由囊壁和囊腔构成。囊壁内层有上皮衬里,外层为致密的纤维结缔组织,两层中间有慢性炎症细胞浸润。囊腔内有囊液,其性状为清亮、透明的浅黄褐色液体,且有闪耀光泽,略黏稠,其中有含铁血黄素而呈黄褐色,并有变性、坏死和脱落的上皮细胞,使囊内渗透压增高,周围组织液渗入其内,使囊肿不断增大。因囊液内含有胆固醇结晶而有闪耀光泽。胆固醇结晶由上皮细胞变性分解而来。

2.临床表现

根尖周囊肿生长缓慢,多无自觉症状。口腔检查可见患牙有龋损或其他非龋性牙体病或牙冠变色失去光泽。叩诊可有不适感,温度测验患牙无反应。囊肿大小不等,由豌豆大至鸡蛋大。小囊肿不易被发现。囊肿发展较大时,根尖部牙龈呈半球形隆起,牙龈不红,扪诊时有乒乓球感,这是由于囊肿外围只有一层极薄的骨板存在。大囊肿还可压迫牙根,使邻牙移位或使邻牙牙根吸收。

影像学表现为以病原牙根尖为中心,形状较规则,大小不等的圆形或卵圆形骨质破坏低密度病变区,边缘清晰锐利。囊肿边缘有一致密的线条影。当囊肿继发感染,致密线条影可消失。囊肿增大到一定程度时,可造成骨质膨胀畸形,骨密质变薄。有的由于骨阻力的不同而形成分叶状。

3.诊断与鉴别诊断

结合患者病史(牙体硬组织疾病史、牙髓病史、急性根尖周炎发作史)、症状(牙龈肿胀、溢脓,咀嚼时有不适或无力感)、临床检查(叩诊不适,温度测验和牙髓电活力测验阴性,有窦道)及根尖X线片表现(根尖暗影特点)可以诊断。注意与慢性牙髓炎、龈乳头炎、创伤性根周膜炎、残髓炎、颌骨骨髓炎等鉴别。

4.治疗

传统的方法是对患牙行根管治疗,配合根尖手术,将囊肿摘除。一些研究发现,不需根尖手术,单纯进行根管治疗,绝大多数根尖周囊肿也可被治愈。

5.转归

根尖周囊肿一旦形成,其上皮衬里不会自行消失,通常情况下,囊肿逐渐生长、增大。当机体抵抗力降低时,可继发感染,形成根尖周脓肿。而机体抵抗力增强时,脓液被吸收,又转化成囊肿。

(五)根尖周致密性骨炎

根尖周致密性骨炎为根尖周组织受到轻微、缓和的慢性刺激后产生的以骨质增生反应为主的炎症。又称硬化性骨炎、根尖周骨硬化症及慢性局灶性硬化性骨髓炎。

1.病因与发病机制

当根尖周组织受到长期的轻微、缓和的刺激,而患者的机体抵抗力又很强时,根尖部的牙槽骨并不发生吸收性破坏,反而表现为骨质的增生,形成围绕根尖周围的一团致密骨,其骨小梁结构比周围骨组织更为致密而不规则,与周围骨质没有界限,骨小梁处有活跃的成骨细胞。骨髓组织较少,有少量的慢性炎症细胞及纤维性组织。

2.临床表现

多见于年轻人。多发生在死髓牙、残根或咬合创伤牙的根尖周围。以下颌第一磨牙多见,常有较大面积的龋损,一般无自觉症状,也没有反复肿痛史,只是在进行X线检查时偶然被发现。根尖原发病的不同,其叩诊、扪诊、电活力测验和温度测验等反应不一。

影像学检查显示患牙根尖区骨小梁增多、增粗,骨质密度增高,骨髓腔变窄甚至消失,与正常骨组织无明显分界。根尖部牙周膜间隙可增宽,根尖无增粗膨大。

3.诊断与鉴别诊断

结合病史和年龄及 X 线片表现可以诊断。

4.治疗

如果患牙有牙髓炎或牙髓坏死,经完善的根管治疗后,X 线片的影像可恢复正常。

5.转归

一般处于稳定状态,当机体抵抗力降低时可以转化为急性根尖周炎或根尖周肉芽肿。

(王雅丽)

第三节　常用牙髓病与根尖周炎治疗技术

一、概述

针对牙髓病和根尖周炎而采用的治疗方法称为牙内疗法。主要目的是消除炎症,缓解疼痛,清除感染,促进牙髓或根尖周组织愈合,修复牙体缺损并恢复其咀嚼功能。包括开髓引流术、间接盖髓术、直接盖髓术、牙髓切断术、根尖诱导成形术、根尖屏障术、牙髓血运重建术、根管治疗术、根管外科等。

(一)治疗原则

应尽可能地保存具有正常生理功能的牙髓和保存患牙。

1.保存活髓

牙髓组织具有营养牙体硬组织和形成牙本质的功能,对外来刺激能产生一系列防御反应,对牙髓病变还处于早期阶段的恒牙和根尖孔尚未形成的年轻恒牙,应注意尽可能保存全部或部分活髓,维护牙髓的功能。

2.保存患牙

由于牙髓的增龄性变化和血液循环的特殊性,其修复再生能力有限,牙髓炎常常不易自愈。对患有牙髓病而不能保存活髓的牙,应去除病变牙髓,保存患牙,以维护牙列完整,维持咀嚼功能。失去活髓后,牙体硬组织的营养代谢大部分丧失,仅由牙周组织供给,牙体硬组织变脆并容易折裂。因此,牙髓治疗后患牙应选用不同类型的冠部修复体以保护牙体硬组织。

(二)治疗计划

应根据患牙病变程度、位置与解剖特点,患者的全身健康状况、依从性和就诊时机以及医护人员的经验、医疗器械等来制订。

1.治疗程序

治疗程序首先应缓解疼痛并去除感染,控制患牙的急性症状后,再进行全面的检查和治疗。遵循以下治疗程序:①控制急性肿痛症状。②完成主诉患牙的牙髓治疗。③拔除无保留价值的患牙。④治疗其他牙髓病患牙,再处理根管治疗失败的患牙。⑤进行必要的牙周治疗。⑥进行完善的修复治疗。

2.术前医患交流

治疗前医生和患者进行良好而有效的交流是非常重要的,可以提高患者的依从性,规避治疗风险和医患纠纷。术前谈话要告知患者:①术后可能出现短暂不适或轻度疼痛,偶有剧痛。必要时可服用消炎、镇痛药物以缓解症状。②保存活髓治疗后,如出现自发痛、夜间痛等急性牙髓炎症状应立即复诊,以调整治疗计划和治疗方法。③牙髓病治疗通常成功率较高,但也存在失败的可能性,其预后与患者的个体差异有关。

二、开髓引流术

开髓引流术为采用人工的方法钻通髓腔,将髓腔内的炎症渗出物或根尖渗出液及脓液引流至牙外的方法。是急性牙髓炎及急性根尖周炎的应急处理方式,以缓解髓腔内或根尖部的压力,达到减轻疼痛的目的。由髓腔内压力增高所引起的疼痛常常难以忍受,严重影响患者生活和学习,开髓引流是最有效的镇痛方法。

(一)适应证

急性牙髓炎、慢性牙髓炎急性发作、急性根尖周炎、慢性根尖周炎急性发作。

(二)操作步骤

①麻醉患牙。②选择锐利球钻置于高速手机上。③以左手固定患牙,在喷水的状态下按照牙解剖标志穿通髓腔。④看到有新鲜血液或渗出液溢出时表明髓腔已打开,在髓腔内放置一无菌棉球以便安抚镇痛,1～2天后复诊。

(三)注意事项

①局部浸润麻醉要避开肿胀部位,否则将引起疼痛和感染扩散,麻醉效果较差,最好行阻滞麻醉。②正确开髓并尽量减少钻磨震动,可用手或印模胶固定患牙以减轻疼痛。③可在髓室内置一无菌棉球开放髓腔,待急性炎症消退后再做其他治疗。一般在开放引流1～2天后复诊。

三、盖髓术

(一)概述

盖髓术为在接近牙髓的牙本质表面或已暴露的牙髓创面上,覆盖能使牙髓组织恢复健康的制剂的方法,以保护牙髓,消除病变,保存活髓。包括直接盖髓术与间接盖髓术。

1.盖髓剂性质

能促进牙髓组织修复再生、对牙髓组织具有较好的生物相容性、有较强的杀菌或抑菌作用、有较强的渗透作用、有消炎作用、药效稳定持久、便于操作。

2.常用盖髓剂

常用盖髓剂包括以下几种。

(1)氢氧化钙:氢氧化钙的制剂较多,共同特点是呈碱性,pH 为 9～12,可中和炎症所产生的酸性产物,有利于消除炎症和减轻疼痛。氢氧化钙可激活成牙本质细胞碱性磷酸酶而促进硬组织的形成。此外,氢氧化钙还具有一定的抗菌作用。氢氧化钙直接接触牙髓后,牙髓组织可发生凝固性坏死,坏死下方出现炎性反应,并在此界面上形成牙本质桥。牙髓组织中的未分化间充质细胞在氢氧化钙诱导下可分化为成牙本质样细胞,分泌牙本质基质,由牙髓血运供给的钙离子进入牙本质基质,其钙化后形成修复性牙本质。

(2)无机三氧聚合物(MTA):无机三氧聚合物是一种牙髓治疗材料,由多种亲水氧化矿物质混合形成,主要成分为硅酸三钙、硅酸二钙、铝酸三钙、铝酸四钙以及少量的氧化物如三氧化二铋等。无机三氧聚合物具有良好的密闭性、生物相容性、诱导成骨性和 X 线阻射性,此外还有与氢氧化钙类似的强碱性及一定的抑菌功能。使用时将粉状无机三氧聚合物和蒸馏水以一定比例混合,混合初期为碱性凝胶,pH 10.2,3 小时后固化,pH 升至 12.5。临床上作为盖髓剂用于直接盖髓术和活髓切断术。研究表明,与氢氧化钙相比,无机三氧聚合物直接盖髓后牙髓炎症反应轻,产生的牙本质桥厚且均一,与正常的牙本质相似。除盖髓外,无机三氧聚合物还广泛用于髓室底穿孔修补、根管侧穿修补、根尖诱导成形和根尖倒充填等,具有良好的临床疗效。

(二)直接盖髓术

直接盖髓术为用药物覆盖牙髓暴露处的方法。以保护牙髓、保存牙髓活力。从组织病理学角度来看,许多龋源性露髓的患牙经盖髓治疗后,牙髓呈慢性炎症状态。因此,直接盖髓术多用于外伤性和机械性露髓患牙的保髓治疗。

牙髓细胞在受到刺激后可能分化为成牙本质细胞样细胞,促进受损的牙髓愈合。将盖髓剂覆盖在暴露的牙髓创面上可以消除感染和炎症,保护牙髓组织,使其恢复健康。对牙髓暴露、牙根未发育完成的年轻恒牙,可进行直接盖髓术保存活髓。对成熟恒牙尤其是龋源性露髓患牙进行直接盖髓,往往由于残留在牙髓内的细菌及其毒性产物可能引起牙髓持续炎症,而长期存在的炎症或循环障碍常会导致盖髓剂紧邻的部位发生牙髓钙化和牙内吸收,影响后期的桩钉固位修复,导致治疗失败。因此,为避免牙髓继续钙化或发生内吸收,直接盖髓治疗后,只要根尖孔发育完成,随即应进行根管治疗。

1.适应证

①根尖孔尚未发育完全,因机械性或外伤性露髓的年轻恒牙。②根尖已发育完全,机械性或外伤性露髓,穿髓孔直径不超过 0.5mm 的恒牙。

2.禁忌证

①因龋露髓的乳牙。②临床检查有不可复性牙髓炎或根尖周炎表现的患牙。

3.操作步骤

操作步骤包括以下 3 步。

(1)制备洞形,清除龋损组织:①对于机械性或外伤性因素引起牙髓暴露的患牙,应在局麻下制备洞形。操作过程中,要求动作准确到位,避开穿髓孔,及时清除洞内牙体组织碎屑,尽量做到无菌操作,以防止牙髓再感染。②对于深龋近髓患牙,可在局麻下以球钻或挖匙依次去除洞壁和洞底的龋损组织,最后清除近牙髓处的软龋,一旦牙髓意外暴露即刻清洗窝洞,置盖髓剂并封闭洞口,尽量减少细菌污染牙髓的机会。

(2)放置盖髓剂:①用生理盐水缓慢地冲洗窝洞,严密隔湿下用消毒棉球拭干窝洞。②用氢氧化钙或其他直接盖髓剂覆盖于暴露的牙髓上,用氧化锌丁香酚黏固剂封闭窝洞。

(3)疗效观察:①患牙盖髓治疗 1~2 周后无任何症状且牙髓活力正常,可去除大部分暂封剂,保留厚约 1mm 的氧化锌丁香酚黏固剂垫底,再选用聚羧酸锌黏固剂或磷酸锌黏固剂做第二层垫底,复合树脂永久充填。②患牙盖髓治疗 1~2 周后,若对温度刺激仍敏感,可继续观察 1~2 周,也可去除暂封物及盖髓剂,更换盖髓剂后暂封观察 1~2 周,症状消失后行永久充填。更换药物时,应注意无菌操作,避免再感染。②患牙盖髓治疗后出现自发痛、夜间痛等症状,表明病情已向不可复性牙髓炎发展,应去除充填物,改行根管治疗。

4.并发症及防治

并发症及防治主要包括以下方面。

(1)温度刺激敏感:嘱患者不能食用过冷或过热食物,并继续观察 1~2 周,也可去除暂封物及盖髓剂,更换盖髓剂后暂封观察 1~2 周,症状消失后行永久充填。

(2)疼痛:患牙盖髓治疗后,冷、热刺激痛逐渐加重,甚至出现自发痛、夜间痛等症状,表明病情已向不可复性牙髓炎发展,应去除充填物,改行根管治疗。

(三)间接盖髓术

间接盖髓术为用具有消炎和促进牙髓-牙本质修复反应的盖髓制剂覆盖于洞底的方法。可促进软化牙本质再矿化和修复性牙本质形成,从而保存全部活牙髓。

通过间接盖髓治疗,去除外层感染的牙本质和龋损中大部分细菌,且盖髓剂覆盖并隔绝了细菌生长所需的底物,使残留在脱矿区和硬化层中的细菌明显减少。

氢氧化钙等盖髓剂作为一种温和的刺激物或诱导剂,维持局部的碱性环境,有利于成牙本质细胞样细胞分化并形成修复性牙本质。硬化层的保留和修复性牙本质的形成,避免了牙髓暴露,因而间接盖髓术已被证明是保存活髓的有效治疗方法。

1.适应证

①深龋、外伤等造成近髓的患牙。②深龋引起的可复性牙髓炎,牙髓活力正常,X线片显示根尖周组织健康的恒牙。③无明显自发痛,去净腐质未见穿髓却难以判断是慢性牙髓炎或可复性牙髓炎时,可采用间接盖髓术作为诊断性治疗。

2.禁忌证

①有明显牙髓炎症状的患牙。②深龋洞底尚有较多龋损组织未能去除而露髓的患牙。

3.操作步骤

①去龋:局麻下用大球钻低速去龋,再以挖匙去除近髓处的软龋,尽可能去除所有龋损组织或仅保留少许近髓软龋,应注意避免穿髓。②放置盖髓剂:用消毒棉球拭干窝洞后,于近髓处放置氢氧化钙盖髓剂,用氧化锌丁香酚黏固剂暂封窝洞或直接于近髓处放置氧化锌丁香酚黏固剂封闭窝洞。③充填:观察 1～2 周,如无任何症状且牙髓活力正常,保留部分氧化锌丁香酚黏固剂垫底,进行永久充填。④对曾保留有少许软龋的窝洞,可在 6～8 周后去尽软龋,行垫底充填。若患牙经盖髓治疗后对温度刺激仍敏感,可除去盖髓剂及暂封物,更换新的盖髓剂暂封,直到症状消失后再进行永久充填。

4.并发症及防治

术后疼痛原因及防治方法:①诊断错误:临床上将慢性牙髓炎、牙髓坏死或慢性根尖周炎误诊为可复性牙髓炎,可在术后出现疼痛,甚至使疼痛加剧。其防治措施是重新判断患牙牙髓状况并选择适当的治疗方法。②未除净腐质:腐质未完全除净,不但妨碍临床医生对牙髓状况的判断,还可能造成牙髓的继发感染,在盖髓术后出现疼痛症状。X线检查可见充填体与窝洞间有透射影像即可确诊。一旦确诊应改行其他治疗如根管治疗术,对于根尖尚未发育完成的年轻恒牙,则可重新去除腐质,施行保存活髓治疗。

四、牙髓切断术

牙髓切断术为局麻下切除髓室内已感染或炎性牙髓组织,用盖髓剂覆盖牙髓断面或用其他药物处理牙髓创面的方法。可用于保留正常牙髓组织并维持其状态和功能,也可以作为暂时缓解症状的紧急操作。牙髓切断术多应用于乳牙和根尖未发育完成的年轻恒牙。

牙髓切断术所用的药物主要分型:①矿化剂和抑菌剂:如氢氧化钙,此类药物促进硬组织形成的同时具有一定的抑菌作用。②封闭剂:如无机三氧聚合物,此类药物有良好的封闭能力,生物相容性好,有促进矿化及抑菌作用。除此以外,还包括抗生素、组织愈合剂,如胶原、骨形成蛋白及糖皮质激素等。

除药物治疗以外,也可用电刀或激光处理创面使得创面发生凝固坏死,以将健康组织与垫底材料隔绝。

(一)乳牙牙髓切断术

乳牙牙髓切断术包括以下方面。

1.适应证与禁忌证

适用于龋源、外伤或医源性髓腔穿孔所导致的牙髓暴露,且感染或炎症仅局限于乳牙冠髓者。如患牙有明确的自发痛病史,有根尖周与根分叉病变、病理性根吸收,有浆液性或脓性渗出液排出,在切断冠髓后肉眼未见明显出血(牙髓坏死)或见难以控制的根髓出血的情况下,要考虑行牙髓摘除术或拔牙治疗;如患牙因牙体硬组织缺损较大而无法保证术后充填材料密封或牙根吸收长度超过根长 1/3,也不宜行牙髓切断术。

2.操作步骤

在整个治疗过程中应严格遵循无菌操作原则,采用橡皮障隔湿或在患者良好的配合下直接用棉卷隔湿并及时更换。冠髓切断:①对患牙行局部麻醉后,用橡皮障隔离手术区域。②去除所有的龋损组织,观察露髓点处出血情况,判断牙髓活性和状况。③在保证充分冷却的情况下,采用锐利金刚砂车针或小球钻用高速手机揭开髓室顶。④用新的 6 号或 8 号慢速球钻或锐利挖匙去除冠髓,若有少许牙髓组织纤维残余,出血可能也难以控制。⑤用生理盐水冲洗髓室,用棉球拭干。⑥用稍微湿润的棉球轻压在根管口,然后用干燥棉球压于其上,以免干燥棉丝缠绕在血凝块中,在移除时引起出血。出血应在 3 分钟内被控制,其间可以更换棉球。⑦如果持续出血,应检查是否在髓室内有牙髓组织纤维残留,可以用小球钻去除可疑组织,重复上述操作。⑧如果出血仍然持续 2~3 分钟,炎症可能已累及根髓,这时不再适宜行牙髓切断术,而应考虑牙髓摘除术或拔牙。⑨一旦出血停止,可根据具体情况选择合适的药物或激光处理创面。

无机三氧聚合物断髓术(MTA):冠髓切断并止血后,将无机三氧聚合物粉末与无菌水混合至黏稠状,用纸尖吸出多余的水分。用挖匙类器械协助将无机三氧聚合物置于断髓面,并保证有足够的厚度(3~4mm)后用银汞合金充填器轻压,再用氧化锌丁香酚黏固剂或玻璃离子覆盖。随后的充填与修复操作及注意事项同前。氢氧化钙断髓术和 MTA 操作方式基本一致。

相比于药物的应用,电刀和激光在冠髓被切断并止血后,处理断端创面具有可视性好、止血迅速等优点。其缺点是,在操作中产热会引起组织损伤从而导致持续性炎症。文献对操作时间与所用强度的报道有极大的差异。激光在乳牙断髓术中的成功应用有一些相关报道,但还无法给出结论性的评价。

(二)年轻恒牙牙髓切断术

传统的牙髓切断术是将冠髓从相当于颈缘处全部切除,然而对于年轻恒牙切髓深度的掌握应建立在临床症状与体征的基础上。

1.适应证与禁忌证

根尖未发育完成的年轻恒牙,无论龋源、外伤或医源性髓腔穿孔所导致的牙髓暴露,且没有或近期仅有短暂的疼痛史,无肿胀、松动、叩痛等症状,无根管内、外吸收与根管钙化等异常影像学表现均可行牙髓切断术,以保存健康活髓,直到牙根发育完成。因外伤导致的牙髓暴露者,如果炎症牙髓切除后,仍有健康活髓存在,那么露髓时间与露髓孔大小并不是决定是否行此操作的最关键因素。在操作中,如果髓腔内出血在几分钟内难以控制,则要考虑进行根尖诱导成形术。

2.操作步骤

①遵循无菌操作原则,对患牙行局部麻醉后,用橡皮障或棉卷隔离术区。②用高速手机和适宜的金刚砂车针在水雾冷却下切除冠髓。③如果出血过多,可用小棉球蘸少许生理盐水或0.1%肾上腺素,置根管口压迫止血,并可将干棉球放在湿棉球上面稍稍加压,必要时更换湿棉球,出血可在几分钟内得到控制。注意不能用干棉球直接压迫断面,以免干棉球与血凝块黏结,当去除干棉球时引起再出血。在出血难以控制的情况下,应仔细检查创面是否遗留冠髓组织,并可再切除一部分根髓,将断面稍向根髓方向延伸。操作中不要使用气枪,以免造成组织脱水和损伤。④待出血停止后,用无菌生理盐水与氢氧化钙调和的盖髓剂或无机三氧聚合物小心轻敷于断面,再用氧化锌丁香酚黏固剂或玻璃离子封闭窝洞后,行永久充填,亦可观察1~2周,若无症状,则除去部分暂封剂,以聚羧酸锌黏固粉或磷酸锌黏固粉垫底,银汞合金或复合树脂充填。

五、根尖诱导成形术

根尖诱导成形术为对牙根未完全形成之前发生牙髓坏死的年轻恒牙,在控制感染的基础上,用药物诱导形成钙化屏障以使根尖继续发育,或者缩小或封闭开放的根尖孔,或者人工形成根尖屏障的方法。而根尖成形术与其区别在于通过活髓保存治疗(如间接盖髓术、直接盖髓术和牙髓切断术)以促进牙根生理发育并形成根尖。

(一)适应证

(1)牙髓病变已波及根髓的年轻恒牙。

(2)牙髓全部坏死或并发根尖周炎症的年轻恒牙。

（二）治疗药物

应用于根尖诱导成形术的药物有氢氧化钙，如 Vitapex，Metapex 等氢氧化钙类制剂。

（三）操作步骤

整个治疗过程中应严格遵循无菌操作原则，采用橡皮障隔湿。髓腔开通，根管清理及消毒见根管治疗术。根管长度主要依照影像学确定，并可用吸潮纸尖辅助测量作为参考。在整个过程中，根管冲洗是根管清理的核心并且需要小心操作。次氯酸钠作为抗微生物及组织溶解剂可以作为首选根管冲洗药物，且在超声或者其他震荡工具的激活下可以加强冲洗效果。牙间刷或者小号毛刷可以辅助清理根管。

1.氢氧化钙诱导形成钙化屏障

①彻底清理根管并干燥，用螺旋输送器或注射器将氢氧化钙送入根管后，严密封闭冠方。②每隔 3 个月复诊，复诊时先冲净根管内氢氧化钙，再用牙胶尖或吸潮纸尖或显微镜检查是否已形成钙化屏障，并用影像学作为辅助检查。③持续治疗9～24 个月直到根尖形成钙化屏障。期间谨防患牙冠折及根折。④虽然根尖孔被部分或者全部封闭，但根管与根尖周组织仍有交通，所以术后需行根管充填。

2.根尖诱导成形术后的修复

有报道表明在行根尖诱导成形术的治疗期间与根管治疗之后有超过 30％的患牙发生折裂，所以许多学者建议用无机三氧聚合物形成根尖屏障后立即在根管内利用黏结技术进行树脂充填，以防止折裂。此外，各种石英和玻璃纤维桩也能应用于术后修复。

六、根尖屏障术

根尖屏障术是将钙硅基水门汀如 MTA，Biodentine，iRoot BP Plus 等置入根尖部位，待其硬固后形成根尖止点，达到根尖封闭的效果。虽然氢氧化钙制剂根尖诱导成形术已在临床得到广泛应用，但存在就诊次数多、治疗周期长等缺点。并且，根尖诱导成形术的成功依赖于根尖部存留的生活牙髓、牙乳头或根尖周组织中的上皮根鞘，对根尖周病变时间较长、病变范围较大的患牙疗效较差。成年患者就诊时，根尖周组织多有明显的骨质破坏，且超过了牙根继续发育的年龄，根尖诱导的疗效较难确定。根尖屏障术仅需 1～2 次复诊，具有就诊次数少、封闭效果良好等优点。

（一）适应证

牙髓坏死或伴有根尖周炎且根尖孔未发育完全的恒牙，以及进行长期的根尖诱导但未能形成根尖屏障的恒牙。

(二)操作步骤

1.橡皮障隔离

使用橡皮障隔离患牙是治疗的首要步骤。

2.根管预备

常规备洞开髓,使器械循接近直线方向进入根管。清理根管,去除根管内坏死牙髓组织。测量工作长度并拍X线片确认。由于患牙根管壁较薄、根管尖部粗大,应避免过度机械预备,可采用次氯酸钠溶液结合超声反复冲洗根管以清除感染。

3.根管消毒

对于有根尖周病变的患牙,可利用氢氧化钙糊剂或抗生素糊剂等对根管进行药物消毒,直至根尖周炎症控制为止。

4.根尖屏障制备

使用超声荡洗彻底去除根管内的消毒药物,干燥根管。在手术显微镜下以专用输送器将新鲜调制或膏状的钙硅基水门汀置于根尖部,将垂直加压器做好标记,适当加压,直至将根尖段4~5mm填充密实,用纸尖或小毛刷清理根管壁中上段多余的材料。置湿棉球于根管中上段,为材料硬固提供湿润的环境,但勿将小棉球与材料接触,以避免棉球中的纤维嵌入材料中。暂封开髓孔,拍X线片确认屏障材料在根尖区的位置及充填质量。

5.根管充填与患牙修复

根管充填之前,应使用根管锉或牙髓针探查根尖的屏障材料是否硬固,若尚未硬固,需再次清理根管,重新置入材料。若材料已完全硬固,形成良好的根尖止点,则可进行根管充填与患牙修复。采用热牙胶注射技术可严密充填根管上中段,但对未发育成熟的牙根无加强抗力形作用。采用双固化或光固化的复合树脂、树脂改性玻璃离子水门汀等充填根管,或使用具导光性能的根管桩、石英纤维桩和玻璃纤维桩进行修复,有助于增强患牙的抗折能力。

6.定期随访

治疗后每3~6个月复查一次。复查时注意有无临床症状或异常体征,有无牙折的发生,拍X线片观察根尖周情况。

(三)注意事项

1.彻底清除根管内感染物质

只有彻底清除根管内感染物质,才能消除根尖周组织的炎症,促进组织愈合,提高根尖屏障术的成功率。

2.制备适宜厚度的根尖屏障

根尖屏障材料的最佳厚度为4~5mm,该厚度能使材料达到有效的根尖封闭并对抗移位。

3.清理根管壁的余留材料

根管充填和牙本质黏接前,使用粗大的湿润纸尖或小毛刷彻底清理根管壁上残留的根尖屏障材料,以利于后续的牙本质黏接,以及充填材料在根管壁的渗透,从而达到强化根管的目的。

4.建立良好的冠部封闭

使用不含丁香油的暂封材料或玻璃离子水门汀临时封闭开髓孔,且材料厚度至少3～4mm,以防止冠部的微渗漏及暂封物脱落。

七、牙髓血运重建术

牙髓血运重建术是通过完善有效的根管消毒,尽量保护牙髓干细胞、牙乳头间充质干细胞和牙周韧带干细胞,利用根管内血凝块提供良好的干细胞增殖和分化的微环境,以促进牙根继续发育的治疗方法。与根尖诱导成形术和根尖屏障术相比,牙髓血运重建技术可使治疗后的患牙牙本质继续生成,进而促使根管壁厚度和牙根长度增加,降低患牙远期根折的风险。

目前,这一技术尚未制定国际统一的临床操作规范,缺乏系统的长期临床随访资料。此治疗可能加速根管钙化,以致增加日后牙髓治疗的难度。因此,牙髓血运重建技术在临床上尚未普及,其远期疗效有待进一步追踪观察。

(一)适应证

牙根未完全形成之前因龋病、外伤、畸形等原因导致牙髓严重病变或根尖周炎的年轻恒牙。此时患牙牙根短,根管壁薄,牙根尖部敞开或根尖孔宽大,利于牙髓干细胞和牙乳头间充质干细胞随血液进入根管。牙适用年龄一般为8～16岁,患者年龄小保证其有较强的组织愈合能力和干细胞再生能力。若患牙根尖孔呈开放状并且根管壁很薄,即使成人牙齿,用牙髓血运重建术也能取得好的疗效。

(二)禁忌证

一般不用于乳牙,因为可能影响继承恒牙的萌出。

(三)操作步骤

1.控制根管系统的感染

首先对患牙进行局部麻醉,同时需要采用橡皮障隔离。对根管系统的清理强调采用化学方法进行,如1%～1.5%的次氯酸钠溶液或乙二胺四乙酸二钠(EDTA)超声荡洗根管5分钟,尽量不进行拔髓处理及根管预备。用消毒纸尖彻底干燥根管后,在根管内封入氢氧化钙糊剂并用玻璃离子暂封窝洞。2周后复查,患牙无叩痛,牙龈无红肿,牙齿松动度同正常同名牙即可行牙髓血运重建术。如患牙根尖周症状未完全消除,则重复上述步骤,直至临床检查无阳性体征。

2.形成血凝块及完成严密的冠部封闭

常规消毒局麻加橡皮障隔离下,去除窝洞及根管内暂封。次氯酸钠及 EDTA 溶液超声荡洗根管,消毒纸尖吸干水分,显微镜下使用大号根管锉轻柔刺破根尖周组织引起根管内出血,并使出血达釉牙骨质界下 4mm,待根管内形成血凝块,将 MTA 覆盖在釉牙骨质界下方 1～2mm,上方放置湿棉球暂封,3 天后去除上方暂封材料,检查 MTA 是否完全硬化并常规进行复合树脂充填。

近年来,牙髓血运重建术逐渐成为治疗年轻恒牙根尖周炎的一种新的保存牙齿的治疗方法,其优点是促进牙根尖部的继续发育,降低根折的发生率。然而,牙髓血运重建术的组织学机制尚无定论,且长期随访观察及术后评估资料有限,其具体操作步骤仍在不断改进和探索中。同时,存在个体及操作的差异性,导致术后评估结果不一致,进而制约了该技术在临床上的大力推广和应用。

八、根管治疗术

龋病及非龋性牙体硬组织疾病往往会造成牙体硬组织的缺损,如果治疗不及时就会导致牙髓病和根尖周病,其主要致病因素是根管系统内细菌等微生物的感染,临床上常表现为疼痛、牙体缺损和功能障碍,如何彻底地清除根管内的感染、修复牙体缺损并恢复功能是治疗成功与否的关键。根管治疗术(RCT)是目前最有效、最常用的手段,它采用专用的器械和方法对根管进行清理、成形(根管预备),有效的药物对根管进行消毒灭菌(根管消毒),最后严密填塞根管并行冠方修复(根管充填),从而达到控制感染、修复缺损,促进根尖周病变的愈合或防止根尖周病变发生的目的。

(一)根管治疗术的原理

根管治疗是通过机械清创和化学消毒的方法预备根管,将牙髓腔内的病源刺激物(包括已发生不可复性损害的牙髓组织、细菌及其产物、感染的牙本质层等)全部清除,经过对根管的清理、成形,必要的药物消毒以及严密充填,达到消除感染源、堵塞、封闭根管空腔,消灭细菌的生存空间,防止再感染的目的。在这个过程中,要防止原有感染的扩散和发展,也要防止新感染的引入。经过根管治疗的无髓牙可依靠牙周组织供给营养,牙周膜中的营养物质经渗透进入牙骨质、牙本质。无髓牙虽然失去了来自牙髓的营养源,但是在无感染的情况下,依靠与牙周膜的有机联系,仍能长期存在于颌骨内,不会像死骨一样被吸收和排出。患牙经过治疗被保存下来,可以行使咀嚼功能,维护了牙列的完整和咀嚼器官的功能。因此,根管治疗术的原理实际上就是控制感染、促进愈合,前者是前提,后者是判定疗效是否成功的关键。

1.根管内感染的特点

牙齿所处的口腔环境中有大量寄生的细菌微生物,由于口腔环境中唾液、pH以及饮食等因素,其菌群的组成有较大个体差异和波动,目前报道有 500 种以上的细菌,其具体作用尚不清楚。一旦牙齿硬组织或牙周膜屏障遭到破坏,细菌就会入侵并定植于根管系统,从而引发牙髓病和根尖周病。定植是指在适合生长的物理和生化环境下,微生物在宿主体内实现定居。正常的口腔菌群就是微生物与宿主在共生的条件下,实现在宿主体内的定植。虽然正常菌群中的细菌可能有益于人体,但它们如果进入了正常情况下无菌的区域(例如根管系统内或根尖周组织)中,便成为条件致病菌,从而导致疾病。

根管治疗术的目标就是清除根管系统内的感染,防止再感染,然而由于根管内感染的微生物种类繁多且特殊,其生存方式多为生物膜形式,同时其生存位置较为隐匿,因此要达到此目标,首先应熟悉根管系统内感染的这些特点。

(1)根管系统内感染的微生物种类:某学者出版了《人类口腔中的微生物》,成为第一个把细菌和牙髓疾病联系起来的研究者以及口腔微生物学的鼻祖。有学者研究发现无菌大鼠的暴露牙髓不会发生病理改变,证明了没有细菌微生物,则牙髓不会发生坏死。而在正常情况下,口腔内存在大量的细菌,当牙齿因龋、非龋或牙周病等原因导致牙本质小管暴露,那么这些直径大多 $<1\mu m$ 的细菌就能轻而易举地进入直径为 $1\sim4\mu m$ 的牙本质小管中,从而引发牙髓疾患。

牙髓感染中的大部分细菌都是专性厌氧菌。这些细菌仅在乏氧环境中生长,但是它们对氧的敏感性不同。它们能够在低氧化还原电势以及缺乏超氧化物歧化酶和过氧化氢酶的条件下生存。微厌氧菌可以生活在有氧环境中,但主要通过无氧代谢途径获得能量。兼性厌氧菌生活在有氧或无氧环境中,通常拥有超氧化物歧化酶和过氧化氢酶。专性需氧菌需要在有氧环境中生长,并且拥有超氧化物歧化酶和过氧化氢酶。

有研究显示,根管内感染的初始阶段,兼性厌氧菌占主导地位,随着时间的推移,兼性厌氧菌被专性厌氧菌所取代。这个结果说明,发生了能使厌氧菌增加生存和增殖能力的选择性过程。大约 3 年以后,可培养的98%的细菌都是专性厌氧菌。因此,感染根管中细菌的种类是处在不断动态变化中的。

一般情况下,每一个感染根管中能分离培养出 3~10 种细菌,以革兰阴性的专性厌氧菌为主,伴有一些兼性厌氧菌如链球菌、乳酸菌、放线菌等,然而感染根管中的细菌种类存在着个体差异,甚至同一患者的不同牙齿中也存在着差异,有学者发现可能与症状和体征有关,与治疗史的长短有关,这些都给根管治疗术带来了挑战。

(2)根管内微生物的生存方式:一般情况下,细菌主要以游离悬浮状态和生物膜两种形式存在,感染根管内细菌的生存方式也不例外。根管系统内牙髓组织和根管液中的游离细菌可引起急性感染,但容易被清除,而以生物膜状态存在的细菌在根管治疗过程中能抵抗根管冲洗液的冲洗作用,不容易被机械和化学预备清除。附着在根管壁上的生物膜能抵抗宿主的免疫进攻,而得以长期存在,并与根尖周组织保持紧密接触,导致持续感染,最终引起慢性根尖周炎。同时,生物膜不仅可以长期刺激产生炎症反应,还可以分离出游离的细菌,引起慢性炎症的急性发作。研究发现,未经治疗的感染根管中存在的是多菌落生物膜。生物膜中,细菌成分约占膜体积的 15%,这些细菌有规律地分布在胞外多聚体基质中,由水分子通道隔开,类似栅栏状结构,其厚度可达 300 多层。其中有数量相当的 G^+ 和 G^- 菌,主要为专性厌氧菌。已检出的有类杆菌、梭杆菌、普氏菌、卟啉菌、密螺旋体、消化链球菌、真菌、放线菌和链球菌。根管治疗失败后,检出根管生物膜中细菌种类与数量减少,主要是 G^+ 菌,其中兼性厌氧菌和专性厌氧菌分布相当。导致根管治疗失败的根管生物膜中常见有粪肠球菌、白假丝酵母菌。

在多菌落生物膜中,每种细菌都起到特定作用,以保证这个特殊生态系统的稳定。这种细菌的组合和生物膜的特殊结构有助于细菌更好地适应周围环境,因此对抗菌药物的抵抗力要明显高于游离细菌。在腐败或经过治疗的根管内,不存在血管,所以宿主的免疫反应被降至最低,适合生物膜的生存。根管治疗后仍留有部分生物膜,革兰阳性菌落较阴性菌落更不易被去除,其中血链球菌耐药性最强。残留的粪肠球菌生物膜在低氧和饥饿状态下钙含量增加,形成特殊微结构,穿透性增强,新陈代谢减缓,耐药性增强,引起根管治疗失败。有报道表明生物膜细菌的抗药力是其浮游状态下的 2~1000 倍。口腔远缘链球菌以生物膜方式生长,氯己定(洗必泰)及氟化胺对该菌的抑制浓度分别是浮游状态下最小杀菌浓度的 300 倍和75 倍。此外,口腔生物膜细菌对阿莫西林(羟氨苄青霉素)、多西环素(强力霉素)和甲硝唑的抗药力比其浮游状态下的更强。因此根管治疗术往往采用多种方法、多种药物的联合,以达到尽可能地清除根管内感染的目的。

(3)根管内微生物的生存位置:牙髓坏死后,根管内壁上附着大量坏死组织,因此细菌生物膜可以在根管内广泛存在。经过根管预备后,根管内大部分部位的细菌可以清除,但在器械不易到达的一些部位,生物膜仍有可能残留。因此必须利用流动性好的液体和渗透性或挥发性好的药物通过根管冲洗和根管内用药来进一步清除这些隐匿部位的细菌感染,并严密充填根管系统。这些部位主要包括:

①管间交通支:在同一牙根内不同根管间呈水平、弧形或网状的通道,多见于根中 1/3。

②副根管:自髓室底至根分叉的通道,通向牙周膜的孔称为副孔,磨牙多见。

③根管侧支:发自根管、与根侧(而非根尖)牙周膜相通的通道。

④根尖分歧:根管在根尖分出的细小分支。与根尖分叉不同的是,此时根管仍然存在,即有一主根管。

⑤根尖分叉:根管在根尖形成的 2 个以上的细小分支。与根尖分歧不同的是,此时主根管不再存在。

⑥牙本质小管:接近根管的牙本质小管,直径多>1μm。

2.感染根管的类型及治疗原则

(1)感染根管的类型:辨识根管感染的程度并加以区别对待是根管治疗成功的先决条件。根据根管感染的程度,临床上可将患牙分为 3 类:

①活髓患牙:牙髓已遭受不可复性损害,但根管深部尚未感染或感染轻微。对活髓患牙进行根管治疗又称为牙髓摘除术。此时所做的治疗操作,要特别注意避免医源性将感染带入根管深部。根管预备的主要任务是去除根管内的牙髓组织并使根管成形,全程应用橡皮障和消毒器械,注意操作手法,良好局麻效果下即刻摘除牙髓并一次完成治疗,可以最大限度地防止感染的扩散。

②死髓患牙(牙髓坏死和根尖周病患牙):牙髓组织坏死或坏疽,根管严重感染。牙髓腔内除了含有坏死感染牙髓的残余,还有大量细菌及其毒性产物,故称之为感染根管。这时,牙髓腔内的一部分细菌很可能是以生物膜的形式存在,它们以非浮游状态于有机质薄膜中协同共生,产生出远超过其独自生长的集群效果和致病毒素。对感染根管清创,既要去除髓腔内的有形物质,更要去净或有效处理根管壁和复杂小管系统内的生物膜。需要注意的是,髓腔在口腔中开放可导致根管深部菌群的改变,使根管内原本相对单纯的细菌感染变得复杂,定植的细菌毒力增强并更具致病性和抗药性,因此,临床上应慎用髓腔开放,以免增加治疗难度。

③再治疗患牙:根管治疗失败需要再治疗的患牙多数与感染控制不足有关,作为感染难以控制的根管对待。患牙可能存在解剖上的特殊性、诊断的不确定性、操作缺陷或微渗漏等问题。当来自口腔中的渗漏物进入根管、根周组织液或炎症渗出物向根管内的空隙反流时,原来埋藏于根管系统或根尖周组织生物膜内处于饥饿状态的细菌会重新获得营养并迅速复苏,形成新的活动性感染状态。分析既往失败的原因,才有可能明确提出有效的处理对策。对于可确诊为感染控制不佳的病例,再治疗成功的关键仍然依赖对根管内感染的有效处置。

(2)感染根管的治疗原则:感染控制的策略与手段应根据患牙感染的程度确定。

①活髓患牙:此类患牙根管深部尚未感染或感染轻微,习惯称之为非感染根管。对此类患牙,感染控制的重点在于严格坚持无菌操作,包括对器械、材料进行严格消毒,操作中的严格隔离、无菌操作等。

②死髓患牙:此类患牙,牙髓腔内的一部分细菌很可能以生物膜的形式存在,

致病能力增强。除加强根管清创(如机械清创与超声等方式结合)外,还要通过封药来进一步清除残余的感染。

③再治疗患牙:应作为感染难以控制的根管对待。由于可能存在解剖的特殊性、诊断的不确定性、操作缺陷或微渗漏等问题,起初的治疗过程易导致根管内原本相对单纯的细菌感染变得复杂,定植的细菌毒力增强并更具致病性和抗药性。此时,有必要进行根管内细菌培养和药敏试验,确定敏感药物并应用;如效果仍不佳,可以考虑进行根管外科手术。

(二)根管治疗术的操作原则

根管治疗由根管预备、根管消毒和根管充填三大步骤组成,而根管机械预备包括了根管清理与成形。现代根管治疗术将根管清理、成形、消毒相互交织在一起,通过机械预备和化学冲洗去除根管系统中的细菌及病变组织;通过严密堵塞根管以及冠端封闭来消除微渗漏,防止再感染。完善的根管预备和根管充填是有效控制感染的保障,而根管根尖部的感染控制水平是根管治疗成功的技术关键。根管治疗各步骤相互联系、相互补偿,前一个步骤不合格会影响到下一个步骤的完成质量,最终降低根管治疗的成功率。但根管治疗中"矫枉过正"的倾向也应当引起重视,要保持根管原有走向和弯曲,尽量少破坏牙体组织。其操作原则包括彻底清除根管内的感染、严密充填修复防止再感染以及保存3个方面。

1.彻底清除根管内的感染

(1)机械预备:根管预备包括机械预备和化学冲洗,是采用机械和化学的方法尽可能地清除根管系统内的细菌及感染物质。机械预备的目的是清理和成形根管,根管成形的意义为:①在根尖狭窄的牙本质方形成一个底托状结构,即根尖止点,同时保持根尖狭窄原有的解剖形态和位置,目的是将所有干预性操作限制在根尖狭窄以内的根管空间,并有利于根管充填时将根充材料在根管内压紧实,限制超填,防止对根尖周组织的损害;②将不规则的根管表面切削成光滑、流畅的连续锥形,创造足够的空间,以利于化学冲洗、根管根尖部感染物的排出以及根管的严密充填,为提高后续步骤的效率与完成质量奠定基础。

临床操作中,所有操作均须在确定与维持工作长度(WL)的基础上进行。感染根管的清创不仅要求去除根管内容物,还要清除根管壁和牙本质小管中的感染物质,通常需要机械切割和化学冲洗、消毒共同完成。机械切割主要针对含有细菌及其毒素的根管壁,感染牙本质的深度为 $200\sim500\mu m$。单纯机械预备能大大减少根管中的细菌数目,而与化学消毒相结合能将根管中的细菌数减少 $100\sim1000$ 倍。

(2)化学预备及根管消毒:以往研究表明,无论是使用传统的不锈钢器械,还是镍钛器械,单纯机械预备的方法都无法彻底去除感染,近 50% 的根管壁面积并没有被预备到。化学冲洗是消除根管内感染不可或缺的重要步骤。根管消毒效果与化学剂的浓度及接触时间成正相关,但需要注意的是根管用药的有效性和安全性之间是相互制约的。

理想的根管冲洗剂能有效杀灭细菌、溶解坏死组织、润滑根管、去除玷污层,而对健康组织无刺激。目前,国际上广泛使用的根管冲洗剂是 $0.5\%\sim5.25\%$ 次氯酸钠溶液(NaClO),它具有较强的抑菌杀菌能力和溶解有机坏死物的能力,能杀死生物膜及牙本质小管中的细菌,且很少引起致敏反应,其灭活内毒素的能力小于氢氧化钙糊剂。次氯酸钠溶液不能溶解牙本质碎屑等无机组织,一般建议与金属螯合剂乙二胺四乙酸(17% EDTA)或枸橼酸溶液组合使用,可以清除根管壁的玷污层,并破坏细菌生物膜对根管壁的附着。随着浓度增加,次氯酸钠溶液的抑菌杀菌能力和溶解坏死物的能力也增加,但组织刺激性和细胞毒性也增加,并且会明显降低牙本质的弹性模量,使其丧失韧性而变脆,临床使用时必须用橡皮障隔离并且防止超出根尖孔。研究表明,次氯酸钠溶液浓度低于 1% 时主要溶解坏死组织,而高浓度时还能溶解活组织;作为根管冲洗剂,浓度一般情况下没有必要超过 1%。对低浓度的次氯酸钠溶液加温可以提高其杀菌效率,同时保持较低的活体组织毒性。根管根尖区空间非常狭小,化学冲洗剂与细菌及坏死组织相互作用后很快失去活性,因此在机械切割的过程中需要进行大量、频繁的流体冲洗,让新鲜的溶液充分发挥其消毒效能。造成未清洁区的原因往往不是冲洗剂浓度不够,而是冲洗剂未能进入、接触狭小区域的根管壁。用于临床的有效冲洗液还有 2% 氯亚明溶液和 2% 洗必泰溶液。近年来,超声波技术和激光技术被应用于根管冲洗,前者通过涡流效应、空穴效应及热效应,后者主要通过快速蒸腾产生气泡来提高根管内化学冲洗剂的消毒活性,加速化学反应进程,并使冲洗液进入根管内难以进入的区域。

现代根管治疗术并不强调根管内封药,提倡在有效控制根管内感染的前提下一次完成根管治疗。活髓患牙一般不需要做根管封药,根管预备和根管充填可以一次完成。死髓牙感染根管的管壁牙本质小管深处通常已有细菌侵入,当机械预备和化学冲洗难以达到彻底清创效果时,有必要考虑在根管中封入有效的抑菌药物,以进一步减少根管和牙本质小管内的细菌数量。感染根管如能做到高质量的清创,也可一次完成治疗;但若存在严重的肿痛症状或活动性渗出,最好经根管封药减缓症状后再行根管充填。根管所封药物必须具备确定的抑菌或杀菌效果,否则,在封药期间,根管预备后残留在根管内的细菌以及通过洞口暂封材料微渗漏进入根管的口腔细菌可以大量繁殖,根管内的细菌数量甚至可超过封药前的水平。目前更提倡使用杀菌力强的糊剂,如氢氧化钙糊剂、以抗生素加皮质类固醇为主要成分的糊剂等;药物需与作用部位接触并以物理屏障的方式密封髓腔,以达到消除根管内残余感染的目的。根管用药中樟脑酚(CP)杀菌能力与氢氧化钙类药物相似,甲醛甲酚(FC)杀菌能力最强,但由于这类药物挥发性强,有效作用时间短,毒副反应较大,国际上不推荐使用。在没有氢氧化钙糊剂的条件下,如选择酚类药物,一般只需把一个蘸有少量药剂的棉球放置在髓室内,不做根管内封药。

2.严密充填根管并修复缺损,防止微渗漏发生

根管治疗是一个系统工程,其质量控制的主要指标就是两端封闭的严密程度,所谓"两端",指的是根方和冠部末端,即根尖孔和冠部入口。

在根方封闭方面,根管充填是直接关系到成功与否的关键步骤,其最终目标是以生物相容性良好的材料严密充填根管,消除无效腔,"封埋"根管内微量的残余病原刺激物,封闭根尖孔。根管充填材料必须对根管及根管系统不规则空腔具有良好的适应性;理论上,根充材料应该占据根管内所有的空间,目的是消除根管系统的渗漏途径,防止细菌再度进入已完成预备的清洁根管;防止根管内的残余细菌及其代谢产物穿过根尖孔进入根尖周组织;防止根尖周组织的组织液渗入根管内未充填严密的空隙,为根管内残余细菌的繁殖提供养料。目前用于根管充填的材料为牙胶和封闭剂,根管充填时,牙胶需占据主要的根管空间,而以糊剂形式填入根管内的封闭剂不应太多,其作用仅是填补牙胶之间以及牙胶与根管壁之间的缝隙。如果充填的糊剂过多,其硬固后收缩可能造成渗漏。

在冠方封闭方面,根管充填后应尽快对患牙进行牙冠修复。若设计桩核冠修复,要特别注意桩道预备后根尖部根充物的剩余量,从阻挡渗漏的角度要求,至少要保留5mm,以确保根尖的封闭质量;桩核放置后,其末端与剩余根充物之间应紧密接触,不能留有空间,以保持根管系统严密封闭的完整性。如果在数周内不能对患牙牙冠施行固定修复,应在髓腔垫底后予以过渡性充填或直接黏结修复。临床上有时会遇到牙冠的既往修复体已脱落,髓腔长期开放在口腔中,根充物裸露于唾液、食物残渣、菌斑之中,但患牙没有症状,检查也无阳性体征,X线片显示无根尖周阴影。对于此种情况,最好重新进行根管治疗后再做冠部的永久修复,如果检查时发现根充物仅为糊剂或根尖,则必须重做根管治疗。

3.坚持保存原则

根管治疗中的一个不良的倾向,就是为片面追求清创的彻底性,而忽略了在控制感染和维持功能之间应当寻求的平衡,过多地切割牙体组织。这种倾向应当得到纠正。

临床操作时,首先应确定根管根尖部的工作宽度(WW),有两个指标:①初始工作宽度(IWW),是指预备前根管根尖部横截面尺寸,用于确定根管壁的切削基线,通过选定初尖锉(IAF)号数来衡量根尖狭窄的大小,而初尖锉为进入根管到达工作长度时有摩擦感的第一根锉;②终末工作宽度(FWW),是指预备后根管根尖部的横截面尺寸,指示去除根尖区感染牙本质壁的量,常采纳 Grossman 标准,以

大于初锉 3 号的 ISO 标准器械——主尖锉（MAF）来反映。

　　然而，近年来学者们对这一标准有争议。理由之一是用初锉来衡量根尖狭窄的宽度有时并不可靠。许多因素会影响操作者的手感，包括：根管形态、长度、弯曲度、锥度、根管内容物、冠端牙本质的阻挡以及所用器械的类型，最终常常低估了根尖狭窄的实际宽度。理由之二是目前尚无确凿的证据能证明在初锉基础上扩展 3个锉号后就能去尽根管周壁的感染牙本质层。一些学者建议，根尖预备应当保守，以减少根尖偏移等不良形态的产生，保存更多的牙体组织；通过增大根尖预备的锥度、冠端敞开可以促进化学冲洗、消毒的效果，补偿根管根尖部切削减少的不足。

　　根管治疗的最终目的是保存患牙，机械预备过程中如果牙体组织切削过多，会削弱患牙的抗力和咀嚼时的功能负荷，缩短患牙的使用寿命。临床根管预备时，一般需要遵循 3 个原则：①尽量清创，理论上应全部清除感染根管中细菌进入牙本质小管的厚度层；②适当成形，使根管形成冠根向由大到小、平滑、连续的锥度形态，不要过分扩大；③最大保存，保证根管壁有一定的厚度，使之具有安全的强度。临床操作中应找到三者在每一患牙的个性化最佳平衡点。

（丁　丹）

第四章 口腔颌面部疾病

第一节 口腔颌面部感染

一、智齿冠周炎

智齿冠周炎是指智齿(第三磨牙)萌出不全或阻生时,牙冠周围软组织发生的炎症,多见于下颌第三磨牙。主要发生于18～30岁智齿萌出期。

(一)诊断要点

1.病史

(1)常为急性炎症表现,磨牙后区肿胀不适,进食时加重。

(2)有反复肿胀、疼痛史。

2.临床表现

(1)口内可见智齿萌出不全或阻生,冠周组织红肿、触痛,盲袋内可见脓性分泌物。

(2)炎性肿胀可波及舌腭弓和咽侧壁,伴有明显的张口受限。

(3)化脓性炎症局限后,可形成冠周脓肿,也可自行破溃。

(4)第二磨牙可有叩痛或龋坏。

(5)可伴有同侧下颌下淋巴结的肿大、压痛。

(6)炎症可直接蔓延或沿淋巴管扩散,引起邻近组织器官或筋膜间隙感染。

①向磨牙后垫区扩散,形成骨膜下脓肿,在咬肌前缘与颊肌后缘的薄弱处,形成皮下脓肿,穿破皮肤形成面颊瘘。

②沿下颌骨外斜线向前,相当于下颌第一磨牙颊侧黏膜的骨膜下形成脓肿或破溃成瘘。

③沿下颌支外侧或内侧向后扩散,引起咬肌间隙、翼下颌间隙感染或导致颊间隙、下颌下间隙、咽旁间隙、口底间隙发生感染。

3.影像学检查

(1)全景片:帮助了解阻生牙的生长方向、位置;牙根的形态数目及牙周情况。

（2）锥形束 CT(cone beam computed tomography,CBCT)：不仅可以了解阻生牙的情况,还可以了解与邻牙和毗邻血管神经的情况。

（二）鉴别诊断

1.下颌第一、第二磨牙急性牙髓炎、根尖周炎伴颊瘘形成

（1）有牙痛病史,疼痛夜间加重病史,有进食冷热刺激痛病史。

（2）口腔检查可发现牙体有龋坏,颊侧瘘管等情况。

（3）影像学检查可见龋坏和根尖周阴影。

2.第三磨牙区牙龈的恶性肿瘤

（1）有反复疼痛病史。

（2）影像学检查可见相应颌骨吸收破坏情况。

（三）治疗原则及方案

（1）面颊部无明显肿胀,局部有分泌物进行局部冲洗上药。

（2）面颊肿胀,局部肿胀有分泌物,张口轻度受限进行局部冲洗上药,口服抗生素药物。

（3）全身症状明显,面颊部肿胀明显进行局部冲洗上药,全身应用抗生素药物。

（4）待炎症控制后,择期拔除病灶牙。

二、口腔颌面部间隙感染

（一）眶下间隙感染

眶下间隙感染是指来源于眶下间隙的感染。眶下间隙位于面前部,眼眶下方,上颌骨前壁与面部表情肌之间。上界眶下缘,下界上颌牙槽突,内界鼻侧缘,外界颧骨,底为上颌骨前壁尖牙窝。内含眶下神经、血管、淋巴结,其中内眦静脉和面静脉与海绵窦相通。

1.诊断要点

（1）病因：感染常来源于上颌前牙与第一前磨牙的牙源性感染及鼻侧与上唇底部的化脓性感染。

（2）临床表现：局部肿胀、疼痛为主。

①眼睑、眶下区的肿胀,皮肤发红,睑裂变窄,鼻唇沟变浅。

②眶下区可触及波动感,口腔前庭沟可扪及波动感。

③从肿胀明显的前庭处进针,穿刺回抽可见脓性分泌物。

（3）并发症：眶下间隙感染可向眶内扩散成眶周蜂窝织炎,向颞颊部扩散形成颜面部弥散性蜂窝织炎,向颅内扩散并发海绵窦血栓性静脉炎。

2.治疗原则及方案

（1）脓肿形成后则行脓肿切开引流术,按低位引流原则在口内上颌尖牙及前磨

牙唇侧口腔前庭黏膜转折处做切口,横行切开黏骨膜达骨面,向尖牙窝方向分离脓肿,使脓液充分引流。

（2）脓液送细菌培养,针对性地使用抗生素治疗,必要时联合使用抗生素及全身支持治疗。

（3）积极治疗原发病灶。

（二）颊间隙感染

颊间隙感染是指来源于颊间隙的感染。颊间隙位于颊部皮肤与颊黏膜之间,颊肌所在部位。上界为颧骨与颧弓下缘,下界为下颌骨外侧缘,前侧内界是由颧骨下缘经口角至下颌骨下缘的连线,后侧外界浅面相当于咬肌前缘,深面为下颌升支前缘及翼下颌韧带。内含面动脉、面静脉、表情肌、颊肌和颊脂垫,以颊肌为界,可分为皮肤与颊肌之间的颊浅间隙以及颊肌与黏膜之间的颊深间隙。

1.诊断要点

（1）病因:多由上、下颌磨牙的根尖周脓肿和阻生智齿冠周炎感染直接扩散引起,其次为颊淋巴结炎的感染导致,亦可由颊部皮肤损伤、颊黏膜溃疡继发感染所致。

（2）临床表现

①颊部肿胀,皮肤发红,局部压痛。

②口内颊部及前庭沟肿胀。

③面颊部肿胀区可扪及波动感,于肿胀最明显处穿刺回抽可见脓液。

④可伴轻度张口受限。

（3）并发症:颊间隙感染可导致相邻的眶下间隙和咬肌间隙感染,侵及颊脂垫时,则发展迅速并可扩散至翼下颌间隙、翼腭窝、下颌下区等部位。

2.治疗原则及方案

（1）脓肿形成后则行脓肿切开引流术,应按照脓肿部位决定切开引流的手术部位。口内切口应在脓肿低位,即口腔前庭、下颌龈颊沟之上切开;颊部皮下脓肿可在脓肿浅表皮肤沿皮肤皱褶线切开;广泛颊间隙感染则从下颌骨下缘以下1～2cm做平行于下颌骨下缘的切口,向上潜行钝分离进入脓腔,使脓液充分引流。

（2）脓液送细菌培养,针对性地使用抗生素治疗,必要时联合使用抗生素及全身支持治疗。

（3）积极治疗原发病灶。

（三）颞间隙感染

颞间隙感染是指来源于颞间隙的感染。颞间隙位于颧弓上方的颞区,分为颞肌与颞骨骨面之间的颞深间隙和颞肌与皮肤浅筋膜之间的颞浅间隙。与颞下间隙、咬肌间隙、翼下颌间隙、颊间隙相通。

1.诊断要点

(1)病因:常由邻近间隙扩散、耳源性感染(中耳炎、乳突炎等)、颞部软组织损伤和皮肤的炎症所致。

(2)临床表现

①颞部压痛。

②凹陷性水肿。

③颞浅间隙脓肿可触及波动感。

④颞深间隙穿刺有脓。

(3)并发症:颞间隙感染可引起颞骨边缘性骨髓炎,并进一步导致颅内感染,亦可向周围间隙扩散。

2.治疗原则及方案

(1)脓肿形成后则行切开引流术,可根据脓肿的深浅、大小而设计切口。浅部脓肿可在颞部发际内做单个皮肤切口;深部可做两个以上与颞肌纤维方向一致的直切口;怀疑有颞骨边缘性骨髓炎时,可沿颞肌附着做弧形皮肤切口,由骨面翻起颞肌,使颞鳞部完全敞开引流;待切开引流后,如肿胀不消、脓液不减,确认已经发生骨髓炎时,应积极行死骨及病灶清除术,以免发生颅内感染。

(2)送细菌培养,针对性地使用抗生素治疗,必要时联合使用抗生素及全身支持治疗。

(3)积极治疗原发病灶。

(四)颞下间隙感染

颞下间隙感染是指来源于颞下间隙的感染。颞下间隙位于颅中窝底。前达上颌结节及颧突后缘,后至颈突及颈突诸肌,内界为翼突外板,外界为下颌支上份及颧弓,上方为蝶骨大翼的颞下面及颞下嵴,下方借翼外肌与翼下颌间隙分界。该间隙可与颞间隙、翼下颌间隙、咽旁间隙、颊间隙、翼腭间隙等相通,还可借眶下裂、卵圆孔和棘孔与眶内、颅内相连,借翼丛与海绵窦相通。颞下间隙处于颌周间隙的中心位置,与颞间隙、翼下颌间隙等无解剖结构分隔。

1.诊断要点

(1)病因:常从相邻间隙的感染扩散而来,也可因上牙槽后神经阻滞麻醉带入感染或由上颌磨牙的根尖周感染或拔牙后感染引起。

(2)临床表现

①肿胀常不明显,颧弓上下、下颌升支后方深压痛。

②明显张口受限。

③上颌结节外侧、颧弓下缘、下颌切迹处可穿刺抽出脓液。

2.治疗原则及方案

(1)积极应用大剂量抗生素治疗,若症状缓解不明显,经口内或口外途径穿刺有脓时,应及时切开引流术。口内应在上颌结节外侧口腔前庭黏膜转折处切开;口外应沿下颌角下做弧形切口。若伴有相邻间隙感染,原则上应与相应间隙贯通一并引流。

(2)脓液送细菌培养,针对性地使用抗生素治疗,必要时联合使用抗生素及全身支持治疗。

(3)积极治疗原发病灶。

(五)咬肌间隙感染

咬肌间隙感染是指来源于咬肌间隙的感染。咬肌间隙位于咬肌与下颌升支外侧骨壁之间。前达咬肌前缘,后至下颌升支后缘,上方为颧弓下缘,下方为咬肌与下颌骨之附着部分。该间隙通过颊脂垫、咬肌神经血管与颊间隙、翼下颌间隙、颞间隙以及颞下间隙通连。

1.诊断要点

(1)病因:常为牙源性感染所致,有牙痛病史,如下颌智齿冠周炎、牙槽脓肿;亦可因相邻间隙感染扩散所致;偶有因化脓性腮腺炎波及所致。

(2)临床表现。

①咬肌区红肿明显,以下颌角为中心,压痛显著。

②严重张口受限或牙关紧闭。

③不易扪及波动感,但局部可有凹陷性水肿。

④咬肌区可穿刺出脓液。

2.鉴别诊断

(1)急性化脓性腮腺炎:肿胀以耳垂为中心,张口受限不明显,腮腺导管口可见脓性分泌物。

(2)流行性腮腺炎:多见于5~7岁学龄期患儿,有传染接触史,常双侧腮腺同时或先后发生,一般一次感染后可终身免疫。肿胀以耳垂为中心,腮腺导管口分泌物可清亮无脓液,检验结果见血清淀粉酶和尿中淀粉酶均有升高。

3.治疗原则及方案

(1)脓肿形成后则行脓肿切开引流术。脓肿切开引流可有口内切口和口外切口两种途径:口内切口可从翼下颌皱襞稍外侧切开;口外切口则从下颌支后缘绕过下颌角,距下颌下缘2cm处切开。

(2)脓液送细菌培养,针对性地使用抗生素治疗,必要时联合使用抗生素及全身支持治疗。

(3)积极治疗原发病灶。

（六）翼下颌间隙感染

翼下颌间隙感染是指来源于翼下颌间隙的感染。翼下颌间隙位于下颌骨内侧面与翼内肌外侧面之间。上界为翼外肌下缘，下界为翼内肌下颌角内侧附着，前界为颞肌及下颌支前缘，后界为下颌支后缘，内界为翼内肌，外界为下颌升支内侧。内有下牙槽神经、舌神经、下牙槽动静脉，位于口腔颌面部间隙中心位置。

1.诊断要点

(1)病因：常为牙源性感染所致，即下颌智齿冠周炎及下颌磨牙根尖周炎扩散所致；此外，医源性感染或邻近间隙感染均可波及。

(2)临床表现。

①可有疼痛向耳颞部放射，下颌角内侧可压痛。

②张口明显受限。

③翼下颌皱襞处黏膜水肿明显，面部肿胀可不明显。

④翼下颌皱襞内侧压痛。

(3)并发症：翼下颌间隙感染，解剖特点是其位置深在，感染较难早期发现；常发生颞下间隙、颞间隙、咽旁间隙、颊间隙、下颌下间隙等多间隙感染，甚至波及颅底导致严重并发症。

2.治疗原则及方案

(1)脓肿形成后则行脓肿切开引流术。脓肿的切开引流可从口内或口外进行，口内切开因张口受限的影响，较少采用，而口外途径具有易于暴露间隙及姿势引流的优点。口内切口在下颌支前缘稍内侧，即翼下颌皱襞稍外侧；口外切口与咬肌间隙切口类似，从下颌支后缘绕过下颌角，距下颌下缘2cm处切开。

(2)脓液送细菌培养，针对性地使用抗生素治疗，必要时联合使用抗生素及全身支持治疗。

(3)积极治疗原发病灶。

（七）舌下间隙感染

舌下间隙感染是指来源于舌下间隙的感染。舌下间隙位于舌和口底黏膜之下，下颌舌骨肌及舌骨舌肌之上，前部及两侧为下颌体的内侧面，后部止于舌根，左右连通为一个马蹄形间隙。该间隙与咽旁间隙、翼下颌间隙、下颌下间隙相连。

1.诊断要点

(1)病因：可为牙源性、创伤性感染所致，也可由下颌下腺或舌下腺的炎症扩散所致。

(2)临床表现。

①一侧或双侧的口底肿胀、充血、疼痛，可伴有舌体抬高，甚至影响呼吸。

②肿胀区可扪及波动感。

③可穿刺抽出脓液。

2.鉴别诊断

(1)唾液腺结石:临床上常称为涎石,病程可长达数十年,反复发作,与进食关系密切,X线检查可见高密度影。

(2)舌下腺囊肿:肿胀表面呈浅蓝紫色,扪之柔软有波动感,囊肿常位于口底一侧,有时可以扩展至对侧,并可穿刺抽出蛋清样黏稠液体。

3.治疗原则及方案

(1)脓肿形成后则行脓肿切开引流术。一般在口底肿胀最明显处,与下颌体平行切开黏膜,注意保护舌神经、舌动脉、下颌下腺导管。若下颌下间隙被波及,则取口外下颌下区做切开引流。

(2)脓液送细菌培养,针对性地使用抗生素治疗,必要时联合使用抗生素及全身支持治疗。

(3)积极治疗原发病灶。

(八)咽旁间隙感染

咽旁间隙感染是指来源于咽旁间隙的感染。咽旁间隙位于咽腔侧方,咽上缩肌、翼内肌和腮腺深叶之间。上界为颅底,下界止于舌骨平面,前界为翼下颌韧带和下颌下腺上缘,后界为椎前筋膜。

1.诊断要点

(1)病因:多为牙源性感染所致,以下颌智齿冠周炎扩散所致最常见。亦可由周围间隙感染扩散或腮腺、耳源性、颈深上淋巴结等腺源性感染所致。

(2)临床表现。

①咽侧壁红肿,可波及整个腭咽部,面部肿胀可不明显。

②可有吞咽疼痛,张口受限。

③可穿刺出脓液。

(3)并发症:咽旁间隙感染可累及相邻的翼下颌间隙、颞下间隙、舌下间隙、下颌下间隙和咽后间隙,并可向下扩散至纵隔,向上扩散至颅底。

2.鉴别诊断

纵隔感染可有胸痛,呼吸困难,常伴有明显全身中毒症状,胸部X线片可查见纵隔影增宽,CT检查可提示纵隔及心包内有脓肿形成。

3.治疗原则及方案

(1)脓肿形成后则行脓肿切开引流术。分为口内切开和口外切开法:口内法,可在翼下颌皱襞内侧,纵行切开;口外法,以患侧下颌角为中心,距下颌骨下缘2cm,做长约5cm的弧形切口。口外途径不易接近脓腔,操作要求高,除非严重牙关紧闭,一般均选用口内切口。

(2)脓液细菌培养,联合应用抗生素;全身支持治疗。

(3)积极治疗原发病灶。

(九)下颌下间隙感染

下颌下间隙感染是指来源于下颌下间隙的感染。下颌下间隙位于下颌下三角内,上界为下颌下缘,前下界为二腹肌前腹,后下界为二腹肌后腹与茎突舌骨肌,底为下颌舌骨肌、舌骨舌肌。内有面动脉、面静脉、下颌下腺、淋巴结及脂肪等组织结构。该间隙可与舌下间隙、翼下颌间隙、咽旁间隙以及颏下间隙通连。

1.诊断要点

(1)病因:多为牙源性感染(第三磨牙冠周炎、下颌磨牙根尖感染)所致。儿童常为腺源性感染所致。

(2)临床表现。

①下颌下区肿胀,可波及面部及颈部,下颌下缘轮廓消失。

②凹陷性水肿明显,脓肿形成时可出现波动感。

(3)并发症:下颌下间隙感染可扩散形成口底多间隙感染。

2.鉴别诊断

(1)化脓性淋巴结炎:病史较长,早期可有淋巴结肿大、变硬和压痛,随病变进展,淋巴结周围可出现蜂窝织炎,局部疼痛加剧,淋巴结包膜化脓溶解破溃后,侵及周围软组织则出现炎性浸润块,此时,淋巴结与周围组织粘连,不能移动。

(2)潴留性下颌下腺炎:病史明确,常伴有涎石,腺体呈结节性硬块,导管口可有脓性分泌物溢出。

3.治疗原则及方案

(1)脓肿形成后则行脓肿切开引流术。下颌下间隙切开引流,一般在下颌骨体部下缘以下 2cm 做与下颌骨下缘平行切口。

(2)脓液细菌培养,联合应用抗生素;全身支持治疗。

(3)积极治疗原发病灶。

(十)颏下间隙感染

颏下间隙感染是指来源于颏下间隙的感染。颏下间隙位于舌骨上区、颏下三角区,与舌下间隙、下颌下间隙通连。

1.诊断要点

(1)病因:常由腺源性感染所致。

(2)临床表现。

①病情进展缓慢,颏下区充血、发红,可有压痛。

②脓肿形成后,扪压有凹陷性水肿及波动感。

(3)并发症:颏下间隙感染易相互扩散形成口底蜂窝织炎。

2.治疗原则及方案

(1)脓肿形成后则行脓肿切开引流术。脓肿形成后,可在颏下肿胀最突出处做横行皮肤切口,分开颈阔肌达颏下间隙,建立引流。

(2)脓液细菌培养,联合应用抗生素;全身支持治疗。

(3)积极治疗原发病灶。

(十一)口底多间隙感染

口底多间隙感染,又称口底蜂窝织炎,包括双侧下颌下间隙、双侧舌下间隙及颏下间隙。

1.诊断要点

(1)病因:多由牙源性感染(下颌牙根尖周炎、第三磨牙冠周炎)和腺源性感染(下颌下、颏下淋巴结炎、咽扁桃体炎等)所致。也可由颌骨、口咽部软组织损伤感染直接蔓延所致。主要为金黄色葡萄球菌(主要致病菌)引起的化脓性感染,也可为厌氧菌或腐败坏死性细菌引起的腐败坏死性感染,其中腐败坏死性口底蜂窝织炎又称为路德维希咽峡炎。

(2)临床表现。

①全身症状明显,高热、寒战、食欲缺乏。腐败坏死性感染全身中毒症状明显,体温可不高,呼吸浅促,脉数弱,严重时可休克。

②化脓性感染:病变初期多在一侧下颌下或舌下间隙,局部与下颌下或舌下间隙感染相似。炎症扩散可至整个口底,肿胀范围广泛、弥散,下颌下缘消失。口底肿胀,舌抬高或伸舌,影响语言、吞咽功能。

③腐败坏死性感染:口底、面颈部广泛性水肿,剧痛;皮肤紧张红肿,压痛,可触及捻发音。口底肿胀,舌抬高,呼吸困难甚至窒息。张口严重受限或者牙关紧闭。

(3)并发症:口底多间隙感染可导致败血症、纵隔感染。

2.治疗原则及方案

(1)做好呼吸道管理,为保证呼吸道通畅,及时切开引流以减少压迫症状,必要时做气管切开。

(2)脓液细菌培养,早期积极应用抗生素,全身抗休克和支持治疗。

(3)积极治疗原发病灶。

三、颌骨骨髓炎

颌骨骨髓炎指由病原微生物感染或理化因素,使骨膜、骨密质和骨髓以及骨髓腔内的血管、神经等骨组织成分发生的炎症。根据临床病理特点和致病因素可分为化脓性颌骨骨髓炎和特异性颌骨骨髓炎,临床上以牙源性感染引起的化脓性颌骨骨髓炎最多见,特异性骨髓炎(结核、梅毒等)较少。近年来,物理性和化学性因素包括药物引起的颌骨坏死有日益增多的趋势,应引起口腔颌面外科临床的高度重视。

(一)化脓性颌骨骨髓炎

化脓性颌骨骨髓炎是指由化脓性细菌感染导致的骨髓炎,约占各类型颌骨骨髓炎的90%以上。多发生于青壮年,主要发生于下颌骨。多由牙源性感染引起,最常见的病原菌是金黄色葡萄球菌,其次是溶血性链球菌、肺炎双球菌、大肠埃希菌、变形杆菌等。新生儿颌骨骨髓炎是其中一种特殊类型,多见于上颌骨。

1.诊断要点

(1)病史:患者常有牙及牙周组织炎症病史。中央型颌骨骨髓炎最常见的是根尖周炎;边缘性骨髓炎常继发于颌周间隙感染。颌骨内的囊肿继发感染、骨折后伤口污染严重也可导致骨髓炎。新生儿颌骨骨髓炎多有新生儿肺炎或脐带感染史,也有继发于腭部黏膜损伤者。

(2)临床表现。

①骨髓炎急性期有高热寒战、局部剧烈跳痛、面颊肿胀。中央型颌骨骨髓炎有病区牙松动、疼痛,牙龈充血肿胀、龈沟溢脓,后期有下唇麻木等症状;边缘性颌骨骨髓炎常伴有间隙感染症状。

②骨髓炎慢性期全身症状轻,呈慢性消耗病容,有局部肿胀、充血,窦道形成,牙松动,下唇麻木等症状。后期可有死骨形成。

③中央型颌骨骨髓炎多发于下颌骨体,死骨分离较慢,在发病后3～4周分离。若波及范围大,形成死骨范围较大,则需5～6周才能分离。

④边缘性颌骨骨髓炎多发于下颌骨,其中下颌支和下颌角多见,形成死骨体量较小,一般在发病后2～4周死骨即已分离。

⑤新生儿颌骨骨髓炎多位于上颌骨,形成死骨较早、较小,并可伴有牙胚坏死。病变常突破口腔黏膜或眶下皮肤形成瘘管,一旦形成瘘管,全身情况常趋稳定。

⑥局限性颌骨骨髓炎死骨常局限于原有骨纤维病变(如根尖周牙骨质结构不良)部位,初起以牙痛为主诉,局部以疼痛为主,症状相对轻微,以下颌骨多见。

⑦辅助检查。

a.实验室检查:血常规检查可见白细胞计数升高、中性粒细胞比例升高、核左移等。

b.影像学检查:病变后期,全景片、CT检查可见死骨,边缘性颌骨骨髓炎死骨常较少,但可见骨膜反应。

2.鉴别诊断

(1)中央型颌骨癌:常首先表现为包块、牙松动和下唇麻木,疼痛出现较晚。

(2)化脓性腮腺炎:有腮腺导管口溢脓,常无明显张口受限。

（3）上颌骨和上颌窦的恶性肿瘤：肿块出现较早，早期可有鼻出血、复视、张口受限等症状，疼痛出现较晚，且为钝痛。

3.治疗原则及方案

（1）注意全身情况，及时对症处理。

（2）全身使用有效抗生素。

（3）切开引流：间隙感染应及时引流并同期探查骨面，术中取脓液做细菌培养及药敏试验。中央型颌骨骨髓炎必要时可拔除患区松动牙。

（4）死骨摘除：有死骨形成者择期摘除死骨。

①中央性化脓性颌骨骨髓炎在死骨形成并分离后即可行死骨摘除术。

②边缘性颌骨骨髓炎死骨摘除可适当提前。

③新生儿颌骨骨髓炎以局部冲洗为主，冲洗时发现有完全游离松动的死骨可摘除。

（5）术后可配合理疗（远红外线和超短波照射），以加速创口愈合，改善局部血运及张口度。

（二）放射性颌骨坏死

放射性颌骨坏死又称放射性颌骨骨髓炎，是由于头颈部恶性肿瘤放射治疗导致颌骨营养血管闭塞和骨细胞坏死，导致颌骨坏死，在此基础上由于牙源性感染而发生。

1.诊断要点

（1）病史：患者有头颈部恶性肿瘤放射治疗史。常继发于牙源性感染、损伤或手术后。放射性颌骨骨髓炎可在放射治疗后数月至十余年内发生。

（2）临床表现。

①病程发展缓慢，可迁延数月至数年。

②患者常表现慢性消耗性病容，体形消瘦、营养不良及贫血。

③颌骨持续性针刺样剧痛，可出现明显的张口受限甚至牙关紧闭。

④口腔及颌面部脂肪、肌肉等软组织萎缩，皮肤变薄、变脆、色素沉着。

⑤暴露的颌骨呈黑灰色或黑褐色，可伴长期溢脓，经久不愈。

⑥死骨分离缓慢，X线片及术中可见死骨与正常骨界限不清。

2.鉴别诊断

（1）双磷酸盐相关颌骨坏死：见于因恶性骨肿瘤（包括骨转移瘤）、Paget病、高钙血症、骨质疏松而使用双磷酸盐的患者，其死骨呈灰黄色，疼痛较放射性颌骨骨髓炎者为轻。死骨范围一般较小，上下颌骨均可发生。

（2）肿瘤复发：肿瘤复发者除了局部的溃烂外，伤口处还有新生物，并不断长大。

3.治疗原则及方案

放射性颌骨坏死一旦发生,治疗周期较长、效果不佳,故临床中应以预防为主,放疗实施前应常规对可能在放疗后引起感染的病灶牙进行处理,其效果远好于放疗后或已出现骨坏死或骨髓炎后再进行治疗。

(1)放疗前准备:放疗前应常规行牙周洁治,改善口腔卫生状况。对可能引起感染的龋齿、牙周病的牙要进行治疗,对无法治愈的病牙则予拔除。

(2)放疗中处置:放疗中和放疗后主要是预防猛性龋,放疗中可局部应用氟化物效果。

(3)放疗后的口腔科疾病治疗:放疗后一旦发生牙源性炎症,且必须进行手术或拔牙时,应尽量微创;术前对术区进行充分准备,严格消毒和无菌操作,术前术后均应使用有效的抗生素。由于颌骨缺乏血供,即使采取上述措施,也很难避免不发生感染,因此知情告知必须充分。

(4)全身营养支持:放射性颌骨骨髓炎患者营养状况不佳,应针对性制订营养方案。必要时可配合高压氧舱治疗。

(5)局部治疗:放射性骨坏死或骨髓炎的死骨在未分离前,为控制感染,每天应使用低浓度过氧化氢溶液进行冲洗。对已露出的死骨,可用骨钳分次逐步咬除,以减轻对局部软组织的刺激。

(6)死骨切除的时机:在有充分的缺损修复方案支持下,可在急性炎症控制后,早期施行死骨切除术,以达到预防病变扩大、终止病程的效果。口腔黏膜与皮肤被放射线累及部分,根据局部具体条件,在切除颌骨同时也可一并切除,以免术后创口不愈合。遗留的组织缺损,可采用带蒂或游离血管蒂的复合组织瓣整复。

(三)双磷酸盐相关颌骨坏死

双磷酸盐相关颌骨坏死是指患者使用双磷酸盐类药物后,出现的颌骨坏死及继发感染等一系列病症。双磷酸盐可影响破骨细胞和骨细胞的功能,干扰正常骨质的钙磷代谢,使颌骨抗感染能力和修复能力下降。

1.诊断要点

(1)病史:有双磷酸盐使用病史。既往未曾接受放射治疗,最多见的是使用双磷酸盐药物7～8年后发病,但国内已经发现有用药后3～4年即发病者。

①相关疾病:常见的可能使用双磷酸盐的疾病有骨髓瘤、骨转移瘤、Paget病、高钙血症和骨质疏松等。

②使用药物:双磷酸盐分两类,即含氮类和非含氮类;含氮类药物更容易导致颌骨坏死。静脉使用比口服和肌内注射患者发病率高。

③诱发因素:最常见的诱发因素是口腔的手术和创伤,但部分患者由于口腔清洁状况极差,牙周炎和根尖周炎也可导致骨坏死。

（2）临床表现。

①因根尖周炎、牙周炎或口腔手术或创伤后,局部形成感染,经 6～8 周以上的局部治疗和抗菌药物治疗,仍无法愈合。局部疼痛程度轻重不一。

②全口牙有不同程度牙周袋形成,部分区域牙周红肿。牙槽骨暴露,口内外相通的瘘管形成,其至发生病理性骨折。坏死、暴露的颌骨呈灰黄色,周围黏膜充血。

（3）辅助检查:X 线片可见多数牙牙周膜增宽、牙槽骨吸收破坏和死骨形成。局部骨质破坏呈密度减低影,初期坏死骨质分界不清,待死骨分离后可见清晰的周界。

2.鉴别诊断

（1）放射性颌骨坏死:有头颈部的放射治疗史。坏死颌骨范围更大,颜色多为黑褐色,疼痛更为剧烈。

（2）砷中毒颌骨坏死:有使用砷失活剂的治疗史,X 线片表现为从患牙牙槽窝开始的垂直性的骨质吸收破坏,病情呈渐进性。

（3）黄磷中毒:与双磷酸盐相关颌骨坏死极为相似,主要鉴别点是患者有职业暴露史,如在磷矿和磷化工企业工作的经历。

3.治疗原则及方案

双磷酸盐相关颌骨坏死应以预防为主。治疗主要是对症治疗和控制病变范围的扩大。

（1）临床中需要使用双磷酸盐的患者,应在治疗开始前积极处理口内的病灶牙,去除易感因素。治疗中和治疗后亦应注意维护口内清洁卫生。

（2）已经使用双磷酸盐的患者,在口腔治疗中应谨慎手术,尽量减小侵袭性操作。若必须实施,则应在术前完善预防感染方案。

（3）一旦发生骨坏死,应先予保守,局部每日可用 1%～3% 过氧化氢液和生理盐水交替冲洗,漱口液建议用复方氯己定漱口液。对于已经游离松动的死骨块可及时予以清理。

（4）若仍在使用双磷酸盐,应咨询开具药物的专科医生,考虑停药或换药的可能性。

（5）若死骨块较大,基本游离后应行死骨清理术。手术范围可适当保守,以免造成过大的骨质缺损。

四、面部疖、痈

疖是指单个毛囊及其附件发生的炎症,而痈是指相邻的多个毛囊及其皮脂腺或汗腺等附件的急性化脓性炎症,痈也可由一个疖的扩展或多个疖融合而成。其致病菌主要是金黄色葡萄球菌。痈多发生于成年人,以唇部多见。

（一）临床表现

1.疖

（1）颜面皮肤是疖的好发部位,初起皮肤出现圆形微红、突起的小硬结,有疼痛及烧灼感,进而硬结逐渐扩大,呈一锥形突起。

（2）顶部出现黄白色小脓头,红肿和疼痛加剧。

（3）经过数日,脓栓破溃、脱落,可渐愈合。

（4）一般无全身症状,偶有畏寒、发热等。

2.痈

（1）痈常见于唇部,初起时,唇部皮肤发红、变硬、疼痛,以后随感染的发展,皮下出现蜂窝织炎,范围扩展至唇红缘,而呈现紫红色、质地坚硬的浸润块,表面可有多个淡黄色脓点。

（2）炎症发展,表面相继出现多个脓头及溃孔,唇部红肿,疼痛加重。

（3）全身有中毒症状,如畏寒、发热、头痛、食欲差。

（4）可引起颅内海绵窦血栓性静脉炎、败血症或脓毒血症而危及生命的严重并发症。

（二）诊断

1.疖

颜面部皮肤出现突起的微红小硬结,中心部可呈现黄色小脓点,有疼痛及烧灼感。

2.痈

（1）唇部皮肤出现微高起的紫红色浸润块,质地坚硬,疼痛明显。

（2）表面相继出现多个脓头及溃孔,脓液黏稠,常为与基部不粘连的坏死组织。

（3）可伴有发热、精神倦怠、食欲缺乏、嗜睡、脉搏细弱等全身中毒症状。

（4）重症病员应注意有无败血症、脓毒血症及海绵窦血栓性静脉炎并发。

（三）治疗

1.疖

（1）疖的治疗以局部为主,根据情况可适当给予抗生素,但局部的制动和减少刺激因素是保证顺利愈合的关键。

（2）局部治疗:初起时,可用2%碘酊涂抹患处,每日1次,并保持局部清洁;形成脓栓时,可将其轻轻取出,勿挤压,以防感染扩散。

（3）辅助性治疗:加强营养,补充维生素,注意休息;保持面部皮肤清洁;局部忌搔抓、挤压;严禁热敷、挑刺和早期切开。

2.痈

（1）静脉应用大剂量有效的抗生素治疗方案（最好有药敏结果,以指导临床选用抗生素)。

(2)密切观察患者的生命体征,肝、肾功能及血液检验结果,保证水电解质平衡和维生素、蛋白质支持疗法。

(3)局部制动,并用含抗生素的高渗盐水持续湿敷,对溃破口坏死组织,切忌随意牵拉,可用剪刀去除。

(4)如伴败血症、脓毒血症、海绵窦血栓性静脉炎或中毒性休克,应按相关原则实施抢救和治疗。

五、面颈部淋巴结炎

口腔颌面部及颈部淋巴系统发达,参与构成严密的区域防御系统。按解剖规律将面颈部淋巴系统划分为环行链和纵行链,它不但引流相应区域的淋巴液,还收纳该区域的病原微生物、部分炎症产物及小颗粒异物等引流到各级淋巴结,导致各级淋巴结的急、慢性炎症。在临床上属于常见病。

(一)感染来源

口腔颌面部、上呼吸道等每个部位的化脓性感染包括细菌感染和病毒感染、口疮、损伤等都将波及面颈部的淋巴系统,引起相应部位的淋巴结炎症。病原微生物以金黄色葡萄球菌、溶血性链球菌多见,厌氧菌参与的混合性感染也不少见,还可见到病毒感染及一些特异性感染者。

(二)诊断

1.临床表现

(1)急性化脓性淋巴结炎:多见于6岁以下的幼儿,春秋季节多见,常继发于口腔颌面部或上呼吸道的急性炎症。初期淋巴结内充血、渗出,腔窦扩张,淋巴结实质内有淋巴样增生、白细胞浸润。临床上表现为淋巴结肿大,触之稍硬,压痛明显,周界清楚,可活动,与周边组织无粘连。当炎症突破淋巴结被膜,则出现相应部位间隙急性蜂窝织炎,局部肿胀弥散,边界不清,皮肤充血发红。全身表现有高热、寒战、头痛、乏力、食欲缺乏、白细胞总数升高等。如果患者具备一定的抵抗力或经过一定的治疗,面颈部淋巴结炎可得到缓解或转为慢性淋巴结炎。

(2)慢性化脓性淋巴结炎:可由于面颈部急性化脓性淋巴结炎未能彻底治愈而转为慢性化脓性淋巴结炎。也可由于口腔颌面部慢性炎症病灶的存在,相应淋巴结长期少量收纳炎症因子,患者抵抗力强,致使炎症在淋巴结内缓慢发展而形成。表现为结内慢性增生性炎症。局部可触及肿大淋巴结,较硬,活动,轻度压痛,与周边组织无粘连。全身无明显症状。这种状态可长期存在,一旦机体抵抗力处于较低水平时,慢性化脓性淋巴结炎可突然急性发作而转为急性化脓性淋巴结炎、急性化脓性淋巴结周围炎甚至相应间隙的蜂窝织炎。

2.诊断要点

急性面颈部淋巴结炎一般能找到原发灶,多发生在幼儿;慢性面颈部化脓性淋巴结炎常有反复发作史,抗生素治疗一般有效。慢性面颈部淋巴结炎应与颈部恶性淋巴瘤、淋巴结转移癌相鉴别,必要时行针吸细胞学检查或手术取淋巴结活检。

(三)治疗

急性化脓性面颈部淋巴结炎选择足量有效的抗生素;慢性淋巴结炎全身治疗和局部理疗相结合;淋巴结核全身应用抗结核药治疗,已化脓者可穿刺抽脓,生理盐水冲洗并注入抗结核药物。

六、面颈部淋巴结核

颈部淋巴结结核,多发生于儿童和青年,15～30岁为多见。该病是由结核杆菌通过口腔、鼻腔及咽部侵入,经淋巴管到达淋巴结而引起;少数患者也可继发于肺或支气管结核病变。以脊副链淋巴结及颈深上淋巴结为最常见。

(一)诊断

1.临床表现

(1)可扪及大小不等、成串肿大的多个淋巴结,淋巴结质硬、界清、可活动。

(2)淋巴结内发生干酪样坏死、液化,形成冷脓肿,可自行穿破形成一个或多个瘘道,流出稀薄分泌物,混有干酪样物,瘘道经久不愈,瘘口周常形成瘢痕。

(3)病程可长达数年,可分活动期及静止期,一般无明显主观症状。

(4)如有肺结核存在,则表现为体质虚弱、营养不良、贫血、盗汗、疲倦、消瘦等症状。

2.诊断要点

(1)病程较长,无明显主观症状。

(2)淋巴结质地稍硬韧、活动,可表现为多个成串淋巴结肿大,对一般抗炎药物治疗无效。

(3)如破溃形成经久不愈瘘道,有干酪样物排出,此时淋巴结可发生粘连固定。

(4)穿刺做细胞学检查和结核菌素皮肤试验(OT试验)的结果能协助诊断。

(二)治疗

1.抗结核治疗

进行正规抗结核药物治疗。

2.手术治疗

对体积较大的结核性淋巴结肿大,经过抗结核药物治疗效果不明显者,可在抗结核治疗的同时施手术切除,术后还应进行抗结核治疗。

3.辅助性治疗

加强营养,注意休息。

（苏　花）

第二节　口腔颌面部损伤

一、口腔颌面部软组织损伤

颜面部软组织创伤常见,其中包括擦伤、挫伤、刺伤、切割伤、裂伤及咬伤等,可发生在唇、颊、舌、腭、睑、鼻及腮腺等部位。单纯软组织伤居多,而颌面部骨组织伤时,其浅面可同时有软组织伤。颜面部为人显露部位,创伤将不同程度地影响外形及功能;此处血运丰富,组织抗感染及愈合能力强;同时有深部骨组织腔窦创伤者则易感染;邻近呼吸道的创伤可引起呼吸障碍;眶下、颏部及耳前腮部软组织伤可同时发生眶下、颏及面神经创伤;还可同时发生表情肌和咬肌创伤。

(一)擦伤

1.诊断

(1)临床表现。

①主要在颜面突出部位,如颧、鼻端、额、耳及颏等处,可与挫伤同时发生。

②创面不规则,有点状或片状出血,表面渗血或渗液,常附有泥沙等异物。

③疼痛明显,常伴烧灼感。

(2)诊断要点。

①有与粗糙物摩擦致伤史。

②皮肤创伤局限在表皮或真皮内,有渗血及血浆、组织液渗出。

③疼痛。

2.治疗

(1)用0.9％氯化钠溶液或1.5％过氧化氢溶液清洁表面。

(2)涂以消毒药物或抗生素油膏任其暴露,多自行干燥结痂愈合。

(3)若创面感染,可用10％氯化钠溶液、抗生素溶液或0.1％依沙吖啶溶液湿敷,待感染控制后再暴露创面。

(二)挫伤

1.诊断

(1)临床表现。

①局部皮肤有瘀斑、肿胀及疼痛。

②组织疏松部位,如眼睑、口唇等部位肿胀明显,组织致密部位则疼痛明显。

③同时伤及深部某些部位还可发生相应的症状。

a.伤及颞下颌关节或咬肌时可出现张口受限或咬合关系异常。

b.伤及眼球时可出现视力障碍。

c.伤及切牙时可出现牙及牙槽突创伤的症状。

(2)诊断要点。

①有钝器打击或硬物撞击史。

②受伤局部肿胀、皮下淤血。

③局部疼痛或同时有颞下颌关节、眼或牙及牙槽突相应症状。

④必要时可行 X 线摄片,检查是否有深部骨创伤。

2.治疗

(1)挫伤早期以局部冷敷及加压包扎为主;后期以热敷、理疗促进吸收为主。

(2)如血肿较大可在无菌下穿刺抽吸后加压,若血肿影响呼吸或进食,也可切开后去除血凝块。

(3)为预防和治疗感染,可使用抗生素。

(4)对颞下颌关节挫伤可采用关节减压法,即两侧磨牙间垫高并加颅颌弹性绷带,使关节减压及止痛;关节腔内渗血肿胀严重者,可穿刺抽血。

(5)对有视力障碍、牙及牙槽突创伤者,应及时行专科处理。

(三)刺伤

1.诊断

(1)临床表现。

①一般伤口窄小而深,也可以是贯通伤。

②由于伤道深度及方向不同,可同时发生邻近器官的创伤,如眼、耳道、鼻腔、牙、腮腺、舌及口底等创伤,有时可能伤及颅底。

③伤道疼痛,伤口可有渗血或渗液。

(2)诊断要点。

①有明确的尖锐物体的外伤史。

②可见皮肤或黏膜小伤口。

③局部疼痛。

④有条件可行 X 线摄片或 B 超,检查是否有深部骨创伤或有无异物存留。

2.治疗

(1)伤口一般开放,如有明显出血,可压迫包扎止血。

(2)小伤口不做缝合处理,较大伤口经清创后,初期缝合,超过 48 小时,只要创口没有明显化脓感染或组织坏死,在充分清创后仍可以作严密缝合。对估计有可能发生感染者,可在创口内放置引流物。已发生明显感染的创口不应做初期缝合,可采取局部湿敷,待感染控制后再行处理。

(3)深在的伤道应用 1.5%的过氧化氢溶液、抗生素溶液反复冲洗。

(4)如证实有异物存留,原则上应予取出。如位于深部,且与重要组织相关时,应权衡利弊综合考虑。

(5)应用抗生素预防感染。

(6)常规肌内注射破伤风抗毒素 1500U。

(四)切割伤

1.诊断

(1)临床表现。

①伤口边缘整齐,多较清洁且无组织缺损。

②伤口深度不一,如切断血管可有不同程度的出血;如损伤神经可出现面瘫、舌感觉或运动障碍;如腮腺受损可发生涎瘘。

③眼睑伤可波及眼球,出现一系列眼部症状。

(2)诊断要点。

①有刀或利刃器械致伤物外伤史。

②可见整齐刀割样伤口。

③有明显出血。

④有条件可行 X 线摄片,检查是否有深部骨创伤。

2.治疗

(1)1.5%过氧化氢溶液、0.9%氯化钠溶液清创,如有明显出血应电凝或结扎止血。

(2)缝合:48 小时内做初期缝合,超过 48 小时或有感染者,清创刮除表面污秽组织直至有新鲜出血创面后做间距较大的松散缝合。

(3)全身和局部应用抗生素。

(4)肌内注射破伤风抗毒素 1500U。

(5)同时发现有神经伤者应做神经吻合;如有腮腺导管断裂应力争吻合,并应内置硅胶或塑胶管引至口腔,待愈合 2 周后拔除;唾液腺腺体伤应做缝扎,以免发生涎瘘。

(6)同时有眼球伤者应请眼科处理。

(五)撕裂伤

1.诊断

(1)临床表现。

①一般创缘不整齐,撕脱创面大者多有组织缺损。

②皮肤撕裂常伴有肌肉、神经、血管及骨骼伤。

③大面积撕脱可伴失血或创伤性休克。

④易发生感染。

⑤如伤及面神经可致面瘫,伤及唾液腺导管可发生涎瘘。

（2）诊断要点。

①有强大暴力外伤史。

②有不整齐创缘的开放性伤口。

③必要时可行 X 线摄片,检查是否有深部骨创伤。

2.治疗

（1）1.5％过氧化氢溶液、0.9％氯化钠溶液清创,如有明显出血应电凝或结扎止血。

（2）较大撕脱的游离组织争取保留,有条件者立即应用显微外科技术行再植或将其修成全厚皮或断层皮移植。若有较大组织缺损或血管、神经及骨骼直接暴露时,也可切取带蒂或游离皮瓣移植修复。

（3）如有休克症状,应及时抗休克。

（4）应用抗生素。

（5）伴神经、唾液腺或导管伤者处理同"切割伤"。

（六）咬伤

1.诊断

（1）临床表现。

①症状与裂伤大致相同,其创面均污染,易感染。

②可见动物或人的牙咬痕。

（2）诊断要点。

①有明确的动物或人咬伤史。

②伤口不规则,有污染。

③有条件可行 X 线摄片,检查是否有深部骨创伤。

2.治疗

（1）用 3％过氧化氢溶液及大量 0.9％氯化钠溶液反复冲刷。

（2）肌内注射破伤风抗毒素 1500U。

（3）创面可用抗生素湿敷。全身应用抗生素。

（4）伤口小可开放不缝合,用碘伏、碘仿或其他消毒抗菌纱布覆盖;大伤口可做大间距松缝合,放置引流。

（5）如有组织缺损可采用皮片或皮瓣修复;若污染严重可延期修复。

（6）耳廓、鼻端及舌体断裂离体者如组织完整可试行原位再植。无再植条件单位可将离体组织冷冻(－196℃)保存后转院或待伤口愈合后再延期修复。

（7）犬咬伤应注射狂犬病疫苗。

二、牙及牙槽突损伤

(一)牙损伤

牙损伤可分为牙震荡、牙脱位和牙折三类。

1.牙震荡

(1)临床诊断:牙震荡表现为牙伸长,轻度松动,叩诊(+)。

(2)治疗:注意患牙休息,松动较严重应结扎固定,伸长时有早接触应调磨。

2.牙脱位

(1)临床诊断:牙齿发生脱出及嵌入,常伴有牙槽突骨折。

(2)治疗:以尽量保存患牙为原则,对脱出或嵌入较轻者,应给予复位后结扎固定 2~3 周;对完全脱落且时间不长的患牙,可做牙再植术,伴有牙槽突骨折时可用牙弓夹板结扎固定 3~4 周。

3.牙折

牙折可分为冠折、根折和冠根联合折。

对于冠折及根折的患者,应转诊至牙体牙髓科进行治疗。一般认为根折越靠近根尖其预后越好。当根折限于牙槽内时,对预后是很有利的,但折裂累及龈沟或发生龈下折时,常使治疗复杂而且预后亦差。冠根联合折且折断端位于龈下 3mm 的患牙,应予拔除。

(二)牙槽突骨折

牙槽突骨折常是外力直接作用于牙槽突所致。多见于上颌前部。

1.临床诊断

牙槽突骨折常伴有唇和牙龈的撕裂、肿胀、牙松动、牙折和牙脱落。当摇动损伤区的牙时,可见邻近数牙及骨折片随之移动。骨折片移位引起咬合错乱。

2.治疗

局麻下将牙槽突及牙复位,利用骨折邻近的正常牙列,采用牙弓夹板、金属丝结扎和正畸托槽方丝弓等方法固定骨折。牙弓夹板和正畸托槽的放置均应跨过骨折线至少 3 个牙位。

三、颌面骨损伤

(一)下颌骨骨折

下颌骨骨折按部位可分为颏部、体部、角部、支部及髁突部骨折;好发颏正中联合、颏孔区、下颌角及髁突颈等部位;可单发、双发或粉碎;可为闭合或开放性骨折。

1.临床表现

(1)伤处局部肿胀、压痛,并可发生皮下淤血。

(2)有不同程度的张口受限。咬合关系正常或错乱。

(3)面部畸形、不对称。

(4)可同时伴牙及牙槽突骨折。

2.诊断要点

(1)有张口受限、张闭口运动异常、疼痛及下唇麻木等。

(2)骨折各段移位的状况,常伴有异常动度,并导致咬合错乱。

(3)骨折处牙龈撕裂及出血。

(4)骨折部位触诊可有台阶状、骨擦音及假关节活动。

(5)髁突骨折可见后牙早接触、前牙开𬌗、耳前肿胀压痛及张口受限;外耳道及颅中窝骨折时,可发生耳道出血或脑脊液瘘。

(6)摄 X 线片或 CT 片,明确骨折部位。

3.治疗原则及方案

(1)治疗原则为复位及固定。

①复位是以恢复伤前咬合关系为标准。儿童因乳恒牙交替后咬合关系还可再次调整,故要求不像成人那样严格;无牙颌以恢复全口总义齿的正常咬合关系为标准。

②骨折线上的牙原则上应尽量保留,如明显松动、折断或严重龋坏者应拔除。

③骨折局部应有足够软组织覆盖。

(2)复位方法。

①手法复位:适用于早期、单纯线形骨折。

②牵引复位:适用于手法复位失败者、多发骨折或已有纤维愈合者,常用分段带钩牙弓夹板通过橡皮圈做颌间弹性牵引。

③手术复位:用于复杂或开放性骨折及错位愈合的陈旧性骨折。

(3)固定方法。

①单颌牙弓夹板或树脂贴片夹板固定:用于无明显移位的线形骨折。

②颌间固定:用于骨折后咬合关系不稳定者,即在骨折复位后将上下颌牙弓夹板拴结固定。

③骨内固定:也称坚强/坚固内固定,适用于复杂骨折、开放性骨折或错位愈合的陈旧性骨折,按张力、压力原则应用小型接骨板、螺钉做切开复位固定。

④颅颌固定:用于维持稳定咬合关系的辅助固定,常用弹性绷带做颅下颌缠头固定。

⑤固定时间:视骨折情况,一般为 3~4 周;钛制骨内小型接骨板,除儿童因可影响颌骨发育外,无感染时一般需要取出。

（4）髁突骨折。

①髁突及其颈部骨折无明显移位及张口障碍者,用颅颌强力绷带制动 2 周即可,并早期进行张口训练。

②儿童、囊内骨折以及髁突移位角度不大时宜考虑保守治疗。

③成人髁突囊外骨折以及髁突骨折角度过大,甚至已突出关节窝时宜行手术治疗。

（二）上颌骨骨折

上颌骨是面中部最大的骨骼,左右各一,两侧上颌骨在中线连接,构成鼻腔基部的梨状孔。上颌骨上方与颅骨中的额骨、颞骨、筛骨及蝶骨相连;在面部与颧骨、鼻骨、泪骨和腭骨相连,故骨折时常并发颅脑损伤和邻近颅面骨骨折。

1.临床表现

（1）上颌骨骨折局部表现肿痛、淤血、张闭口运动异常或受限等,与下颌骨骨折相似。

（2）若合并颅脑创伤,可有昏迷、喷射性呕吐及头痛史,并可有脑脊液鼻漏。

（3）眶内眶周组织内出血者则有"眼镜症状",结膜下出血,眼球移位则有复视。

2.诊断要点

（1）上颌骨骨折分为三型。

①Le Fort Ⅰ型:骨折线自梨状孔底部,牙槽突及上颌结节上方向两侧水平延伸至翼突。

②Le Fort Ⅱ型:骨折线横过鼻骨,沿眶内侧壁斜向外下到眶底,再经上颌缝到翼突,还波及筛窦、额窦及眶前窝,并可出现脑脊液鼻漏。

③Le Fort Ⅲ型:骨折线横过鼻骨,经眶尖、颧额缝向后达翼突根部,形成颅面分离,常同时有颅脑伤,出现颅底骨折或眼球创伤等。

临床上骨折可不典型,三型表现可互有交叉,也可同时伴有鼻骨、颧骨等骨折。

（2）可有骨块移位及咬合错乱,摇动上前牙上颌骨可随之活动。上颌骨常向后下移位,出现后牙早接触,前牙开𬌗,面中 1/3 变长。

（3）颅脑伤或眼球创伤均可出现瞳孔散大或失明,应加以鉴别。

（4）X 线可明确诊断,一般可采取华特位、头颅后前位或 CT 片等。

3.治疗原则及方案

（1）应首先抢救生命,如抗休克、心肺复苏及脑创伤处理等。

（2）软组织伤应先清创,根据需要先后缝合关闭伤口。有脑脊液鼻漏者严禁鼻腔填塞,局部及全身应用抗生素。

（3）有深部难以控制的出血者,可先气管切开,再填塞止血。

（4）上颌骨骨折应尽早复位固定,一般不超过 2 周。

（5）复位固定:应以恢复伤前正常咬合关系为标准,根据情况分别采用手法复位、牵引复位及切开复位;复位后可采用医用钢丝、牙弓夹板或微型钛板固定或通过石膏帽做颅颌固定。一般固定需 3～4 周。

①手法复位:用于早期病例。

②牵引复位:手法复位不能奏效或骨折已有纤维性愈合者。

③颌间牵引:用于上颌骨横断骨折,需先做颅颌固定后,再做颌间弹性牵引。

④颅颌牵引:骨折后上颌骨明显向后移位者,需先做复位颅颌固定后,再做颌间牵引。

⑤切开复位:陈旧性骨折已有纤维骨痂者,需先手术去除纤维骨痂,使骨折段复位后再行固定。如眶底骨折向下移位,眼球下移出现复视者,可行眶底复位或植骨来矫正。

（三）颧骨、颧弓骨折

颧骨和颧弓是面部比较突出的部位,易受撞击而发生骨折。颧骨与上颌骨、额骨、蝶骨和颞骨相连接,故颧骨骨折常伴发生上颌骨骨折。颧弓较细窄,更易发生骨折。

1.临床表现

（1）颧面部塌陷:受伤当时即出现,随之因局部过后肿胀塌陷反而不明显。

（2）张口受限:因压迫颞肌和咬肌而出现程度不一的张口受限,骨折轻度移位者张口可不受限。

（3）复视:颧骨移位明显者,可因眼球移位、外展肌及下斜肌受损等原因而发生复视。

（4）瘀斑:颧眶闭合性骨折时眶周及眼睑皮下、结合膜下有出血。

（5）神经症状:眶下神经受损出现眶下区麻木;同时累及面神经颧支受损时则出现眼睑闭合不全。

2.诊断要点

（1）有颧面部外伤史。

（2）局部压痛。

（3）局部塌陷,颧额缝、颧上颌缝及眶下缘可触及台阶。

（4）X 线检查显示颧骨颧弓骨折,颧弓位可清楚显示颧弓骨折。有条件者可做CT 检查。

3.治疗原则及方案

（1）颧骨颧弓骨折如移位不明显,面部无明显畸形又无张口受限及复视等功能障碍者,可不做复位。凡有功能障碍或有明显畸形者均应及时进行复位。

（2）复位固定可根据情况选用下列方法:

①巾钳、单齿拉钩牵拉法:适用于单纯颧弓线型骨折。

②口内切开复位法:可用于单纯性颧骨颧弓骨折。

③颞部切开复位法:运用于单纯颧骨颧弓骨折。

④头皮冠状切口复位法:适用于错位明显或多发性、陈旧性骨折。

⑤眶底植骨复位法:同时有眶底骨折者应复位或植骨加以矫正。

⑥神经松解:如有眶下神经受累,应及时将颧骨复位并探察松解该神经。

(四)鼻骨骨折

鼻骨是高突于面中部较菲薄的骨块,易遭受损伤而发生骨折,且多见双侧粉碎性骨折。

1.临床表现

(1)鼻梁有塌陷或歪斜畸形。

(2)鼻腔出血,鼻骨骨折常伴有鼻腔黏膜撕裂。

(3)鼻呼吸障碍,鼻骨骨折可因骨折移位、鼻黏膜水肿、鼻中隔断裂、移位或血肿而发生鼻阻塞。

(4)鼻根及眼睑内侧淤血。

(5)脑脊液鼻漏,同时伴有筛骨骨折或颅前窝颅底骨折时,可发生混有血液的脑脊液鼻漏。

(6)X线或CT可见骨折线及骨折移位。

2.诊断要点

(1)有鼻部外伤史。

(2)有外鼻畸形、出血、鼻阻塞等体征。

(3)X线头颅正侧位片或CT片即可确诊。

3.治疗原则及方案

(1)闭合性骨折。

①鼻外复位:适用于侧方移位的骨折。局麻下双手拇指手法复位。

②鼻内复位:适用于内陷骨折。局麻下用鼻骨复位钳或剥离子、长血管钳套以橡皮管插入鼻腔骨折部位,向上将骨折片抬起。

(2)开放性骨折:清创同时将骨折复位,可用细医用不锈钢丝或微型接骨板固定。

(3)陈旧性鼻骨骨折:应及早复位,因血运丰富,易错位愈合。此时如有外形或功能障碍可采用局部切口或头皮冠状切口,显露骨折处,复位固定。如鼻梁外形不满意时,也可行鼻背植骨。

(4)术后固定。

①外固定:可用印模膏做成外鼻型夹板,用胶布固定1周。

②内固定:可用碘仿油纱条填塞鼻腔,1周后抽出,如有脑脊液鼻漏者禁用。

(五)鼻眶筛骨折

鼻眶筛骨折是一种累及鼻骨、额骨鼻突、上颌骨鼻突,并涉及眼眶内及眼眶内、外、下壁的骨折,常与上颌骨、颧骨联合骨折。

1.临床表现

(1)鼻背有塌陷,眼眶骨折,因内眦韧带的断裂或撕脱,常伴有内眦角圆钝或内眦间距增宽等畸形,可触及骨折后的台阶畸形。

(2)眶周、眼球、睑结膜及鼻出血。

(3)常有眼球移位,如下陷、内陷,可伴有复视、眼球运动受限。

(4)神经障碍,可出现眶下区感觉麻木、视力障碍。

(5)骨折可造成鼻泪管断裂或阻塞,故可伴有溢泪。

2.诊断要点

(1)有明显外伤史。

(2)有鼻眶筛区的塌陷、歪斜,眼眶骨折致眼球下陷、眼球内陷等畸形,可伴有复视、眼球运动受限等功能障碍。

(3)鼻眶筛骨折最好采用CT检查,可见鼻眶筛区的复合骨折,如上颌骨鼻突、额骨鼻突、鼻骨的骨折移位,眶内、下壁的塌陷移位,眶腔容积增大。眶内侧壁骨折片可向筛窦移位,眶下壁骨折片可向上颌窦内移位。

3.治疗原则及方案

(1)手术入路可采用冠状切口、局部切口即睑缘下切口、口内前庭沟切口,显露鼻骨、眶缘、眶内侧壁及上颌骨鼻突。

(2)复位鼻骨及与上颌骨、额骨的连接,恢复鼻骨突度;复位眶下缘、眶内、眶下侧壁的塌陷,恢复眼眶的容积与眼球突度;以医用不锈钢丝、微型钛板内固定,眶壁骨折可以钛网、自体薄骨皮质或生物材料做衬垫。

(3)寻找到断裂的内眦韧带,重新复位并固定,恢复内眦韧带的附着及内眦角的形态。

(4)如有脑脊液鼻漏,术后可不做鼻腔填塞。

(六)全面部骨折

全面部骨折是指同时涉及面部多个解剖部位和相邻部位骨骼的骨折,如上、下颌骨,颧骨颧弓,鼻眶筛等部位的骨折,甚至伴有颅底骨折,这种骨折曾称为多发性骨折,伤后早期往往症状比较重,也可以伴有脑脊液鼻漏、脑脊液耳漏等症状。该类型骨折通常多由交通事故伤造成。

1.临床表现

(1)早期患者可伴有颅脑损伤,患者可处于昏迷、嗜睡或者表情淡漠等状态。

（2）全身专科处理后患者面部可有高度肿胀,出现"熊猫眼"、结膜淤血,可伴有开放性伤口及出血。

（3）肿胀消退后,面部常有塌陷、扭曲或偏斜畸形,伴有反殆、开殆等咬合紊乱,不同程度的张口受限。

（4）常有牙槽嵴骨折、牙龈撕裂。

（5）可出现眶下区皮肤感觉异常、眼球运动障碍或视力障碍。

（6）硬腭可出现创伤性腭裂、牙弓变宽。

（7）可伴有鼻泪管断裂,导致溢泪。

（8）伴有颅底骨折时常出现脑脊液耳漏或脑脊液鼻漏。

2.诊断要点

（1）有明确的外伤史,如交通事故、跌落伤。

（2）面部明显肿胀,伴有眶周淤血、结膜淤血等体征,部分伤员由于舌后坠可能出现呼吸困难。

（3）注意有无脑脊液鼻漏或脑脊液耳漏。

（4）肿胀消退期就诊者,可见面部塌陷、鼻根塌陷、颧面部塌陷、内眦距增宽、睑裂高度不一致、眼球运动受限、眼球内陷、复视等症状。

（5）咬合错乱、不同程度的张口受限,可见开殆、牙列中断等畸形,伴有牙龈撕裂、牙齿松动等体征。

（6）在多个部位触诊可触及骨连续性中断、台阶感、骨摩擦音等。

（7）影像学检查多采用三维CT方法,包括矢状位与冠状位,可明确面中部及下颌骨骨折的部位、数量、移位方向,应注意上颌骨的矢状骨折、颅底骨折以及鼻眶筛等隐匿部位的骨折。

3.治疗原则及方案

（1）紧急情况如呼吸困难时,应明确梗阻部位,并给予相应处理,解除呼吸困难。

（2）早期面部高度肿胀,伴有意识不清时不应急于实施手术治疗,可给予相应的对症治疗,如止血、消肿等措施。

（3）禁止做脑脊液鼻漏和脑脊液耳漏的填塞。

（4）手术应在全身情况稳定的情况下实施。

（5）手术入路应根据骨折类型、部位的不同,选择不同切口组合,如冠状切口、口内前庭沟切口、睑缘下切口,局部切口和口外切口组合,并应充分利用原有创伤伤口。

（6）骨折复位固定的顺序应遵循以下原则:先复位固定容易恢复咬合关系的部位,以此为基础再复位固定其他部位的骨折。固定物可根据骨折部位采用小型、微型钛板,钛网,并可结合其他材料。

（7）全面部骨折复位时,应注意由于上颌骨的矢状骨折、下颌骨髁突与下颌正中联合骨折时造成的面部变宽问题。

（8）术后应做适当的颌间牵引固定,可采用牙弓夹板或者颌间牵引钉技术。

七、口腔颌面部火器伤

口腔颌面部火器伤多为枪弹伤、破片伤及爆炸伤。一般伤情较重,同时常有软组织贯通伤及粉碎性骨折,伤道内多有异物及污染,由于瞬时空腔效应,颌面部火器伤伤口一定是被污染的。

（一）临床表现

（1）可伴口鼻出血、呼吸困难等体征。

（2）创口多不规则,可同时有软、硬组织伤,可有多处伤口,高速枪弹伤入口小、出口大;多有软、硬组织缺损及咬合紊乱,伤口内可有污染及异物。

（3）可见软、硬组织裂开,器官功能障碍,如视觉、听觉障碍,张口、咀嚼困难及面瘫等。

（二）诊断要点

（1）有火器伤史,面部可有裂开伤口。

（2）伤口常不规则,可有多个出入口。

（3）X线特别是 CT 可显示骨折部位、骨块移位、骨缺损范围以及异物存留等情况。

（4）除机械性创伤外,局部可伴烧伤。

（三）治疗原则及方案

（1）保持呼吸道通畅,止血、镇痛、抗休克。

（2）全身情况稳定后,可及时行清创术,清创要求彻底,清除伤道周围 0.5cm 的软组织及与软组织不相连的碎骨片。洞穿性缺损应尽量先关闭口内缺损,隔绝口内的污染环境。

（3）异物(包括二次弹片、骨碎片)应在清创时尽量去除,对深在的与重要神经、血管相邻的异物应先定位,不可盲目摘除。

（4）尽早应用抗生素及破伤风抗毒素。

（5）如条件允许,彻底清创后的软、硬组织缺损可行一期修复;骨折坚固内固定,尽量恢复并稳定咬合关系;全身情况差及软、硬组织缺损严重者,也可延期修复。

八、口腔颌面部烧伤

颌面部因暴露在外,无论是在平时或是在战时,其遭受烧伤的机会比全身其他部位多。可因各种火焰烧伤、过热物体灼伤、过热液体烫伤或一些化学物质烧伤。

（一）临床表现

（1）可以是物理性烧伤也可为化学灼伤,组织反应快,全身反应强烈,可引起面部畸形和功能障碍。

（2）可伴呼吸道灼伤。

（3）化学烧伤局部组织肿胀、破溃、糜烂。

（4）烧伤可分为三度：

Ⅰ度：红斑、出血、肿胀及灼痛。

Ⅱ度：水疱或苍白。

Ⅲ度：坏死呈暗黑色,形成焦痂。

（二）诊断要点

（1）应明确烧伤面积。

（2）应明确烧伤程度。

（三）治疗原则及方案

（1）抗休克、止痛、抗感染。

（2）有呼吸道烧伤者,须做气管切开。

（3）局部清创。

①轻度烧伤局部不须特殊处理。

②小水疱可自行吸收,大水疱可在消毒下抽吸放液,表面涂以抗生素油膏,纱布加压包扎;对不易摩擦和污染的部位,也可暴露,使其干燥结痂。

③深Ⅱ度、Ⅲ度烧伤愈后可形成瘢痕,应在伤后10天左右逐渐剪去焦痂,表面移植断层皮片。如痂下感染,应提前切痂,抗生素湿敷,消除感染后再植皮。

④化学烧伤应用大量生理盐水冲洗,碱烧伤可用2%醋酸或柠檬酸中和;酸烧伤可用2%碳酸氢钠中和,石炭酸烧伤可用酒精中和。

九、异物

口腔颌面部异物多因火器伤或各种致伤物打击所致,异物的种类很多,诸如金属（磁性、非磁性）、木质、竹质、石质、玻璃、塑料、火药及煤渣等。

（一）临床表现

（1）除微小异物外,多可见入口,伤口大小不一,可有渗血或渗液。

（2）局部肿胀、疼痛,重要部位如知名血管附近的异物可能使组织高度肿胀。

（3）由于异物所在部位不同,还可有特异症状。

①鼻腔及鼻窦异物可引起鼻阻塞、鼻出血。

②眶内异物可致眼球活动受限、"眼镜"状淤血。

③下颌下、口底、咽旁异物可导致呼吸障碍。

④咬肌、翼下颌间隙、颞下颌关节异物可导致张/闭口受限。

⑤腮腺异物可致涎瘘。

(4)可伴有相应部位的颌骨骨折。

（二）诊断要点

(1)有异物击入或火器伤创伤史。

(2)有局部肿痛及各间隙的特异症状。

(3)表浅异物,如唇、颊舌等部位可触摸、透照定位。

(4)定位拍片,插针 X 线定位或三维 CT 定位。

(5)对 X 线非阻射者可行 B 超或磁共振成像检查。

（三）治疗原则及方案

(1)原则上应尽量取出异物,如异物在体内存留时间较长,异物小、无症状或位置深,手术可伤及重要组织和器官者可暂不取出。

(2)异物摘除手术。

①定位。

②采取切口隐蔽、距离异物最近、创伤小、不伤及重要组织器官的进路。

③磁性异物可采用高能磁体或电磁体吸出。

④有神经、唾液腺导管创伤者应同时修复。

⑤伤道应用 3‰过氧化氢溶液、抗生素溶液及 0.9％氯化钠溶液冲洗。

⑥常规注射破伤风抗毒素。

(3)金属异物或影像学检查可视异物,可借助手术导航技术取出。

（苏　花）

第三节　口腔颌面部肿瘤

一、口腔颌面部囊肿

（一）皮脂腺囊肿

皮脂腺囊肿是皮脂腺排泄管阻塞所致,皮脂腺上皮分泌物积聚并逐渐增多形成的潴留性囊肿。囊内为白色凝乳状皮脂腺分泌物,发炎时会呈混浊液体。

1.诊断标准

可发生于面部任何部位。小如蚕豆,大至小柑橘样。一般病程较长,生长缓慢,顶部常与皮肤粘连,中央可有一小色素点。囊肿内容物有时可因压力而自行溢出。如继发感染可有红肿、疼痛甚至化脓。少数可发生恶变——皮脂腺癌。

2.治疗原则

局麻下手术切除。如有继发感染,最好在急性炎症控制后切除,已化脓应先切开排脓,局部红肿消退后手术。

3.临床操作标准

手术切口沿皮纹走向,设计梭形切口,一并切除囊肿顶部粘连的皮肤。完整摘除囊壁。急性炎症期刚过,周围组织粘连严重,囊壁不易完整切除或难以确定囊壁是否切净,可以用过氧化氢溶液反复冲洗搔刮,再用 0.9%氯化钠溶液冲净后一起缝合。

(二)皮样或表皮样囊肿

皮样或表皮样囊肿为先天性发育畸形,但也可以为损伤或手术使上皮细胞植入所致。皮样囊肿囊壁较厚,由皮肤和皮肤附件构成。囊腔内有脱落的上皮细胞、皮脂腺、汗腺和毛发等结构。囊壁中无皮肤附件者,则为表皮样囊肿。神经外科和耳鼻喉科常称表皮样囊肿为胆脂瘤。

1.诊断标准

好发部位多见口底区,还好发于额部、眼睑、眶外缘、耳后等处。触诊质地中等硬度,有面团样感觉,如无继发感染,一般与皮肤及黏膜无粘连。皮样囊肿或表皮样囊肿一般无自觉症状,但位于口底正中、下颌舌骨肌、颏舌骨肌或颏舌肌以上的囊肿,则多向口内发展,囊肿体积增大时可以将舌推向后上方,使舌体抬高,影响语言,甚至发生吞咽和呼吸功能障碍;位于下颌舌骨肌或颏舌骨肌以下者,则主要向颏部发展。穿刺时可抽出白色干酪样物质,显微镜下可见有脱落的上皮细胞、毛囊和皮脂腺等成分,特别黏稠时用一般的细针不易抽出内容物。

可行 B 超和 MRI 检查,有助诊断。位于口底、颈中线的皮样囊肿或表皮样囊肿,需排除甲状舌管囊肿,位于眶周、颅底及耳后的囊肿须警惕与颅底骨缝相连。

2.治疗原则

一般采用局部麻醉或全身麻醉,手术完整摘除囊肿。

3.临床操作标准

紧贴囊壁分离,避免损伤周围结构。

(1)位于口底区的囊肿:应明确在下颌舌骨肌或颏舌骨肌之上或在其下,以确定手术是口内还是颏下入路。

(2)位于眶周、颅底及耳后的囊肿:囊肿与颅底骨缝相连时,摘除完囊肿后最好烧灼处理骨缝以防复发。

(三)甲状舌管囊肿(瘘)

甲状舌管囊肿(瘘):胚胎发育第 6 周时,甲状舌管自行消失,在起始点处仅留一浅凹,即舌盲孔。如果甲状舌管不消失,则残存上皮分泌物聚积可形成先天性甲状舌管囊肿,如继发感染常常形成瘘。

1.诊断标准

(1)临床表现。

①甲状舌管囊肿多见于1~10岁儿童,亦可见于成年人。囊肿可发生于颈正中线,自舌盲孔至胸骨切迹间的任何部位,但以舌骨上、下部位为最常见。囊肿生长缓慢,呈圆形,可位于颈正中或稍偏离中线。触诊质地软,周围界限清楚,与表面皮肤及周围组织无粘连。位于舌骨以下的囊肿,舌骨体与囊肿之间可扪及坚韧的索条与舌骨体粘连,故可随吞咽、伸舌运动上下移动。囊肿可以经过舌盲孔与口腔相通而继发感染。反复感染自行破溃或因误诊为脓肿行切开引流后,形成甲状舌管瘘。亦可见出生后即存在的原发瘘。

②甲状舌管囊肿的诊断可依据其部位和吞咽移动、穿刺检查可抽出透明微混浊的黄色稀薄液体,成人或复发者多为黏稠性液体。对甲状舌管瘘还可行碘油造影以明确其瘘管走行。

(2)鉴别诊断。

①位于舌根部的甲状舌管囊肿应与舌异位甲状腺鉴别。后者呈瘤状突起,表面呈紫蓝色,有血管走行,酷似血管瘤,边界清楚。患者常有语言不清,呈典型的“含橄榄”语音;严重者可出现吞咽、呼吸困难。用核素[131]I扫描时,可见异位甲状腺部位有核素浓聚。

②婴幼儿的颈部甲状舌管囊肿需要与囊性淋巴管瘤鉴别。

2.治疗原则

一般选用全身麻醉。手术彻底切除囊肿或瘘管。

3.操作方法

(1)建议行柱状切除,即带有囊肿或瘘周围部分正常组织,特别是舌骨水平以上至舌盲孔这一段。瘘管行径较长时,酌情采用“阶梯式”平行切口。

(2)剥离囊肿时应注意其底部及后上极,解剖至舌骨时,用骨剪于囊肿附着之两侧剪断舌骨,剪除舌骨约1cm。此是手术成功的关键,剪断舌骨后,解剖到舌盲孔,连同周围部分组织做柱状切除。瘘管一般有内口,手术必须追踪至内口,否则极易术后复发。

(3)复发者其瘘管走行不易确定,亚甲蓝注入大多情况下无济于事,如可能,用硬膜外麻醉管沿瘘管插入,能达内口则可以切除干净。

(四)鳃裂囊肿(瘘)

鳃裂囊肿(瘘):一般认为这是胚胎鳃裂残余组织所致。囊壁厚薄不均,含有淋巴样组织,通常多覆有复层扁平上皮,少数则被以柱状上皮。常因壁内淋巴结炎产生纤维化,使囊壁增厚。

1.诊断标准

(1)临床表现。

①鳃裂囊肿多见于青少年,生长缓慢。可有因上呼吸道感染,囊肿骤然肿大史并有疼痛史。

②根据鳃裂来源可将一侧面颈区分为上、中、下三部分。发生于下颌角水平以上及腮腺区者,常为第一鳃裂来源;发生于肩胛舌骨肌水平以上者多为第二鳃裂来源;发生于颈根区者多为第三、第四鳃裂来源。临床上以第二鳃裂来源最多见,大多在舌骨水平,胸锁乳突肌上 1/3 前缘附近。

③囊肿表面光滑,可呈分叶状,质地软,有波动感,无搏动,这可与神经鞘瘤及颈动脉体瘤相区别。鳃裂囊肿穿破后,可以长期不愈,形成鳃裂瘘;先天未闭合者,称原发性鳃裂瘘。前者可为不完全瘘,即有外口无内口;后者常为完全瘘即有内、外口。第一鳃裂的内口系向外耳道;第二鳃裂内瘘口通向咽侧扁桃体窝;第三、四鳃裂内瘘口则通向梨状隐窝或食管入口处。

(2)辅助检查:鳃裂囊肿可根据病史、临床表现及穿刺检查作出诊断。做穿刺抽吸时,可见有黄色或棕色的、清亮的、含或不含胆固醇的液体。鳃裂瘘可时有黏液样分泌物溢出。进行造影检查可以明确瘘管走向,协助诊断。

2.治疗原则

(1)全身麻醉下完整切除鳃裂囊肿或鳃裂瘘。瘘管术前可先注入 1% 亚甲蓝,帮助确定瘘道方向和走行。

(2)第一鳃裂来源者,位于下颌角以上,常采用与下颌升支平行的纵切口或腮腺手术切口;第二鳃裂来源者,位于下颌角以下,常采用颈部横行切口;鳃裂瘘一般在瘘口处做梭形切口,术中注意保护面神经及副神经。

3.操作方法

务必寻找并切除包括内口在内的瘘管或囊肿,否则易复发。

(1)第一鳃裂囊肿罕见,多见于瘘,手术需要追至外耳道。

(2)第二鳃裂囊肿或瘘常与颈动脉分叉关系密切,特别是多次感染或手术之后,始终须仔细分离并保护颈部重要血管神经。

(3)第三、四鳃裂囊肿或瘘行程较长,内口较高,酌情选择分段切口。

术后创口应放置引流条(第一鳃裂瘘手术)或负压引流球(第二、三、四鳃裂囊肿或瘘)。如有感染,可酌情应用抗生素;如有神经损伤应服用神经营养药如丙硫硫胺(新维生素 B_1),具体用法:25mg,每日 3 次,口服 7～10 天。

(五)牙源性颌骨囊肿

牙源性颌骨囊肿发生于颌骨内而与成牙组织或牙齿有关,根据其来源包括以下 4 种。①根尖囊肿:由于根尖肉芽肿及炎症的刺激,引起牙周膜内上皮残余增生所致;②始基囊肿:发生于成釉器发育的早期阶段,牙釉质和牙本质形成之前,在炎症和损伤刺激后,成釉器的星网状层发生变性,并有液体渗出、蓄积其中而形成囊肿;③含牙囊肿:发生于牙冠或牙根形成之后,在缩余釉上皮与牙冠面之间出现液体渗出而形成含牙囊肿;④角化囊肿:系来源于原始的牙胚或牙板残余,2005 年WHO 曾称为牙源性角化囊性瘤,2017 年 WHO 又恢复其原有名称。

1.诊断标准

(1)临床表现。

①颌骨牙源性囊肿多发生于青壮年。始基囊肿、角化囊肿好发于下颌第三磨牙区及升支部;含牙囊肿除下颌第三磨牙区外,上颌尖牙区也是好发部位。

②牙源性颌骨囊肿生长缓慢,初期无自觉症状。囊肿过大时,骨质逐渐向周围膨胀,可引起面部明显畸形。皮质变薄,扪诊时有乒乓球感,上颌骨的囊肿可侵入鼻腔及上颌窦,严重者将眶下缘上推,而使眼球受压,影响视力,甚至产生复视。如牙根周骨质吸收,可使牙移位、松动与倾斜。由于下颌骨颊侧骨板一般较舌侧为薄,故囊肿大多向颊侧膨胀,但角化囊肿可有 1/3 病例向舌侧膨胀,骨质损坏过多时,可能引起病理性骨折。

③牙源性颌骨囊肿可伴先天缺牙或多余牙。囊肿穿刺时有草黄色液体,角化囊肿则可见皮脂样物质。

④角化囊肿(常为多发性)同时伴发皮肤基底细胞痣(癌)、分叉肋、眶距增宽、颅骨异常、小脑镰钙化等症状时,称为"痣样基底细胞癌综合征"或"多发性基底细胞痣综合征"。如临床上仅为多发性角化囊肿并无基底细胞痣(癌)等症状时,也可称为角化囊肿综合征。

(2)辅助检查:X 线检查对颌骨囊肿诊断有很大帮助,应常规拍全景片、华氏位或下颌骨侧位片。囊肿在 X 线片上显示为一清晰圆形或卵圆形的透明阴影,可为单房,也可多房,边缘整齐,周围常呈现一明显白色骨质反应线。有条件者也可进行 CT 检查,以协助诊断。

(3)鉴别诊断:临床上牙源性囊肿与成釉细胞瘤很难区别,需进行病理检查方能最后确诊。

2.治疗原则

全身麻醉或局部麻醉下采用外科手术摘除。

3.操作方法

(1)切开部位应结合囊肿部位、大小、波及牙数及手术方法一并加以考虑。

(2)口内进路摘除囊肿者,无论是弧形切口还是梯形切口,均以黏骨膜瓣必须能全部超过囊腔为原则。

(3)下颌骨牙槽部或下颌管上方的小囊肿,也可从口内做切口。

（4）位于下颌骨升支或下颌骨的下方较大的囊肿可在口外下颌骨下缘1.5cm处做切口,也可从口内入路。

（5）在骨壁上开窗时,应从骨壁最薄处着手,然后用骨凿或咬骨钳扩大。

（6）囊壁应彻底除净,但应注意勿损伤下颌管内的血管神经束。

（7）囊腔内的埋伏牙齿应一并除去。暴露在囊腔内的牙根应酌情拔除或进行根管治疗,也可行根尖切除术。

（8）囊肿范围较大,骨质缺损较多,可能发生骨折者,术中以小夹板固定或术后需做颌间结扎暂时固定。

（9）上颌囊肿如范围较广,手术时与上颌窦相通或上颌窦有炎症,均应同时进行上颌窦根治术,然后再从下鼻道开窗,骨腔内填塞由下鼻道引出,严密缝合口内切口,3~5天后逐步抽出纱条。

（10）角化囊肿易复发,也可能恶变,需要区域性截骨,如手术刮除,除刮治彻底外,还需要做囊腔处理,用电凝、石炭酸或硝酸银烧灼骨腔、碘酒浸泡等措施,乙醇中和。牙源性角化囊肿不易与成釉细胞瘤鉴别,术中发现囊壁肥厚或有突起时,有条件的医院应做冷冻切片检查。

（六）面裂囊肿

面裂囊肿由胚胎发育过程中残存于面突连接处的上皮发展而来,故亦称非牙源性外胚叶上皮囊肿。面裂囊肿包括球上颌囊肿、鼻腭囊肿、正中囊肿和鼻唇囊肿。

1.诊断标准

面裂囊肿多见于青少年。可发生于不同面突融合的部位,主要表现为颌骨骨质的膨胀。

（1）正中囊肿:位于切牙孔之后,腭中缝的任何部位或下颌正中联合处。X线片上见缝间有圆形囊肿阴影。

（2）鼻腭囊肿:位于切牙管内或附近。X线片上见到切牙管扩大的囊肿阴影。

（3）球上颌囊肿:发生于上颌切牙与尖牙之间,牙齿常被挤压而移位。X线片上显示囊肿阴影在牙根之间,而不在根尖部位。

（4）鼻唇囊肿:位于上唇底和鼻前庭内,囊肿在骨质的表面。从口腔前庭外侧可扪出囊肿的存在。X线片上骨质无破坏影像。

（5）凭借特定的部位以及牙片和咬合片检查多可确诊。

2.治疗原则

术前应常规摄X线牙片或咬合片。一旦确诊,应在局麻或全麻下及时进行早期手术治疗,手术方法同牙源性囊肿,一般均从口内进行手术,要注意保护邻牙。

3.操作方法

正中囊肿及鼻腭囊肿较大时,手术易发生囊肿与鼻腔相通,术后可从鼻腔堵塞碘仿纱布。

(七)血外渗性囊肿

血外渗性囊肿又称损伤性骨囊肿、孤立性囊肿、单纯性囊肿等。主要为损伤后引起骨髓内出血、渗出后而形成,与牙组织本身无关,其囊壁为一层纤维组织,无上皮衬里。

1.诊断标准

该囊肿在颌骨囊肿中最为少见,多发生于青少年。可有明显损伤或骀创伤史。早期一般无自觉症状,牙数目正常,无移位现象,后期可见唇颊沟膨隆。好发下颌体部;其次为下前牙区。

由于仅为一层纤维组织,X线片示边缘较牙源性颌骨囊肿模糊,无明显白色骨质反应线。临床应警惕由全身凝血机制障碍引起的颌骨血外渗性囊肿,如血友病、血小板减少性紫癜等,此时应行有关化验检查。

2.治疗原则

临床上血外渗性囊肿多数呈进行性生长,故该囊肿仍宜采用外科手术治疗,其手术方法与牙源性囊肿相同。值得注意的是,应排除凝血机制障碍性疾病,例如血友病引起的外渗性囊肿需给予血友病球蛋白注射等,以防术中、术后出血不止。

(八)畸胎样囊肿

畸胎样囊肿是一种先天性发育畸形,为畸胎瘤的囊性变,可包含有三个胚层的衍生物,亦称口腔异位胃肠囊肿。

1.诊断标准

(1)多见于儿童。生长慢,病程长,一般无自觉症状。

(2)多位于舌体、口底,也可位于面颈及其他部位。

(3)临床上畸胎样囊肿难与皮样囊肿相鉴别。

(4)肿瘤内含胃肠上皮(或组织),鳞状上皮或呼吸上皮和其他组织为诊断本病的依据。

2.治疗原则

一般采用局部麻醉或全身麻醉,手术完整摘除囊肿。

(九)牙龈囊肿

牙龈囊肿来源于牙板上皮剩余或牙龈上皮钉的囊性变,可分为婴儿牙龈囊肿和成人牙龈囊肿两种类型。

1.诊断标准

(1)新生儿牙龈囊肿多见于出生后1~2个月内,好发于上颌牙黏膜,可见到白色球状物,大小似粟粒状,数目不等。

(2)成人牙龈囊肿亦被认为是牙周囊肿的软组织型,好发于下颌尖牙、前磨牙区游离牙龈或附着龈。囊肿直径一般不超过1cm。牙槽骨可有杯状吸收改变。

2.治疗原则

(1)婴儿牙龈囊肿一般不需治疗,多发者可用电凝治疗。

(2)成人牙龈囊肿,应进行局部手术切除。一般无复发倾向。

(十)损伤性骨囊肿

颌骨创伤性骨囊肿又叫创伤性骨囊肿或单纯性骨囊肿,是一空腔或含有少量液体并有薄层结缔组织囊壁而无上皮衬里的骨囊肿。

1.诊断标准

(1)临床表现:患者年龄以10~20岁最多见,其他年龄亦可发生,男性多于女性,也有报道男女无差别。创伤性骨囊肿好发于长骨干和骺端。在颌骨多见于下颌骨的前磨牙和磨牙区,上颌亦可发生,但比较少见。大多数囊肿单发,亦可发生于颌骨的双侧。临床症状与一般囊肿不易区别,多数患者无症状。也可诉说颌骨痛,肿胀,感觉异常,极少数患者有面部畸形。

(2)辅助检查:X线无特殊所见,与一般牙源性囊肿极易混淆。囊肿一般为一边界清楚的单房性透亮区,多位于下颌前磨牙和磨牙区,囊肿在牙根间或附近呈扇形。囊肿区牙根尖周围硬板和牙周膜完整。常常不引起囊肿区的牙齿移位。该囊肿不含牙。

2.治疗原则

观察或进行手术。

3.操作方法

手术刮除囊肿组织,引起局部出血让血液充满骨腔,缝合黏骨膜瓣。不手术者密切观察,定期复查。

(十一)静止性骨囊肿

静止性骨囊肿亦称发育性囊肿,罕见。

1.诊断标准

(1)多见于成年男性。病损一般不扩大生长,故称静止性骨囊肿。

(2)囊肿常位于下牙槽神经管之下,磨牙和下颌角之间。囊肿直径一般为1~2cm,囊腔内可含有异位的涎腺组织。

(3)X线片示边界清晰的单房囊状阴影,有时骨皮质下缘消失。涎腺造影可见缺损区涎腺组织影。

2.治疗原则

可以观察,也可手术摘除。

（十二）动脉瘤样骨囊肿

动脉瘤样骨囊肿是因创伤、血管畸形或肿瘤引起骨髓内血流动力学改变发展而来，无上皮衬里，故非真性囊肿。

1.诊断标准

（1）多见于青少年。可有损伤史。

（2）多发生于下颌骨，表现为颌骨膨胀、压痛。

（3）X线片示骨质膨胀伴单囊或多房性透光病损。

（4）腔内含血液，时有搏动，可误诊为中心性血管瘤、巨细胞瘤、囊性成釉细胞瘤和骨肉瘤。

（5）动脉瘤样骨囊肿偶可合并发生成骨细胞瘤、骨化纤维瘤，治疗不彻底可复发。

2.治疗原则

诊断不明时在术中行冷冻切片检查。诊断明确后，原则上应进行刮治术，但应做好止血及输血准备。

二、良性肿瘤和瘤样病变

（一）牙龈瘤

牙龈瘤来源于牙周膜及颌骨牙槽突结缔组织增生，为非真性肿瘤，但若手术不彻底则易复发。先天性牙龈瘤为牙胚发育异常所致。根据病理结构和临床表现，可将牙龈瘤分为肉芽肿性牙龈瘤、纤维性牙龈瘤、血管性牙龈瘤、先天性牙龈瘤。

1.临床表现

（1）纤维性牙龈瘤不易出血，呈灰白色，有弹性，质较硬，有蒂，表面呈分叶状。

（2）肉芽肿性牙龈瘤多为牙龈乳头肿块，易出血，为粉红色肉芽组织，有蒂或无蒂，基底宽。

（3）血管性牙龈瘤极易出血，呈紫红色，柔软，有蒂或无蒂，妊娠所致者可多发。

（4）先天性牙龈瘤多见于新生儿，牙龈上有肿物，上颌前牙区好发，表面光滑。

（5）牙龈纤维瘤病表现为上下颌牙龈弥散性增生，质地坚韧，色泽正常与牙龈相似，可使牙移位或将牙冠大部或全部覆盖。

2.诊断

（1）好发于牙龈乳头部；唇、颊侧较舌、腭侧多见；好发于前磨牙及前牙区。

（2）通常位于龈乳头部，有蒂或无蒂，牙有时可松动或被压迫移位，局部常有刺激因素存在，如残根、结石与不良修复体。

（3）牙龈瘤与内分泌有关。妊娠期女性可发生牙龈瘤，分娩后则缩小或消失。

（4）先天性牙龈瘤见于新生儿的牙槽嵴部；大小数毫米至数厘米不等。

3.治疗

(1)除妊娠性龈瘤外,应彻底切除,否则易复发。并应去除局部刺激因素,包括龈上、龈下洁治,去除不良修复体等。对牙片提示牙周膜明显增宽者或是复发者,应拔除相关病牙,刮除牙周膜。

(2)妊娠性牙龈瘤只有在分娩后仍不消退时,才行手术处理。

(二)成釉细胞瘤

成釉细胞瘤可来源于成釉器或牙板的残余上皮以及牙周组织中的上皮剩余或牙源性角化囊肿,含牙囊肿。颌骨成釉细胞瘤约占牙源性肿瘤的 60%。

1.临床表现

(1)多发生于 20~40 岁的青壮年,发病无明显性别差异。

(2)有 80%~90% 的肿瘤发生在下颌骨,其中以发生在下颌体和下颌支的交界处最为多见,其次为下颌体与颏部同时受累,少数发生于上颌骨,约占 10%。

(3)肿瘤生长缓慢,初期无自觉症状,逐渐发展使颌骨膨大,后期可导致面部明显畸形。

(4)肿瘤不断增大时可引起相应功能障碍,如牙松动脱落、患侧下唇麻木感、咬合错乱、病理性骨折等。巨大的肿瘤甚至可发生吞咽、咀嚼、语言和呼吸障碍。

(5)肿瘤较大骨壁变薄时,触诊可有乒乓球样弹性感。

(6)X 线检查表现大小不一的多房型透光区,分隔彼此交错,牙槽间隔骨吸收等为典型的成釉细胞瘤特征。牙根可呈侵蚀成锯齿状或截根状吸收。

2.诊断

(1)根据病史、临床表现、X 线片特点及穿刺检查,即可作出初步诊断。

(2)穿刺液检查一般成釉细胞瘤的囊液呈黄褐色,无脱落的上皮细胞,根据此点可与含牙囊肿、根尖囊肿或角化囊肿鉴别。

(3)确诊依靠病理组织检查。

3.治疗

(1)一般应自肿瘤边缘最少 0.5cm 处做整块截骨术,对发生在下颌骨者截骨后可即时植骨修复缺损,以维持外形和功能。

(2)下颌骨成釉细胞范围较小,下颌骨体部下缘可保留 1.5cm 以上者,可选择做箱状切除以保存下颌骨的连续性。

(3)下颌骨单囊性或壁性成釉细胞瘤可考虑做保守性的摘除术,并定期复查。

(三)血管瘤和血管畸形

血管瘤起源于胚胎时期,为血管内皮细胞增殖活跃,但具有自然消退趋势的真性良性肿瘤。血管畸形起源于胚胎时期,为血管内皮细胞无增殖现象,不能自然消退的一种血管发育异常畸形病变。

1.临床表现

(1)血管瘤:主要来源于毛细血管的毛细血管瘤,少数源于静脉或两种混合。主要临床表现:通常出生时无症状,大多数发生在出生后1个月内,初时表现为一红色小点,犹如"蚊虫叮咬",以后数月里迅速增大成一红色斑块,即所谓的快速生长期。病变略突起于皮肤,边界清楚,呈鲜红色,可伴有皮温升高,大多数在1岁以内快速增长后由许多红色点密集融合成"草莓"状结构,即传统称为"草莓状血管瘤"。随着患儿生长发育,毛细血管进一步增大,表现为边界相对明显的红色斑块,其中病变中央正常皮肤间隔逐渐增宽、增多,病灶变成"满天星"状红色斑点,最终红色斑点逐步消失、淡化,留下正常皮肤。此现象即为完整的血管瘤自然消退现象。血管瘤可以单发,也可以呈节段性或全身多发。血管瘤在生长过程中不仅可引起畸形,还可影响功能,例如吸吮、呼吸、视力等;部分病例还可并发感染、溃疡、出血等。血管瘤的自发消退率存在较大差异,迄今为止,尚未发现影响血管瘤消退率及消退程度的因素,其完全消退率仅为40%,多数为不完全消退,遗留的局部色素沉着、瘢痕、纤维脂肪块、皮肤萎缩下垂等,均需要后期进行修整。

(2)血管畸形:依据血管来源及组织学上的分类有微静脉畸形(传统分类的葡萄酒色斑、鲜红斑痣)、静脉畸形(海绵状血管瘤)及动静脉畸形(蔓状血管瘤)。多数是在出生时发现,无快速增长期,随年龄增长而增大,不会自然消退。发生于黏膜和表浅的静脉畸形为蓝色或紫色病变。发生在深在的静脉畸形通常根据其瘤腔的大小、血液回流多少可表现为瘤腔压缩试验弱阳性或强阳性;低头体位移动试验弱或强阳性,可扪及静脉石。动静脉畸形常发生于颞部或头皮下组织,肿瘤高起呈念珠状,表面温度较正常皮肤为高。有搏动,扪诊有震颤感,听诊有吹风样杂音。

2.诊断

(1)血管瘤:出生后1个月内出现红色小点,1岁内快速增长,呈略突起表面的草莓状形态,大部分有自然消退趋势,组织病理检查血管内皮细胞增殖活跃。

(2)微静脉畸形:出生后即有,无快速增长期,随年龄增长而增大,不会自然消退。毛细血管畸形病变呈鲜红或紫红色,即葡萄酒色斑状或鲜红斑痣,与皮肤表面平,周界清楚。

(3)静脉畸形:黏膜及表浅病变呈蓝色或紫色;深部病变表皮色泽正常,扪之柔软,可扪及静脉石,肿块压缩试验及体位移动试验阳性;穿刺有血液;瘤腔造影或磁共振血管成像(MRI或MRA)显示病变范围、大小及毗邻关系。

(4)动静脉畸形:病变常突起表面呈念珠状,扪诊表面皮温升高,有搏动和震颤感,听诊有杂音;动脉造影可显示病变范围及其吻合支的情况,MRA可协助诊断。

3.治疗

(1)观察:对明确诊断是真性血管瘤尤其是婴幼儿期,基本能自行消退,应行严密随访观察。

(2)药物治疗:对生长迅速的婴幼儿血管瘤可口服泼尼松或进行泼尼松瘤腔注射,有时可得到肿瘤明显缩小,停止生长,甚至消退的结果;对静脉血管畸形,可选择病变腔内注射治疗,如5%鱼肝油酸钠等。应用激素治疗过程无效时应停药。如患者有结核或急性感染时也应禁用。

(3)手术治疗:适用于各型能手术切除者,也是动静脉血管畸形的主要治疗方法。切除后的创面,可用各种整复手段恢复。

对于巨大型静脉血管畸形,术前必须先行瘤腔造影或 MRI、MRA 检查,了解波及范围及侧支循环。目前,多采用综合治疗,手术仅是其中一种治疗手段。

对于动静脉血管畸形,术前更应周密计划,行颈动脉造影后,了解有否与颅内交通。可采用选择性或超选择性栓塞术后,再进行手术切除。

(4)冷冻治疗:适用发生于黏膜的血管畸形。

(5)激光治疗:对静脉血管畸形可采用 Nd:YAG 激光。对葡萄酒斑型可选用氩离子和氦离子激光光动力学治疗即光化学疗法(PDT)。

(四)淋巴管畸形

淋巴管畸形被认为系来自淋巴管组织的一种发育性良性病变。

1.临床表现

淋巴管畸形临床上可分为微囊型和大囊型。

(1)微囊型:包括传统分类中的毛细管型及海绵型淋巴管瘤。淋巴管极度扩张弯曲,构成多房性囊腔,则颇似海绵状。在皮肤或黏膜上呈现孤立的或多发性散在的小圆形囊性结节状或点状病损,无色、柔软,一般无压缩性,病损边界不清。口腔黏膜的淋巴管畸形有时与微静脉畸形同时存在,出现黄、红色小疱状突起,称为淋巴管-微静脉畸形。发生于面部、唇、下颌下区的深部微静脉畸形,常使患处显著肥大畸形,引起颌骨畸形等。舌黏膜表面粗糙,呈结节状或叶脉状,有黄色小疱突起。在长期发生慢性炎症的基础上,舌体可以变硬。

(2)大囊型:即传统分类中的囊肿型或囊性水瘤。主要发生于颈部、锁骨上区,亦可发生于下颌下区及上颈部。一般为多房性囊腔,彼此间隔,内有透明、淡黄色水样液体。当伴有出血或感染时,穿刺液可为血性或脓性。病损大小不一,表面皮肤色泽正常,呈充盈状态,扪诊柔软,有波动感。与深部血管瘤不同的是体位移动试验阴性,但透光试验阳性。发生于口底、下颌下区和颈部的大囊型淋巴管畸形,如体积较大或并发感染、出血,可压迫呼吸道。

2.诊断

(1)为先天性、生长缓慢的肿块。常有继发感染史。

(2)好发于舌、唇、颊及颈部。肿瘤表浅者常呈淡黄色。

(3)体位移动试验和穿刺检查可协助诊断。

(4)有两种以上类型的淋巴管瘤同时存在时,称混合型淋巴管畸形;淋巴管畸形同时伴发血管畸形者,称淋巴血管畸形。

3.治疗

(1)手术治疗:手术治疗是主要治疗手段。对能全部切除者,宜早期施行根治术;对瘤体巨大不能切除者,可做部分切除或分期切除,以改善功能与外形。

(2)硬化治疗:硬化治疗不仅能治愈多数大囊型病变,而且对相当多的弥漫性微囊型病变及混合型病变也可取得良好的治疗效果。常用的硬化剂包括 OK-432、博莱霉素(平阳霉素)、强力霉素、聚多卡醇(聚桂醇)、无水乙醇等,可根据病变大小、部位和类型选择使用。也可结合手术治疗。

(3)冷冻或激光治疗:只对唇、舌、颊等浅表的微囊型病变有效,但治疗大中型病变疗效较差。

(4)综合治疗:对巨大的淋巴管畸形可采用上述各法的综合治疗。

(五)神经纤维瘤

神经纤维瘤是起源于神经纤维组织的良性肿瘤。

1.临床表现

(1)青少年多见,好发于额、颞、头皮,也可见于颈部和腮腺区,口内多见于舌部。

(2)生长缓慢,质地软。

(3)颌面部神经纤维瘤表现为皮肤呈大小不一的棕色斑或呈黑色小圆形成片状病损。肿瘤质地软,血管丰富,但不能压缩。肿瘤呈多发的结节或丛状生长,皮肤松弛呈悬垂样下垂,造成面部畸形。如来源于感觉神经可有明显压痛。

(4)若为多发性神经纤维瘤,则全身皮肤均有色素斑点或皮下结节,称神经纤维瘤病,有家族史,为染色体显性遗传。

2.诊断

(1)多见于青少年。可有家族史。

(2)好发于额、颞、头皮部。

(3)皮肤呈大小不一的棕色或灰黑色小点状或片状病损,肿瘤松弛呈悬垂状,瘤内可有多个结节。

3.治疗

(1)较小或局限性肿瘤应尽可能一次切除。

(2)巨大肿瘤应根据具体情况设计手术方案:可做部分切除,也可做较彻底切除,立即整复。原则上应以改善畸形及功能为治疗目的。

(3)神经纤维瘤手术时出血较多,应做好充分准备。

（六）牙骨质瘤

牙骨质瘤来源于牙胚的牙囊或牙周膜,其发生可能与内分泌和局部炎症刺激有关。

1.临床表现

(1)常见于青年,女性患者较多。常贴于牙根部,可单发或多发,硬度与骨质相似,牙髓活力测验正常。常见于下颌切牙和磨牙区。

(2)肿瘤生长缓慢,一般无自觉症状,如肿瘤增大时,可发生牙槽骨膨胀或在发生神经症状、继发感染、X线检查中或拔牙时被发现。

(3)有家族史(常为常染色体显性遗传)的牙骨质瘤,且多呈对称性生长,称为家族性多发性牙骨质瘤。较大者可引起颌骨膨隆,故又称为巨大型牙骨质瘤。

2.诊断

(1)无症状性牙槽骨区域性膨大,黏膜质地正常无疼痛。

(2)受累牙有活力,可与其他根尖病变鉴别。

(3)X线摄片显示根尖周围有不透光阴影,与牙根紧贴,可单发。也可多发,巨大牙骨质瘤可致患牙或相邻牙移位。

3.治疗

(1)牙骨质瘤若无临床症状者可不予处理。

(2)出现症状或患牙发生病变时,瘤体小者常可通过拔牙摘除;瘤体大者则可由口内途径做切口连同患牙一并摘除。

(3)巨大性牙骨质瘤可考虑口外入路,甚至行颌骨部分切除术。

（七）牙源性黏液瘤

发生在颌骨内的黏液瘤中因有少量散在的牙源性上皮条索或似牙骨质小体的团状钙化物,而称为牙源性黏液瘤。该肿瘤虽属良性,但常无包膜,且具有局部侵袭性。组织学证实肿瘤可能来自牙胚中的牙乳突或牙周膜,肿瘤常伴有缺牙或牙齿发育异常。

1.临床表现

(1)多见于年轻人,发病无明显性别差异,上下颌骨内均可发生,但以下颌骨为多,肿瘤多位于磨牙或前磨牙区。

(2)患者常无自觉症状,瘤体生长缓慢。当肿瘤扩展累及牙根时,相应的牙可有移位、松动甚至脱落。侵犯下颌神经管时可表现下唇麻木,发生于上颌骨者可累及上颌窦而出现相应症状。

(3)常见先天性牙缺失,颌骨可逐渐膨隆,表面光滑,呈结节状,一般质硬无压痛,穿破骨皮质后可浸润至颌骨周围的软组织中,扪之有柔软感。

2.辅助检查

X线片上可见肿瘤界限清楚的透光区,呈单个或蜂窝状和泡沫状阴影,大小不等,边缘多不整齐,有纤细分隔条纹穿越密度减低的区域,条纹为直线或弯曲形,使透光区呈圆形、长方形或三角形。肿瘤长大可穿破骨皮质。病变部位的牙根呈扇形分离,可有牙根侵蚀吸收,肿瘤内可有埋伏牙存在。

3.治疗

由于牙源性黏液瘤无完整的包膜并具有局部浸润生长的特点,因此应根据不同发病部位,在距肿瘤边缘 0.5～1cm 处,施行各类型的截骨术。下颌骨做节段切除后可立即植骨。

(八)骨化性纤维瘤

骨化性纤维瘤来源于颌骨内成骨性结缔组织。根据肿瘤中骨组织与纤维结缔组织所占比例的多少,可分别命名为骨纤维瘤或纤维骨瘤。

1.临床表现

(1)生长缓慢,常造成面部畸形。

(2)上下颌骨均可发生。肿瘤质硬,大多界限不清。

2.诊断

(1)大多数在儿童期发病。

(2)X线片表现与骨纤维异常增殖症很难鉴别,可表现为骨质膨胀,骨小梁正常结构消失,同时伴有密度减低影与不同程度的钙化,有的呈毛玻璃状,有的呈棉絮状,有的近似骨瘤样,有的则呈多房状囊性阴影。

(3)下颌骨骨化性纤维瘤有时可继发感染伴骨髓炎而导致临床漏诊。

(4)临床上很难与骨纤维异常增殖症鉴别,须结合病理检查确诊。

3.治疗

(1)能全部切除而对功能影响不大者,宜早期手术切除。

(2)不能全部切除或切除后对功能影响较大者,应在青春期后做部分切除,以改善外形与功能。

(3)如无继发感染,下颌骨切除后一般可以立即植骨。对于伴有感染者,有条件时可行血管化骨移植修复骨缺损;上颌骨全部切除后,可用赝复体恢复外形与功能。

三、口腔颌面部恶性肿瘤

(一)舌癌

1.临床表现

(1)舌癌是最常见的口腔癌,男性多于女性。大多数为鳞癌,特别是在舌前2/3

部位。腺癌比较少见,多位于舌根部;舌根部有时可发生淋巴上皮癌或未分化癌。

(2)好发于舌侧缘中1/3部位。发生于舌根部时,常有明显自发痛及触痛,疼痛可放射至耳颞部。肿瘤常波及舌肌,可致舌运动受限。波及舌神经及舌下神经时,可有舌感觉与运动障碍。晚期可蔓延到口底及颌骨,使全舌固定;向后发展可以侵犯腭舌弓及扁桃体,出现说话、进食及吞咽困难。

(3)舌癌常早期发生颈部淋巴结转移,且转移率较高。位于舌前部的肿瘤多向下颌下及颈深淋巴结上、中群转移;舌尖部肿瘤可以转移至颏下或直接至颈深中群淋巴结;位于舌根部的肿瘤不仅转移到下颌下或颈深淋巴结,还可能向茎突后及咽后部的淋巴转移。发生在舌背或越过舌体中线的舌癌可以向对侧颈淋巴结转移。此外,舌癌可发生远外转移,一般多转移至肺部。

2.辅助检查

确诊需做病理检查。对于原发灶侵及口底、口咽等区域,为明确侵及范围,一般需做 MRI 检查;波及颌骨者需做曲面断层检查。颈部淋巴结转移者也需影像学评估,根据具体情况可做 B 超、MRI、CT、PET-CT 检查。

3.治疗

(1)对于早期舌癌患者,一般主张手术根治,颈部行Ⅰ期或Ⅱ期颈部淋巴结清扫术,也可以密切随访。手术切缘位于肿瘤外 1cm,术后一般不会导致语言及其他功能障碍。

(2)中晚期患者则应首选手术治疗,对波及口底及下颌骨的舌癌,应施行一侧舌、下颌骨及颈淋巴结联合清扫术;若对侧有转移时,应做双侧颈淋巴结清扫术。

(3)舌癌的颈淋巴结转移率较高且发生较早,所以临床上触不到肿大的淋巴结,并不等于没有转移,一般主张行选择性、功能性颈淋巴结清扫术。

(4)舌缺损超过1/2者应行一期舌再造术。

(5)中晚期患者原则上需术后放疗。

(6)化学药物治疗可作为手术前后的辅助治疗。

(二)牙龈癌

1.临床表现

(1)牙龈癌多为高分化的鳞状细胞癌。

(2)下牙龈较上牙龈多发,肿瘤生长较慢,男性多于女性,临床可表现为溃疡或乳头状突起,以溃疡型为最多见。

(3)肿瘤侵犯牙槽突及颌骨,出现牙齿松动、移位,甚至脱落。上颌牙龈癌可侵入上颌窦;下颌牙龈癌可侵及口底及颊部;癌瘤向后侵及磨牙后区及咽部时,可引起张口困难。

(4)下颌牙龈癌一般先转移至下颌下及颏下淋巴结;上颌牙龈癌则先转移到患

侧下颌下及颈深淋巴结。

2.辅助检查

确诊需病理检查。一般需进行颌骨 X 线检查,明确颌骨受累情况。对于原发灶侵及口底、口咽、上颌窦等区域者,为明确侵及范围,一般需做 CT 或 MRI 检查。颈部淋巴结转移者也需进行影像学评估,根据具体情况可做 B 超、MRI、CT、PET-CT 检查。

3.治疗

(1)原发癌的治疗。

①早期病变(T_1 期):下颌牙龈癌如病变仅限于牙槽突而未超过根尖水平,可做保存下颌下缘的矩形或牙槽突切除。上颌牙龈癌者可做根尖水平以下的低位上颌骨及患侧腭骨切除,保存鼻腔底黏膜。病变接近或超过根尖水平时应做节段性下颌骨切除。

②中等大小病变($T_{2\sim3}$ 期):常常需要做半侧下颌骨切除。下颌前部病变根据病变及 X 线显示的骨质破坏范围来决定,手术同时常需要气管切开,术后面容畸形显著,并有功能障碍。因此此种手术同时常需考虑修复问题。

③晚期病变(T_4 期):能否手术切除决定于肿瘤向颊、舌侧软组织以及向后对颞下窝扩展的情况。颊、舌侧扩展而能手术切除的病例,组织缺损可用皮片或皮瓣修复。晚期病变常需综合治疗,以术后放射治疗较佳。

上颌牙龈癌根据病变扩展范围做次全(保留眶板)或全部上颌骨切除。手术前或手术后配合放射治疗皆可。

(2)颈淋巴结的处理:临床检查有肿大淋巴结,应做治疗性颈淋巴结清扫术;未触及肿大淋巴结(N_0 期)、原发病变属 T_2 期或 T_3 期者,可做选择性颈淋巴结清扫术。

(三)颊癌

1.临床表现

(1)多为高中分化的鳞状细胞癌,少数为腺癌及恶性混合瘤等。

(2)颊癌肿块呈溃疡型或外生型,生长较快,向深层侵袭。向外可穿过颊肌及皮肤,发生溃破;向后发展波及软腭和翼颌韧带,引起张口受限。

(3)淋巴结转移途径为面淋巴结、下颌下淋巴结及颈深淋巴结。

2.辅助检查

确诊需做病理检查。对于原发灶侵及周围结构,尤其是后颊癌侵及颞下区或口咽部者,为明确侵及范围,一般需做 CT 或 MRI 检查。颈部淋巴结转移者也需影像学评估,根据具体情况可做 B 超、MRI、CT、PET-CT 检查。

3.治疗

(1)早期颊癌可以单纯局部扩大切除或放射治疗。

(2)对放射治疗不敏感以及肿瘤体积较大的患者应以手术治疗为主,术前可辅以化疗或放疗。对侵及颌骨者,并有颈淋巴结转移时,应行颊颌颈联合根治术。

(3)可根据切除范围用游离植皮、游离皮瓣或其他组织瓣转移修复缺损。

(4)中晚期颊癌一般应行颈淋巴结清扫术。

(四)腭癌

1.临床表现

(1)发生在硬腭部分的腭癌以腺源性癌变为主;鳞癌多发生于软腭部位。

(2)腺癌早期黏膜无破溃,鳞癌则多为菜花状溃疡。硬腭鳞癌发展一般比较缓慢,常侵犯腭部骨质,引起腭穿孔。侵犯上颌窦时可出现上颌窦癌症状。软腭癌常可出现耳部症状,如重听、耳鸣等。软腭部鳞癌较硬腭部鳞癌恶性程度高,常侵犯咽部及翼腭窝,引起吞咽疼痛及张口受限,且淋巴结转移较早。

(3)淋巴转移主要累及颈深上淋巴结,双侧转移较口腔其他部位癌常见,特别是肿瘤波及软腭及超越中线者。

2.辅助检查

确诊需做病理检查。对于原发灶侵及鼻腔、上颌窦、口咽等区域,为明确侵及范围,一般需做 CT 或 MRI 检查。颈部淋巴结转移者也需影像学评估,根据具体情况可做 B 超、MRI、CT、PET-CT 检查。

3.治疗

(1)硬腭鳞癌的细胞分化较好,一般采用手术切除。局部缺损可用修复体整复。

(2)早期的软腭鳞癌可先采用放疗,如放疗不敏感应施行手术切除,并同期行软腭再造术。

(3)硬腭鳞癌如颈淋巴结已证实有转移者应同时行颈淋巴结清扫术;未证实转移者且病灶较小者,严密随访,一旦出现颈淋巴有转移,应行颈淋巴结清扫术。软腭鳞癌一般应同期行颈淋巴结清扫术或同期同原发灶一起行放疗。

(五)口底癌

1.临床表现

(1)口底癌系指原发于口底黏膜的恶性肿瘤,多发生于舌系带两侧,易向邻近组织侵袭。侵犯到舌体,导致舌活动受限;累及颌骨引起骨质破坏并可伴牙齿松动。

(2)口底癌常早期发生淋巴结转移,一般转移至颏下、下颌下及颈深淋巴结,并常发生双侧颈淋巴结转移。

2.辅助检查

确诊需做病理检查。对于原发灶侵犯到舌体、累及颌骨等邻近结构时，为明确侵及范围，一般需做 MRI、CT、曲面断层片检查。颈部淋巴结转移者也需影像学评估，根据具体情况可做 B 超、MRI、CT、PET-CT 检查。

3.治疗

(1)早期浅表的口底癌可采用放射治疗或手术治疗。

(2)中晚期患者，以手术治疗为主。当肿瘤侵及下颌骨时，应施行口底部、下颌骨及颈淋巴结联合清扫术。

(3)口底的缺损应同期行整复手术。

(4)口底癌的颈淋巴结转移率高，一般需行选择性颈淋巴结清扫术。早期 T_1 期病变 N_0 期病例，也可做颈部选择性放射治疗以治疗亚临床转移灶。口底前部癌尚需考虑双侧颈淋巴结的处理，一侧病变显著者可做传统性颈淋巴结清扫术，对侧做肩胛舌骨肌上颈淋巴结清扫术。

(5)中晚期患者常需术后放疗。

(六)唇癌

1.临床表现

(1)唇癌常发生于下唇中外 1/3 间的唇红缘部黏膜。

(2)早期为疱疹状、结痂的肿块，随后出现溃疡或菜花状肿块。以后肿瘤向周围皮肤及黏膜扩散，同时向深部肌组织浸润；晚期可波及口腔前庭及颌骨。

(3)淋巴结转移较晚，下唇癌常向颏下及下颌下淋巴结转移；上唇癌则向耳前、下颌下及颈深淋巴结转移。

2.辅助检查

确诊需做病理检查。对于原发灶侵犯颌骨等邻近结构时，为明确侵及范围，一般需做曲面断层片检查。颈部淋巴结转移者也需影像学评估，根据具体情况可做 B 超、MRI、CT、PET-CT 检查。

3.治疗

(1)早期病例采用外科手术治疗及放射治疗均有良好的疗效。

(2)中晚期范围较大者应以手术切除为主。唇缺损可用邻近组织瓣同期整复。

(3)临床未见颈淋巴结转移者，可严密观察；如临床已证实转移，则需行同侧颈淋巴结清扫术。

(七)颜面部皮肤癌

1.临床表现

(1)多发生于鼻部、鼻唇皱褶、眼睑、上下唇皮肤等处。主要有基底细胞癌和鳞状细胞癌，以前者较为多见。

（2）临床一般分为溃疡型与乳头状两类，常同时存在癌前病变，如老年疣、角化等。鳞癌初起时为一疣状浸润区域，进一步发展表现为皮肤破溃，形成火山口样的溃疡，表面呈菜花状，边缘及底部均较硬，经久不愈合。

（3）基底细胞癌较鳞癌生长缓慢，早期表现为黑色或棕黄色斑，伴有毛细血管扩张，后期病变的中央部分发生潮湿、糜烂、表面结痂。痂皮剥脱后形成溃疡，边缘如鼠咬状，常侵犯深部组织。色素性基底细胞癌应注意同皮肤恶性黑色素瘤相鉴别，后者常伴卫星结节且生长迅速。

（4）基底细胞癌一般不发生区域性淋巴结转移。鳞癌会发生淋巴结转移，但转移率较低。

2.辅助检查

确诊需做病理检查。对于病变侵犯深部组织者，为明确侵及范围，一般需做CT、MRI、曲面断层片检查。颈部淋巴结转移者也需影像学评估，根据具体情况可做B超、MRI、CT、PET-CT检查。

3.治疗

早期患者不论是采用手术治疗、放射治疗、药物治疗、低温治疗还是做激光治疗效果都很好，多数患者能够治愈。药物治疗主要用平阳霉素。放射治疗常用于鳞状细胞癌，基底细胞癌则对放射治疗敏感性较差。如癌肿范围很大，周围的边界又不明显，最好先用放射治疗，待肿瘤缩小控制后，再行手术切除。

鳞状细胞癌手术治疗须作广泛切除，切除边缘距肿瘤边缘应1cm以上，基底细胞癌则可稍保守。术后组织缺损可进行皮瓣转移。若浸入深层肌、软骨或骨组织时，应行大块切除，并立即进行整复。

对颜面部皮肤癌淋巴结转移的处理，同样应行颈淋巴结清扫术。多发性皮肤癌亦可使用免疫治疗。

（八）上颌窦癌

1.临床表现

（1）上颌窦癌系发生在上颌窦内的恶性肿瘤，以鳞状细胞癌最多，少数为腺癌或肉瘤。

（2）因肿瘤位于上颌窦内，早期常无自觉症状。当肿瘤发展到一定程度，出现症状。根据肿瘤不同的发生部位而出现不同症状：①内下壁肿瘤先出现口腔及鼻部症状，如牙齿疼痛、移位、松动、颊沟肿胀；鼻阻塞、鼻出血、一侧鼻腔分泌物增多等。②外下壁肿瘤先出现口腔及面颊部症状，如颊部麻木、肿胀。③内上壁肿瘤先出现鼻部及眼部症状，如流泪、复视、一侧鼻根部肿痛等。④外上壁肿瘤先出现面颊及眼部症状，如面颊感觉迟钝、颊部肿胀和眼球移位等。⑤后壁肿瘤侵入翼腭窝可引起张口受限及神经症状，如头痛、麻木感及异物感等。⑥晚期上颌窦癌可发展到上述任何部位,而出现相应症状。⑦肿瘤累及筛窦、蝶窦、颧骨、翼板及颅底部可出现较严重的头疼、面部膨隆畸形、张口受限等症状。

(3)上颌窦癌颈淋巴结转移率较少,但如肿瘤突破骨壁累及牙龈或龈颊沟黏膜时转移率则增加。下颌下及颈上深二腹肌群淋巴结是常见的转移部位,偶见转移至耳前区腮腺内淋巴结。

(4)临床应注意与牙周病、根尖病、慢性上颌窦炎相鉴别,检查方法有上颌窦穿刺液涂片、穿吸活检、上颌窦造影、X线体层摄片、CT扫描、上颌窦探查术等。确诊需做活组织检查。

2.辅助检查

确诊需做病理检查。为明确肿瘤侵及范围,一般需做CT检查,对于仅侵犯下壁者可做曲面断层片检查。颈部淋巴结转移者也需影像学评估,根据具体情况可做B超、MRI、CT、PET-CT检查。

3.治疗

(1)以手术为主的综合治疗。

(2)早期肿瘤局限于上颌窦内无明显骨质破坏者,可施行上颌骨全切除术。如肿瘤波及眶板,需全部切除上颌骨并包括眼眶内容物。如后壁及翼腭窝受累,应施行扩大根治术,包括下颌骨喙突及翼板的切除。如肿瘤已波及筛窦、颞下窝或颅底,可考虑施行颅面联合切除术。

(3)切除后的缺损可用赝复体修复。较早期病变切除后的缺损或双侧上颌骨切除后,可考虑同期进行皮瓣或骨肌皮瓣修复,以部分恢复外形和功能。

(4)临床证实有区域淋巴结转移者,应同期行颈淋巴结清扫术;未证实淋巴转移的较早期病变,可严密观察或行选择性颈淋巴结清扫术;中晚期病变建议同期行颈淋巴结清扫术。

(九)中央型颌骨癌

1.临床表现

(1)中央型颌骨癌主要发生自牙胚成釉上皮的剩余细胞或异位的腺上皮。病理上可以是鳞状细胞癌或腺性上皮癌。

(2)下颌磨牙区为好发部位,临床上常早期出现下唇麻木、疼痛症状。进一步发展局部有骨性膨胀,侵犯牙槽突时,牙齿出现松动、移位及脱落,肿瘤自牙槽窝穿出,甚至伴病理性骨折。

(3)X线片显示骨质中心呈不规则破坏。

2.辅助检查

确诊需做病理检查。为明确肿瘤侵及范围,一般需做X线检查,如曲面断层、CT检查。颈部淋巴结转移者也需影像学评估,根据具体情况可做B超、MRI、CT、

PET-CT 检查。

3.治疗

(1)以手术治疗为主。

(2)肿瘤限于下颌骨一侧者应做半侧下颌骨切除;如接近中线或超越中线者,应根据病变范围于对侧下颌骨颏孔或下颌孔截骨甚至行全下颌骨切除。

(3)即使颈部淋巴结处于 N_0 期,一般也需同时行选择性颈淋巴结清扫术。

(4)术后配合放疗或化疗。

(十)纤维肉瘤

1.临床表现

(1)来源于口腔颌面部成纤维细胞的恶性肿瘤。可发生自牙周膜、颌骨骨膜及口腔软组织内的结缔组织,偶发于颌骨内。

(2)以青壮年多见。肿瘤呈球形或分叶状,发生于口内者,生长较快,多见于牙龈、颌骨;发生于皮肤者可呈结节状。晚期导致颌面部畸形和功能障碍。

(3)肿瘤可发生血行转移,较少淋巴结转移。

2.辅助检查

确诊需做病理检查。为明确肿瘤侵及范围,一般需做影像学检查,可根据肿瘤部位、大小等情况选择曲面断层、CT、MRI 等检查。颈部淋巴结转移者也需影像学评估,根据具体情况可做 B 超、MRI、CT、PET-CT 检查。因有较高血行转移率,需行全身检查加以明确。

3.治疗

以手术治疗为主。如有淋巴结转移,应行颈淋巴结清扫术。手术前后辅助化学药物治疗。

(十一)骨肉瘤

1.临床表现

(1)起源于成骨组织的恶性肿瘤,由肿瘤性成骨细胞、骨样组织及肿瘤骨组成。

(2)常发生于青少年,下颌骨较上颌骨多见。早期症状是患部发生间歇性麻木和疼痛,进而转变为持续性剧烈疼痛伴有放射性疼痛;肿瘤迅速生长,破坏牙槽突及颌骨发生牙齿松动、移位,面部畸形。可发生病理性骨折。

(3)X 线片上显示为不规则破坏,系溶骨型;骨皮质破坏,代以增生的骨质,呈日光放射排列系成骨型;兼有上述两型表现的为混合型。晚期患者血清钙、碱性磷酸酶可升高。

(4)肿瘤可发生血行转移,较少淋巴转移。

2.辅助检查

确诊需病理检查。为明确肿瘤侵及范围,一般需做影像学检查,可根据肿瘤部位、大小等情况选择曲面断层、CT、MRI等检查。颈部淋巴结转移者也需影像学评估,根据具体情况可做B超、MRI、CT、PET-CT检查。因有较高血行转移率,需行全身检查加以明确。

3.治疗

以手术广泛切除为主。根据肿瘤的范围做部分或全部颌骨切除,包括肿瘤周围的软组织。术后应辅以化学药物治疗。

(十二)恶性淋巴瘤

1.临床表现

(1)系原发于淋巴网状系统的恶性肿瘤,病理上分为霍奇金淋巴瘤与非霍奇金淋巴瘤两大类。

(2)可发生于任何年龄,但以青壮年为多。起源于淋巴结内者称结内型,以颈部淋巴结最易发生;起源于淋巴结外者称结外型,可发生于牙龈、腭、颊、口咽、颌骨等部位。结内型早期表现为颈部、腋下、腹股沟等处的淋巴结肿大。质地坚实而具有弹性,无压痛,大小不等,可移动,以后互相融合成团,失去活动度。结外型临床表现多样性,有炎症、坏死、肿块等各型。晚期多有全身症状,如发热、肝脾肿大、全身消瘦、贫血等。

2.辅助检查

主要靠活组织检查确诊。确诊淋巴瘤后除详细检查全身有无肿大淋巴结外,应做胸部X线片、B超,必要时做CT检查,以排除纵隔、腹腔等脏器部位有无病变存在。应行全身淋巴系统检查及骨髓穿刺涂片等,以便临床分期、制定治疗方案及判断预后。

3.治疗

淋巴瘤以放射治疗和化学药物治疗为主,根据组织病理类型及分期选择具体方案。

(十三)恶性黑色素瘤

1.临床表现

(1)来源于成黑色素细胞,多发生自交界痣或黏膜黑色素斑。

(2)痣及色素斑常为前期病灶,一旦出现生长迅速、色素增多、卫星结节、基底浸润、溃疡及疼痛等均应怀疑有恶变。

(3)口腔内好发部位为腭部、牙龈及颊黏膜;肿瘤呈蓝黑色,扁平状或稍突起的肿块,迅速向四周扩散,并浸润至黏膜下及骨组织内。

(4)约70%早期转移至局部淋巴结。40%可出现远处转移。

2.辅助检查

恶性黑色素瘤主要根据色素表现及临床症状确诊,不宜行活组织检查,即使是转移性淋巴结也不应做活组织检查,因活检可促使其加速生长,并使肿瘤播散发生远处转移。对无色素性黑色素瘤的临床诊断常有困难,有时只能在病理检查后,才能确诊。临床上如不能区别是否为恶性黑色素瘤时,可行原发灶冷冻活检,并争取一期完成治疗。

肿瘤侵及颌骨时,一般需做影像学检查,如曲面断层、CT 检查,以明确范围。颈部淋巴结转移者也需影像学评估,根据具体情况可做 B 超、MRI、CT、PET-CT 检查。因血行转移率高,需行全身检查加以明确。

3.治疗

应以综合序列治疗为主,对放射治疗不敏感。恶性黑色素瘤的综合序列治疗,根据经验推荐下列方案:原发灶首选冷冻治疗→化学治疗→免疫治疗→颈部选择性或治疗性清扫术。

色素细胞对低温十分敏感,因此低温治疗对恶性黑色素瘤也有肯定疗效,经过2～3 次冷冻后,肿瘤可以完全消失,颌骨暴露,死骨脱离后,肉芽组织形成,最后创面完全愈合。目前在有条件的单位,对合适的病例原发病灶的冷冻治疗甚至可以取代外科手术。但对转移性淋巴结冷冻尚无能为力,仍须行颈淋巴结清扫术。

（苏　花）

第四节　口腔颌面部神经疾病

一、三叉神经痛

三叉神经痛又称痛性抽搐,是最常见的面部疼痛性疾病,是指在三叉神经分布区内反复发作的针刺、刀割样剧烈疼痛,患病率为(0.1～0.2)/1000 人,以中老年人多见,女性较多,多数为单侧发生。根据病因分为原发性(先天性)和继发性(症状性)三叉神经痛,根据临床表现又将其分为典型性和非典型性三叉神经痛。

(一)诊断要点

1.分类

临床中通常将三叉神经痛分为原发性(真性或特发性)和继发性(症状性)两种。原发性三叉神经痛无神经系统体征,如三叉神经分布区域的感觉、运动正常,角膜反射无异常,而且应用各种检查并未发现明显和发病有关的器质性病变。而继发性三叉神经痛者由于机体的其他病变如炎症、肿瘤、多发性硬化等疾病侵犯三叉神经所致,此型有明确的病因可查,三叉神经痛只是某种疾病引起的一种临床症状表现,一般除疼痛症状外尚有神经系统体征,如在三叉神经分布区域内存在感觉减退或麻木、角膜反射迟钝或消失、疼痛呈持续性等,并常合并其他脑神经麻痹。

2.病因

三叉神经痛可发生于三叉神经全程的任何部位,造成三叉神经痛的原因很多,包括原发性三叉神经痛和继发性三叉神经痛。

(1)原发性三叉神经痛的病因和发病机制尚不完全明确,长期存在着中枢病因学及周围神经病因学等多种假说。其中血管神经压迫学说占主导地位。

(2)继发性三叉神经痛的病因,可能为颅中窝和颅后窝的颅内病变,如多发性硬化、原发性或转移性颅内肿瘤、鼻源性和耳源性的颅内蛛网膜炎、脑血管动脉瘤等。鼻咽癌、上颌窦癌及各种转移癌等也可导致神经痛。此外,病灶感染如额窦炎、筛窦炎、上颌窦炎、骨膜炎等都可引起继发性三叉神经痛,特别是牙源性病灶更有其特殊意义。

3.临床表现

(1)三叉神经某分支区域内,骤然发生闪电式的剧痛,疼痛如刀割、针刺、撕裂、烧灼样。

(2)疼痛可自发,也可由轻微的刺激"扳机点"所引起,"扳机点"可能是一个,也可能为两个以上,一般取决于罹患分支的数目。

(3)疼痛规律,发作多在白天,每次发作时间一般持续数秒或者1～2分钟后又骤然停止。

(4)发作间歇期无任何疼痛症状,早期发作次数少,持续时间短,间歇期较长;随着疾病的发展,发作愈来愈频繁,间歇期亦缩短。

4.检查

明确罹患分支,即查明发生疼痛症状的分支。为明确是原发性三叉神经痛还是继发性三叉神经痛,必须同时检查伴随的其他症状和体征,如感觉、运动和反射的改变。

(1)三叉神经定位分支检查:首先寻找"扳机点",通过拂诊、触诊、压诊、揉诊,刺激强度由轻至重对"扳机点"按顺序进行检查。常见"扳机点"包括以下区域:

①眼支:眶上孔、上眼睑、眉、前额及颞部等部位。

②上颌支:眶下孔、下眼睑、鼻唇沟、鼻翼、上唇、鼻孔下方或口角区、上颌结节或腭大孔等部位。

③下颌支:颏孔、下唇、口角区、耳屏部、颊黏膜、颊脂垫尖、舌颌沟等处,并观察在开闭口及舌运动时有无疼痛的发作。

(2)三叉神经功能检查:在定分支检查后,应再进行功能检查,以便了解神经径路是否正常。包括感觉功能、角膜反射、腭反射、运动功能,凡出现上述神经功能性改变者,说明神经径路上有损害,常见为占位性病变,必须进一步检查,以明确诊断。

5.辅助检查

(1)CT 及 MRI:排除颅内肿瘤及多发性硬化等其他疾病所致继发性三叉神经痛,并可协助确认是否为血管压迫者。

(2)磁共振断层血管成像(MRTA):较准确地确定压迫部位及责任血管。

(二)鉴别诊断

1.非典型面痛

疼痛不局限于某一感觉神经支配区内,不易定位,疼痛范围广泛、深在或弥散。无"扳机点"存在。疼痛发作时常伴有明显的自主神经症状。

2.牙痛和其他牙源性疾患

三叉神经痛有时可与牙痛相混淆,特别是牙髓炎和髓石所引起的疼痛比较剧烈。但牙髓炎所引起的疼痛为持续性,夜晚疼痛加剧(三叉神经痛时,夜晚疼痛减轻或消失),对冷热刺激敏感,有病灶牙存在。髓石引起的疼痛,多在体位改变或睡下后发生,无"扳机点"存在,亦无周期性发作的特点,X 线片显示在牙髓腔内有结石存在。

有时颌骨内的埋伏牙、颌骨或上颌窦肿瘤的存在,压迫神经时亦可引起神经痛,可行 X 线检查确诊。其他牙源性感染如牙周膜炎、颌骨骨髓炎以及拔牙术后创口感染等都能引起颌面部疼痛。但这些疾病所引起的疼痛为持续性、深在性钝痛,有明显病灶可查,疼痛一般不受外界刺激的影响,无"扳机点"存在,除去病灶后疼痛消失。

3.鼻窦炎

多在流行性感冒后发生,继急性鼻炎之后,可有嗅觉障碍,流大量黏液脓性鼻涕,鼻塞。疼痛呈持续性,不如三叉神经痛剧烈,但持续时间长,局部皮肤可有红、肿、压痛及其他炎症表现,如体温升高、白细胞计数增加等。X 线片可见鼻窦腔密度增高,呈普遍性模糊阴影,有时可见液平面。抗生素治疗有效。

4.颞下颌关节紊乱病

临床表现为张口及咀嚼时关节区及其周围肌群出现疼痛,常伴关节弹响、张口时开口型偏斜、歪曲等症状。颞下颌关节紊乱病一般无自发痛,多在关节后区、髁突及在相应肌和骨质破坏区有压痛。一般在咀嚼及张大口时诱发疼痛。

5.舌咽神经痛

为舌咽神经分布区域的阵发性剧痛。多见于男性。疼痛性质与三叉神经痛相似,但疼痛部位在咽后壁、舌根、软腭、扁桃体、咽部及外耳道等处。疼痛常因吞咽、讲话而引起,睡眠时也可发作。可应用 1%～2%丁卡因喷雾于咽部、扁桃体及舌根部,如能止痛即可确诊。

（三）治疗原则及方案

三叉神经痛如属继发性者,应针对病因治疗,如当病因为肿瘤时应行肿瘤切除。对原发性三叉神经痛可采取以下几种方法治疗。

(1)药物治疗:首选卡马西平。

(2)半月神经节射频温控热凝术:将特制电极导入至三叉神经根处,然后通过电极加热破坏神经。

(3)封闭治疗:2%利多卡因或0.5%布比卡因局部及神经干封闭。

(4)注射治疗:无水乙醇或95%乙醇。

(5)手术治疗:病变性骨腔刮治术、三叉神经周围支切断撕脱术。

(6)微血管减压术:自耳后小切口入路,通过手术显微镜观察三叉神经根部脑干处的血管分布,移动压迫神经的血管,其作用的关键在于缓解血管压迫,减轻其所致的神经冲动传输异常。

(7)伽马刀:在患者头部安放一个定位框架,构建MRI图像,继而神经根部接受钴-60产生的γ射线的照射,造成神经延迟损伤,达到缓解三叉神经痛的目的。

二、舌咽神经痛

舌咽神经痛指发生在舌咽神经分布区域的阵发性剧烈疼痛。其病因尚不明确,可能为舌咽神经及迷走神经脱髓鞘性病变,也可继发于外伤、炎症、肿瘤等。

（一）临床诊断

以35～50岁的男性多见。阵发性剧痛位于扁桃体区、咽部、舌根部、颈深部、耳道深部及下颌后区等处。间歇性发作,昼夜均有阵痛,早晨与上午较频繁,也可在睡眠时发作。持续数秒至数分钟,可为针刺样、刀割样、烧灼样、电击样阵痛,也可为痛性抽搐。多为一侧,开始于舌根部或扁桃体区,并向耳部放射。存在"扳机点",常位于扁桃体部、外耳道及舌根等处,吞咽、咀嚼、打哈欠、咳嗽可诱发,有时可引起晕厥、抽搐和癫痫发作,可伴心律不齐甚至心脏骤停。

（二）治疗

包括药物治疗、封闭治疗、射频温控热凝术、手术治疗等。其中治疗原发性三叉神经痛的药物均可应用于治疗本病。

（三）注意要点

需与三叉神经痛、茎突过长、鼻咽癌等鉴别。

三、面神经麻痹

面神经麻痹是指部分或完全丧失面神经功能,主要表现为面部表情肌群运动功能障碍,也称面瘫。分为中枢性面神经麻痹和周围性面神经麻痹。中枢性面神经麻痹,又称核上瘫,病变发生在面神经核以上的神经元,表现为病变对侧睑裂以下颜面表情肌瘫痪,常伴有与面瘫同侧的肢体瘫痪,无味觉和唾液分泌障碍。周围性面神经麻痹,又称核下瘫,病变发生在面神经纤维,表现为病变侧全部表情肌瘫痪(除提上睑肌),如眼睑不能闭合、不能皱眉、额纹消失、口周肌群瘫痪等,可伴有听觉改变、舌前 2/3 味觉减退、唾液分泌障碍,最多的是贝尔面瘫。

贝尔面瘫是临床上常见的病因不明的急性单侧周围性面神经麻痹,有部分或完全性面瘫,两侧均可发生,并有自限性。可能与病毒感染相关。临床表现为起病急,无自觉症状,可于数小时或 1～2 天内达到完全面瘫。面瘫症状包括前额纹消失、不能皱眉,患侧口角下垂、健侧口角向上歪斜,不能紧密闭口,不能鼓腮吹气,上、下眼睑不能闭合,睑裂扩大、闭合不全。用力闭眼时眼球转向外上方,又称贝尔征。

(一)临床诊断

临床检查包括味觉检查、听觉检查、泪液检查等。根据诊断结果以明确面神经损害部位(表 4-4-1)。

永久性面神经麻痹是由于肿瘤压迫或累及面神经、外伤和手术意外损伤面神经等引起的不可逆的面神经麻痹。临床表现与其他原因所致的中枢性或周围性面神经麻痹相同,不同的只是面部表情肌功能未恢复。用肌电仪和电兴奋性测验无反应或不出现电位变化。

表 4-4-1　面神经麻痹的临床诊断

损伤部位	对应症状表现
茎乳孔以外	面瘫
鼓索至镫骨肌神经节	面瘫、味觉丧失、唾液腺分泌障碍
镫骨肌至膝状神经节	面瘫、味觉丧失、唾液腺分泌障碍、听觉改变
膝状神经节	面瘫、味觉丧失、唾液腺泪腺分泌障碍、听觉改变
脑桥至膝状神经节	面瘫、轻度感觉与分泌障碍,如损害听神经可发生耳鸣、眩晕
核性损害	面瘫、轻度感觉与分泌障碍,展神经核可麻痹,累及皮质延髓束可发生对侧偏瘫

(二)治疗

治疗分为急性期、恢复期及后遗症期。急性期为发病 1～2 周,主要是控制组织水肿,改善局部血液循环,减少神经受压,应用糖皮质激素联合抗病毒药物治疗。地塞米松 10mg 静脉滴注 7～10 天,泼尼松 30mg/d 口服 5 天,逐渐减量至停药,疗程共 10～14 天。抗病毒药物可选择阿昔洛韦、利巴韦林口服或静脉滴注。另可给予维生素 B_1、B_{12} 促进神经鞘修复。此期可做热敷,但不宜针刺电针等治疗。恢复期为第 2 周末至 1～2 年,主要是使神经传导功能恢复和加强肌收缩,给予神经营养药物,并给予肌电刺激、针刺等。进行面肌的被动和主动运动。后遗症期为发病 2 年后,按永久性面神经麻痹处理,主要是手术治疗,包括神经吻合术、神经游离移植术、面神经横跨移植、带蒂或不带蒂肌瓣和肌筋膜移植等。

(三)注意要点

(1)此病预后取决于病损严重程度及治疗是否及时得当,80％可在 2～3 个月内恢复,可用肌电图与电兴奋性测验判断预后。

(2)为预防本病,应防止面部,特别是耳后部受风寒。

四、面肌痉挛

面肌痉挛又称面肌抽搐症,为阵发性、不规则的半侧面部肌群不自主抽搐或痉挛。通常发生于一侧面部,多起于眼轮匝肌,逐渐向整个面部表情肌蔓延。病因尚不明确。原发性面肌痉挛是血管或血管襻移位压迫到出脑干的面神经根部,导致面肌阵发性抽搐。继发性面肌痉挛是继发于面神经麻痹或肿瘤、外伤、炎症、脱髓鞘等病变导致的面神经损伤。

(一)临床诊断

多发生于中年以后,女性多于男性。疾病早期抽搐多先从眼轮匝肌开始,呈间歇性,以后逐渐扩展至同侧其他面部表情肌,以口角肌抽搐最明显。肌抽搐程度轻重不等,紧张或疲倦使之加重,睡眠时减轻。多为一侧,少数伴面部轻度疼痛,舌前味觉消失。神经系统检查无其他阳性体征。晚期可伴有面肌轻度瘫痪,缓慢进展,一般不能自愈。肌电图显示肌纤维震颤和肌束震颤波。

需与继发性面肌痉挛、眼睑痉挛、三叉神经痛、舞蹈病及手足徐动症鉴别。

(二)治疗

包括药物治疗、注射治疗、物理治疗、针刺疗法、射频温控热凝法、手术治疗等。注射 A 型肉毒毒素是目前的首选治疗方法,在痉挛肌内注射小量 A 型肉毒毒素可产生麻痹,使痉挛减弱或消除,疗效持续 3～6 个月,一年注射 2～4 次。注射后可能出现暂时性眼睑下垂、视力障碍、复视等,但大多数可于数日后消退。

(三)注意要点

继发性面肌痉挛应积极治疗原发病。

(邹小艳)

第五章　口腔正畸

第一节　错𬌗畸形的检查和诊断

一、病史采集与病历记录

正确的诊断是制订矫治计划的基础。对疾病作出正确的诊断,首先必须了解患者的病史、症状和体征,然后进行临床口腔一般检查和特殊检查,最后对所获取的信息加以综合分析。同时,还要求医生具备较丰富的理论知识和临床经验,对患者有足够的责任心和耐心。错𬌗畸形的主要检查可分为病史采集、一般检查和特殊检查。

(一)病史采集

医生通过问诊,充分了解患者的一般情况和病情。问诊内容包括主诉、现病史、既往史和家族史。准确详细地收集病史是对错𬌗畸形进行诊断分析的第一步。

采集病史时,医生要态度和蔼,语言通顺,层次分明,特别要了解患者正畸治疗的目的和期望值。这就要求我们首先要了解患者的主诉即患者就诊的主要目的,然后询问病史,包括错𬌗畸形形成及发展相关的全身性疾病史(如某些慢性疾病、佝偻病、内分泌功能异常和营养不良等)和口腔病史(如牙替换情况、口腔不良习惯、食物结构以及正畸治疗史等),最后我们应特别注意对错𬌗畸形患者家族史的了解,通过了解父母及直旁系亲属的错𬌗畸形情况,分析可能存在的遗传因素。

与患者交流时,要尽量使用患者能够理解的生活化语言,避免使用专业化的正畸术语。要注意对患者正畸治疗的心理状态及治疗动机进行分析,尤其要了解患者及家人对治疗的预期目标。错𬌗畸形,特别是骨性错𬌗畸形往往影响颜面部的美观,对患者的心理造成不同程度的负面影响。患者要求矫治错𬌗畸形的动机源自内因和外因两个方面:内因即患者充分意识到错𬌗畸形引起的颜面部美观缺陷和口腔功能障碍对自己的学习、工作和生活造成的负面影响,从而萌发矫治的愿望;外因则是患者并未自觉意识到错𬌗畸形对自己造成的不良影响,而是其父母亲友等发现这些影响并要求或建议患者接受正畸治疗。具有内在矫治动机的患者在临床上能较好地与医生配合,而仅有外在矫治动机的患者在矫治过程中往往缺乏合作意识。在矫治过程中,正畸医生要善于引导患者从外在治疗动机向内在治疗动机转化,以取得患者的良好配合。同时要密切观察患者的精神心理状态、语言表达及行为控制能力,对于正畸矫治的期望是否目标明确、思路清晰,以免出现由于患者的精神心理等不稳定因素造成不必要的医疗纠纷。

(二)病历记录

病历是对患者进行检查、诊断、治疗的重要依据,也是宝贵的医学科研资料。通过对大量病历资料的积累,可以总结经验,进行科学研究,提高医疗质量并促进医学发展。同时,病历还具有法律效用,是医疗纠纷裁定的重要依据。因此,病历记录应力求完整规范,对能反映患者矫治前后情况对比的资料,如记存模型、照片等应妥善保存至矫治结束后至少5年,有的复杂病例甚至10年以上。

正畸病历记录包括以下内容。

1.一般项目

一般项目包括姓名、性别、年龄、民族、籍贯、职业、出生地、出生日期、住址、门诊号、模型号、就诊日期、电话号码等。

2.主诉

患者就诊的主要目的和要求,应简明扼要。

3.现病史

与主诉相关的疾病发生发展情况,如萌牙、替牙及龋齿情况,有无早萌、迟萌、乳牙龋坏等,有无口腔不良习惯等。

4.既往史

既往史包括过去健康情况,曾患疾病、治疗情况、正畸治疗史及生活习惯,外伤史等。

5.家族史

询问患者家属的错𬌗畸形情况,了解有无遗传因素或先天因素存在。

6.检查

检查包括一般检查和特殊检查。根据患者的具体情况,按检查方法和检查内容,全面而有重点地将检查结果记录在病历上。

7.诊断

根据病史和检查所获得的资料,经过综合分析判断,对错𬌗畸形的类型、发病因素和机制作出准确客观的结论。

8.矫治计划

矫治计划的具体内容应向患者交代清楚,对患者有疑虑的问题,如患者不愿拔牙、矫治目标期望过高等,应仔细地沟通,达成共识,并记录在案,必须要求患者及其亲属签字同意治疗计划。

9.复诊记录

应记录患者对矫治的主观反应,如有无牙疼、软组织损伤、矫治器固位情况等;了解患者执行医嘱的情况并记录在案;包括牙体牙周有无不良反应、牙齿移动情况、咬合关系、面型改善情况、口腔卫生状况等;复诊时所做的处理及对患者的医嘱。

二、口腔临床检查

(一)一般情况

1.基本情况

基本情况包括患者的姓名、性别、年龄、通信地址、职业、联系电话。

2.主诉

即患者最主要想解决的问题和要求,医生在制订治疗计划时必须纳入考虑。

3.现病史

现病史包括牙颌畸形出现的时间,是否进行性加重,是否做过相关治疗以及效果。

4.既往史

是否曾患有系统性疾病、有无过敏史等,另需注意是否有外伤史、有无不良的口腔习惯和牙颌畸形遗传史。

5.心理层面内容

对患者心理层面进行评估,应对矫治难度、矫治方案、是否依赖患者配合、是否需要心理层面沟通作出判断。

(二)颜面检查

颜面部的检查包括正面和侧面两个方面。

1.正面检查

(1)面部三等分:正常人颜面部被均分为三等份,以发际点、眉间点、鼻下点、颏点为界,三个部分长度基本相等。

(2)面部对称性及面中线:面部的不对称可能有骨性、功能性及软组织不对称,必要时配合头颅正位 X 线检查。

(3)唇齿关系:正常上唇自然松弛状态下,上中切牙切缘在上唇唇缘下 2mm,微笑时应暴露上切牙牙冠的 3/4 或上唇缘位于上切牙颈缘水平,大笑时牙龈暴露量不超过 2mm。

(4)颧部高度:对于颧部过高、面型前突的患者,尤其是成年女性,拔牙内收矫治后可能会表现为颧部过高更加明显,正面显得瘦削,需要特别注意。

2.侧面检查

(1)侧面型:根据面部侧貌轮廓将侧面型分为以下三类:

①直面型:上下颌骨前后关系协调,软组织额点、鼻底点和颏前点基本在一条直线上。

②凸面型:鼻底点在额点和颏前点连线的前方。

③凹面型:鼻底点在额点和颏前点连线之后。

(2)鼻唇角:为侧貌中鼻小柱与上唇间形成的角。正常值成年男性为 $86°\pm13°$,女性为 $90°\pm12°$。鼻唇角的大小与上颌骨的前后位置、上切牙唇舌向倾斜度及鼻小柱的倾斜度均相关。

(3)颏点:通过软组织鼻根点和眶点分别做眶耳平面垂线,理想的颏点应在上述两条垂线之间的区域。如果颏点位于该区域后方为下颌后缩,如果颏点位于该区域之前则为下颌前突。

(4)颏唇沟:颏唇沟深多见于垂直向发育不足的患者,如骨性深覆𬌗畸形;另外前牙深覆盖也可引起下唇外翻、颏唇沟加深。

(5)面下 1/3 高度及下颌角的大小:两者与患者的生长型相关。正常的下颌角大小约为 $125°$。垂直生长型患者下颌角较大,面下 1/3 高度增加;水平生长型患者下颌角较小,面下 1/3 高度减小。

(三)口内检查

口腔内部常按口腔前庭、固有口腔和牙齿三部分检查。

1.口腔前庭

观察牙龈有无红肿、萎缩以及探诊出血情况及牙周袋深度,检查上唇系带的形态及附着情况。

2.固有口腔

检查黏膜是否健康;检查舌的大小、位置、边缘有无牙齿印迹;检查腭盖形态是否高拱;同时检查有无腭裂、咽炎、扁桃体肿大、腺样增生等。

3.牙齿及咬合

应检查牙齿的数目、大小及是否有龋齿、牙体缺损、牙齿松动和修复体等。

正常𬌗及其特征是诊断和治疗错𬌗畸形的重要依据和治疗标准,进行全面的正畸检查和诊断才能拟定适宜的治疗计划。

Andrews 提出了正常𬌗的六个标准(表 5-1-1)。

以正常覆𬌗为参照对患者进行牙列及咬合关系的检查,检查内容包括牙齿排列,个别牙错位的情况,上、下颌牙弓形态及对称性,磨牙尖牙关系,前牙覆𬌗覆盖、拥挤度、覆𬌗曲线等。

表 5-1-1　Andrews 正常拾标准

Andrews 正常拾标准
①上、下颌牙弓间的关系,上颌第一磨牙的近中颊尖应咬在下颌第一磨牙的颊沟上,而远中颊尖的远中边缘嵴应咬合于下颌第二磨牙的近中颊尖的近中边缘嵴;近中舌尖咬合在下颌第一磨牙的中央窝,上、下颌前磨牙为颊尖对楔状间隙,舌尖对中央窝的关系;上颌尖牙正对下颌尖牙与第一前磨牙间楔状间隙;前牙覆拾、覆盖正常,中线一致
②切牙、尖牙、前磨牙及磨牙均有正常的近远中向倾斜度,牙齿均向近中倾斜(轴倾度)
③切牙、尖牙、前磨牙及磨牙有正常的唇(颊)舌向倾斜度(转矩)
④牙弓内无旋转牙
⑤牙列中无间隙,相邻牙齿接触点紧
⑥Spee 曲线平直或有轻微曲度

(四)功能检查

检查内容包括开口度、开口型、关节弹响等颞下颌关节情况及是否存在功能性咬合偏斜、咬合干扰及咬合创伤等。

(五)模型分析

1.拥挤度分析

牙弓的拥挤度为牙弓应有长度与牙弓现有长度之差。

(1)牙弓应有长度(必需间隙):即牙弓内各牙齿宽度的总和。用分规器分别测量第一恒磨牙近中所有牙齿牙冠的最大宽度,求其总和。

(2)牙弓现有长度(可用间隙):即牙弓整体弧形的长度。可用黄铜丝测量双侧第一恒磨牙近中间的弧形长度。

2.牙齿大小协调性——Bolton 指数分析

(1)前牙 Bolton 指数＝下前牙牙冠宽度总和/上前牙牙冠宽度总和(正常参考值:78.8%±1.72%)

(2)全牙 Bolton 指数＝下颌全牙列牙冠宽度总和/上颌全牙列牙冠宽度总和(正常参考值:91.5%±1.51%)

3.Spee 曲线

为下颌牙弓拾面弧度最低点至下切牙切端与最后一个磨牙的牙尖连线的距离。

(六)X 线头影测量分析

对颅面骨骼的 X 线检查方法主要包括全景片、侧位片、正位片及颏顶位片等。口腔锥形束 CT(CBCT)现已成为最有力的检查手段。

X 线头影测量分析主要是对头颅定位侧位片的定点、角度的测量和分析,正畸医生可了解颅颌面软硬组织形态及其生长发育,诊断牙颌的发生部位及机制,预测正畸的治疗目标。常用的分析方法包括 Downs 分析法、Tweed 分析法、Steiner 分析法、Ricketts 分析法及 VTO 分析法等,以及各种头影图迹重叠比较法等。

颅面软组织的形态与正畸治疗目标密切相关,定量分析判断组织的形态及变化也同样重要。软组织的测量分析法主要包括 Ricketts 的 VTO 法、Holdaway 分析法以及一些常用于软组织分析评估参考的线、角等,如 Steiner 的 S 线、Ricketts 的审美平面、Merrifield 的 Z 角等。

三、错殆畸形的临床诊断

错殆畸形的诊断与一般疾病的诊断不完全一致。错殆畸形的诊断是在主诉、临床检查和资料分析的基础上对错殆畸形进行分类,并对存在的问题进行列举分析。在准确诊断的基础上才能进行治疗目标的确定和治疗方案的选择和制定。牙颌畸形的诊断一般包含两个部分内容:错殆的分类和问题的列出。

(一)错殆的分类

1.安氏分类

安氏分类法是目前国际上最为广泛应用的一种错殆畸形分类方法。Angle 认为,上颌第一恒磨牙位于上颌骨的颧牙槽突位置,而上颌骨又固定于颅骨上,其位置相对恒定且不易错位,因此 Angle 称上颌第一恒磨牙是殆的关键,而各类错殆畸形均是由于下颌、下牙弓在近远中向的错位所引起。Angle 以上颌第一恒磨牙为基准,将错殆畸形分为三大类:

第一类错殆——中性错殆:

上下颌骨及牙弓的近、远中向位置关系正常,磨牙关系为中性关系,即在正中殆位时,上颌第一恒磨牙的近中颊尖咬合于下颌第一恒磨牙的近中颊沟。此时,若口腔内全部牙齿排列整齐而无错位,即称之为正常殆;若磨牙为中性关系但牙列中存在错位牙,则称为第一类错殆或中性错殆。

第一类错殆可表现为前牙拥挤、上牙弓前突、双牙弓前突、前牙反颌、前牙及前磨牙开颌、后牙颊舌向错位等。

第二类错殆——远中错殆:

上下颌骨及牙弓的近、远中关系不调,下颌及下牙弓处于远中位置,磨牙为远中关系;如果下颌后退1/4 个磨牙或半个前磨牙的距离,即上下颌第一恒磨牙的近中颊尖相对时,称为轻度远中错殆或开始远中错殆。若下颌或下牙弓处于更远中的位置,以至于上颌第一恒磨牙的近中颊尖咬合于下颌第一恒磨牙与下颌第二前磨牙之间,则称为完全远中错殆。

第二类,第一分类:磨牙远中错殆关系,上颌前牙唇向倾斜。可表现为上颌前牙前突、深覆殆、前牙深覆盖、上唇短、开唇露齿等。

第二类,第一分类,亚类:一侧磨牙为远中错𬌗关系,而另一侧为中性𬌗关系,且上颌前牙唇向倾斜。

第二类,第二分类:磨牙远中错𬌗关系,上颌前牙舌向倾斜。主要的症状是内倾型深覆𬌗、面下部过短、颏唇沟较深等。

第二类,第二分类,亚类:一侧磨牙为远中错𬌗关系,而另一侧为中性𬌗关系且上颌前牙舌向倾斜。

第三类错𬌗——近中错𬌗:

上下颌骨及牙弓的近、远中关系不调,下颌及下牙弓处于近中位置,磨牙为近中关系;如果下颌前移1/4个磨牙或半个前磨牙的距离,即上第一恒磨牙的近中颊尖与下颌第一恒磨牙的远中颊尖相对时,称为轻度近中错𬌗关系或开始近中错𬌗。若下颌或下牙弓处于更加近中的位置,以至于上颌第一恒磨牙的近中颊尖咬合于下颌第一与第二恒磨牙之间,则称为完全近中错𬌗关系。

第三类错𬌗,亚类:一侧磨牙为近中错𬌗关系,而另一侧为中性关系。

第三类错𬌗可表现为前牙对𬌗、反𬌗或开𬌗、上颌后缩或下颌前突等。

Angel错𬌗畸形分类法具有一定的科学理论基础,对临床诊断和治疗设计有着重要的指导意义。此外,因其简明、方便、易记,而成为迄今为止世界上应用最广泛的一种错𬌗畸形分类方法。但是该方法也存在着以下不足之处:

(1)Angel错𬌗分类法是在上颌第一恒磨牙的位置恒定不变这一前提下定义错𬌗类别的。而实践研究证明,上颌第一恒磨牙的位置并非绝对稳定,它也会随着牙弓内的变化而发生改变。因此,对于某些远中𬌗或近中错𬌗,很可能是由于上颌第一恒磨牙或上牙弓整体的位置发生了变化,而非下牙弓或下颌骨位置异常所引起。

(2)该分类法没有考虑到牙、颌、面结构在长、宽、高三维方向上形成错𬌗畸形的综合机制。任何错𬌗畸形的形成,不仅包括牙、牙弓、颌骨与颅部结构在矢状方向上的异常,也常伴有垂直向及横向关系的异常,因此,错𬌗畸形的分类也应从长、宽、高三方面来考虑。

(3)对于现代人来说,牙量与骨量的不调是错𬌗畸形形成的重要机制之一,但Angel分类法未将此因素反映出来,忽略了牙量、骨量不调导致错𬌗畸形的重要机制。

2.骨面型分类

骨面型分类是通过X线头影测量分析对颌骨的发育异常情况进行阐述,从而使人们对错𬌗畸形发生的内部机制能够有充分的认知。

(1)矢状向骨面型:根据上下颌骨的相对位置关系,以ANB角的大小为标准,将矢状方向的骨面型分为3类:

Ⅰ类骨面型:ANB角为0°~5°(恒牙早期),上下颌骨的位置关系正常。

Ⅱ类骨面型:ANB角＞5°,下颌相对于上颌位置靠后或上颌相对于下颌位置靠前或两者兼有。

Ⅲ类骨面型:ANB角＜0°,下颌骨相对于上颌骨靠前或上颌骨相对于下颌骨靠后或两者兼有。

(2)垂直向骨面型根据下颌下缘的斜度,可以将面部的垂直发育分为三类。下颌下缘的斜度以下颌平面(MP)与眶耳平面(FH)或前颅底平面(SN)的角度来表示。

正常型:面部垂直向发育协调。SN-MP角为34.3°±5°或FH-MP角为27.2°±4.7°。

高角型:面部垂直向发育过度。SN-MP角大于40°或FH-MP角大于32°。高角型又可以称为张开型。

低角型:面部垂直向发育不足。SN-MP角小于29°或FH-MP角小于22°。底角型又可以称为聚合型。

(二)问题的列出

在分析临床资料的基础上,根据患者的颅、颌、面以及殆的情况,对照正常值或者正常人群的表现,罗列出患者的异常情况,并依据畸形部位、畸形的轻重缓急、严重程度以及患者的需求进行列出,并做成问题列表。一般情况下问题列表的顺序为:

(1)面部软组织形态。

(2)骨组织的类型和颌骨的发育状态、位置(矢状向,横向,垂直向)。

(3)牙列畸形(按严重程度排列):拥挤、间隙、扭转、覆盖、覆殆、牙弓形态、中线、异位萌出、阻萌、反殆等。

(4)其他(下颌运动、颞颌关节、牙周情况、龋病等)。

(三)治疗目标

1.病理性的问题要优先处理

病理性的问题包括以下内容。

(1)慢性疾病,如风湿性关节炎、慢性腹泻等。

(2)影响口腔健康的局部疾病,如牙周病、龋齿、颞下颌关节疾病等。

(3)心理障碍,特别是对治疗抱有不切合实际的想法。

2.矫治目标的选择

根据患者的主诉和诊断对所存在的问题进行综合性的考虑,诊断中所列出的所有问题并非都能够或者都需要进行矫治,例如,颌骨发育的问题在非生长发育期矫正则比较困难,通常只能通过正颌外科治疗才能进行纠正,而未达到手术条件的患者只能通过牙齿的代偿来进行矫正。所以临床上并不是所有畸形都可以矫治，也不是都需要进行矫治，每个人的审美观念不一样，有些畸形根本就不需要进行矫治，因而临床上存在牙颌畸形矫正可能性的问题。所以在制定矫治计划之前要根据患者的问题列出和患者的具体情况进行治疗目标的确立。治疗目标是治疗计划制定的前提，只有目标明确后才能够制定治疗计划。在确定治疗目标的时候要考虑以下几方面的问题。

（1）面部形态是否正常，是否需要进行矫正。主要依据患者需求和审美观来判断，面部形态的改变还要考虑患者的生长发育状态、身体条件和心理状况。

（2）是否存在骨性畸形，骨性畸形是否需要矫正。骨性畸形的矫正通常会涉及面部形态，因此考虑颌骨畸形矫治的同时，还要考虑其对面部形态的影响。颌骨畸形一般在两种情况下需要进行矫治，一是影响了面部美观，二是畸形矫治所需的牙齿移动超出可能的范围。面部软组织通常会对颌骨畸形产生一定的代偿，也就是说当颌骨前突时，覆盖其上的软组织会变得薄一些，当颌骨发育不足而显得后缩时，覆盖的软组织会变得厚一些来掩饰骨量的不足。因此，对颌骨的畸形是否进行矫治还是要依据面部评价的结果。也许存在颌骨畸形，但是对面部形态的影响很小，且无明显的功能障碍，那么这种颌骨畸形就不在矫治的考虑范围之中。所以颌骨畸形的矫治需要根据患者的主诉和面部评价的结果来确定。

（3）磨牙关系是否需要纠正，覆𬌗、覆盖是否要纠正。理想的磨牙关系是Ⅰ类关系，也是多数畸形矫治所追求的目标。但是，在一些特定的条件下完全的Ⅱ类关系或者Ⅲ类关系也是可以接受的。研究表明，磨牙的完全Ⅱ、Ⅲ类关系在咀嚼效率上与Ⅰ类磨牙关系虽然存在着一定的差别，但并不影响正常的咀嚼功能。因此，如果矫治目标仅仅是为了磨牙关系的纠正，那么磨牙的完全Ⅱ、Ⅲ类关系也是可以考虑保留的。正常的覆𬌗、覆盖是矫治的基本目标，也是大多数牙颌畸形矫治所追求的治疗目标。在一些特殊情况下，如 Bolton 指数不协调，略大或略小一点的覆𬌗、覆盖也是可以接受的，这要结合患者的具体情况和矫治的利弊来决定。

（4）前牙的突度是否需要纠正。前牙突度的诊断一般基于患者的主诉、X 线头影测量和模型分析。突度的矫正一般情况下会根据主诉、测量结果来考虑。但是，在考虑前牙突度矫治的时候还要考虑面部唇的突度情况，当唇的突度正常或在可接受的范围中，前牙突度的矫治就需要认真考虑。所以前牙突度的矫正除了考虑牙齿本身的突度或唇舌向的倾斜度外，唇的突度也必须考虑。唇的改变与面部美观十分密切，因此，医患之间的沟通在前牙突度的矫治上十分重要。

矫治目标的确定要依据患者的需求、临床的准确诊断和对畸形细致的分析以及患者的身体条件和状况。选择矫治目标时，将问题列表中的各项问题逐一地分析考虑，将需要进行矫治的问题挑选出来。除了选择与牙颌畸形有关的问题外，对于颞颌关节疾病、牙周疾病、修复和种植治疗等方面的问题也需要列出,在做治疗计划时需要统筹考虑。矫治计划是建立在明确治疗目标的基础上,针对矫治目标,寻找出适合患者的矫治方法和手段就是治疗计划。

（欧平花）

第二节　错𬌗畸形的早期预防和早期矫治

一、错𬌗畸形的预防

（一）早期预防

1.胎儿时期的预防

母亲在整个妊娠期应注意饮食、营养、卫生,增强体质,提高机体免疫功能,保持心情愉快、身体健康。妊娠期防止接触过量放射线,注意药物的使用,妊娠早期不能患急性发热性疾病,如流感、疱疹等,否则影响胎儿颌面部的生长发育。

2.婴儿时期的预防

（1）正确的睡眠姿势:为防止因颌面部单侧长期受压而形成面部左右不对称畸形,婴儿从出生开始,就应该特别注意睡眠姿势,不可长期偏向一侧,必须经常调换位置。

（2）破除口腔不良习惯:在婴儿时期由于喂养不足、吸吮动作的本能反射或者由于不愉悦等心理因素,婴儿自发产生的吮指、吮唇、咬唇、咬物等不良习惯会导致暂时性错𬌗。如果不良习惯持续,未被及早发现和破除,会导致口周肌肉功能的异常,进一步加重错𬌗。要判断口腔不良习惯的原因,根据不良习惯发生的频率、持续的时间以及作用的强度,采取适宜的方法进行干预和处理。

（3）正确的喂养方法:无论是母乳喂养,还是人工喂养,婴儿都不能躺着吃奶,否则会因为体位的原因使下颌过度前伸而导致上、下颌骨矢状方向位置不调。采取约45°的斜卧位或半卧位是正确的喂养姿势。如果采用人工喂养,最好使用解剖扁形奶嘴,解剖扁形奶嘴与口唇外形吻合。为了使婴儿能够有足够的吮吸功能活动来刺激颌面部的正常生长,要求喂养奶嘴的开孔不宜过大。同时还要注意使奶瓶与𬌗平面垂直或稍下10°左右,来保证下颌在正常的前后向位置上。如果奶瓶位置过高,则会诱导下颌前伸,可能形成反𬌗畸形;如果奶瓶位置过低,则会压迫下颌,导致下颌骨发育不足,可能形成下颌后缩畸形。

3.儿童时期的预防

（1）合理的膳食:均衡、营养丰富的饮食是儿童时期生长发育的保障。饮食要平衡,不能偏食,要有五谷杂粮、牛奶及奶制品、鱼、肉、蛋、蔬菜和瓜果。为了促进和刺激颌骨的正常发育,必须保证食物具有一定的硬度,同时又要易于消化。

(2)防治疾病:防治鼻咽部疾病,预防影响全身和牙、颌、面生长发育的疾病及呼吸道疾病,对口颌系统的发育十分重要。鼻呼吸可使腭部在发育过程中正常下降,呼吸道疾病如扁桃体过大、腺样体肥大、鼻炎、鼻窦炎时,应尽早治疗以维持呼吸道通畅,避免用口呼吸,长期呼吸功能异常的患儿,常可造成上颌前突、腭盖高拱等错殆畸形。

(3)防治龋齿:防龋和治疗龋齿,特别是加强对乳牙龋齿的防治可有效地减少错殆畸形的发生。因此在儿童时期要养成良好的口腔卫生习惯和饮食习惯,做到早晚刷牙,饭后漱口,少吃零食,应用含氟牙膏刷牙,必要时对新萌出的恒牙用窝沟封闭防龋。要定期做口腔检查,如已发生龋齿应立即治疗,恢复乳牙冠的正常外形,以保持牙弓的长度,以免骨量丢失而导致牙列拥挤,牙错位萌出。

(4)心理维护:口腔不良习惯及因不良习惯所导致的错殆畸形均会给儿童造成不利的心理刺激和心理伤害,对此应采取合适的处理和心理疏导方法。

(二)预防性矫治

在乳牙期及替牙期由于间隙不足、牙齿的正常萌出时间受到影响或其他原因导致的局部障碍,如乳牙滞留、乳牙或恒牙早失、恒牙萌出异常等,均会导致错殆畸形的发生。如果能尽早发现这些局部障碍并及时采取正确的处理措施,则可以达到预防错殆畸形发生的目的。

1.乳牙或恒牙早失的处理

牙齿在牙弓中保持正确的位置是多方面力相互作用的结果,如果这些因素失去平衡,就会改变相邻牙齿间的紧密接触关系并出现牙齿错位。乳牙、恒牙早失后的邻牙向缺失牙侧倾斜,乳牙早失还会导致恒牙错位萌出,对颌牙伸长将影响对应恒牙的正常萌出而造成恒牙排列不齐。恒牙列受影响的程度因儿童丧失乳牙时的年龄、牙列阶段,牙位与丧失牙齿的多少而不同。乳尖牙或乳磨牙早失后,发生恒牙列错殆畸形的机会比无乳牙早失者多3～4倍。同样,对于正在生长发育的儿童,恒牙的早期丧失也会引起邻牙移位而导致错殆畸形,进而影响咀嚼或发音功能。

(1)乳牙早失的处理:一般应保持牙弓长度、维持间隙,以便继承恒牙萌出时有足够的间隙,可采用间隙保持器进行预防性治疗。应用间隙保持器来保持早失牙齿的近远中和垂直向的间隙,保证继承恒牙的正常萌出。这种方法也称为间隙管理或被动咬合诱导。

在进行间隙保持时,应考虑儿童的牙龄、恒牙胚发育情况、牙齿萌出的先后顺序、乳牙早失的部位、骨量与牙量的关系等各种相关因素。

间隙保持器应具备的条件:①不妨碍牙齿萌出及牙槽骨高度的增长。②不妨碍颌骨及牙弓的正常生长发育。③能保持间隙的近远中距离,防止对殆牙过长,使继承恒牙顺利萌出。④恢复咀嚼及发音功能。⑤维持正常的下颌运动和咬合关系。⑥不引起邻牙龋齿或牙周黏膜组织疾病。⑦不引起患儿口腔不良习惯和心理障碍。⑧制作简单,容易调整、修理,不易变形。⑨设计制作保持器应取得患儿及其家长的理解和配合。

间隙保持器的适应证及要求如下。

适应证:①一侧或双侧多数乳磨牙早失,影响患儿咀嚼功能。②乳牙早失,X线片显示继承恒牙牙根尚未发育或仅形成不到 1/2,牙冠殆面有较厚的骨质覆盖,间隙已缩小或有缩小趋势。

要求:①能保持牙弓长度;②不妨碍牙齿牙槽高度及宽度的正常发育;③能恢复一定的咀嚼功能。

常用的间隙保持器如下。

①活动义齿式间隙保持器:用于多数乳磨牙早失间隙的保持,并可恢复一定的咀嚼功能。活动义齿式间隙保持器的结构与制作与一般的简单活动义齿类似,可设计双臂卡环,不用殆支托以免妨碍牙槽高度的发育。

注意:3～6 个月定期观察,不能妨碍新牙萌出,必要时需重新制作。

②丝圈式间隙保持器:可用于个别后牙早失。注意丝圈应离开牙槽嵴 1～2mm,不妨碍牙槽嵴正常发育,并与邻牙有良好的接触以保持间隙的宽度。

磨牙已近中移动,间隙已缩小的患儿可在增加前段牙弓的支抗下,用螺旋弹簧开展间隙,推第一磨牙向远中。

(2)恒牙早失的处理:视情况待牙齿替换完成后制订全面的矫治计划或保持间隙待以后义齿修复;个别恒牙早失者亦可经正畸治疗用邻牙代替早失牙。

①第一磨牙早失:如间隙区牙槽宽度足够可酌情让第二磨牙前移代替第一磨牙。利用双侧前磨牙、前牙、健侧第一磨牙做支抗,将缺失侧的第二磨牙移向近中以代替第一磨牙。矫治过程中应仔细观察,注意调殆并防止第二磨牙近中移动时牙冠倾斜,同时防止对颌磨牙伸长形成殆干扰。

②上中切牙早失:可将侧切牙移至中切牙的位置上并保持中切牙宽度的间隙,待成年后做全冠修复,恢复中切牙的外形,同时让尖牙前移并磨改外形以代替侧切牙,第一前磨牙顺次前移代替尖牙,其余后牙均顺次前移,使上、下颌牙列建立良好的尖窝关系。

2.乳牙滞留的处理

乳牙滞留即乳牙未适时脱落,会妨碍恒牙萌出或导致恒牙错位萌出,影响恒牙的排列。在 X 线片上如显示继承恒牙胚正常,牙根已形成 1/2 以上,继承恒牙已错位萌出或对侧同名牙已萌出,但乳牙未脱,则可以诊断为乳牙滞留。乳牙滞留的原因多为恒牙胚的位置异常或萌出道异常,恒牙异位萌出,使乳牙牙根部分或完全未被吸收。此外,乳磨牙严重根尖周感染也可能造成乳牙牙根粘连而导致乳牙滞留。滞留的乳牙应尽早拔除,以便恒牙在萌出的过程中尽可能调整。

临床常见由于乳牙滞留,下切牙和上颌侧切牙舌向萌出,上尖牙唇向萌出。下切牙舌向萌出,乳下切牙滞留的患者,在拔除乳下切牙后,舌向错位的下切牙由于舌的活动,可能向唇侧移动到正常的位置。上侧切牙舌向萌出的患者,如与下切牙已建立咬合关系并形成反𬌗,常需要矫正。对于上尖牙唇向错位萌出的患者,一般也应该进行正畸治疗。对于乳磨牙粘连的患者,应根据患者的牙𬌗情况全面系统地考虑进一步的治疗计划。

3.恒牙早萌的处理

恒牙萌出时间过早即为恒牙早萌。恒牙早萌的原因多为先导乳牙根尖周感染破坏了牙槽骨及恒牙胚的牙囊而使继承恒牙过早萌出。早萌恒牙的牙根尚未形成或刚开始形成,容易因外伤或感染而脱落。恒牙早萌的诊断主要依靠临床和 X 线检查,临床检查有轻度松动,X 线牙片显示牙根刚开始形成,其长度不足 1/3 或牙根未形成,即可诊断为恒牙早萌。

恒牙早萌的矫治原则是阻萌,待牙根形成后再让其萌出,方法是采用阻萌器。阻萌器是在丝圈式间隙保持器上加焊一根阻萌丝。定期观察牙根发育情况,如牙根已形成 1/2 以上,可取下阻萌器让其萌出。

4.恒牙迟萌、阻生及异位萌出的处理

恒牙迟萌是指恒牙在应萌出的年龄没有萌出,而对侧同名牙已经萌出。牙齿由于骨、牙或纤维组织阻挡而不能萌出到正常位置,称为恒牙阻生。恒牙异位萌出则是指正在萌出的恒牙引起非替代乳牙或相邻恒牙吸收。

X 线牙片显示未萌恒牙牙根已大部分形成但位置异常,牙齿部分或全部阻生在牙槽骨中,则可以明确诊断。

分析恒牙迟萌、阻生及异位萌出的原因,有乳磨牙早失、乳磨牙根尖周感染、多生牙或残根、囊肿、牙肿瘤、牙龈纤维组织增生、牙弓长度不足、恒牙萌出异常或缺乏萌出力。

尽早拔除滞留的乳牙、残根、残冠、多生牙,切除囊肿、肿瘤和致密的软硬组织。如恒牙牙根已形成 2/3 以上而萌出力不足时,可用外科手术开窗、导萌阻生牙及迟萌牙。

5.恒牙萌出的顺序异常的处理

恒牙萌出的顺序对𬌗的形成特别是磨牙𬌗关系的建立影响较大。以下三种恒牙萌出顺序的变化具有临床意义:①下颌第二磨牙早于前磨牙萌出;②上颌尖牙早于前磨牙萌出;③左、右两侧牙齿萌出不对称。

当下颌第二磨牙先于前磨牙萌出时,可以利用第一磨牙前的固定舌弓维持牙弓长度,以便前磨牙替换后有足够的间隙排齐。如上颌尖牙萌出过早出现唇向错位,根据拥挤程度可考虑推磨牙向远中或待恒牙初期进行拔牙矫治。

6.唇系带附着异常的处理

出生时唇系带附着于牙槽嵴顶,唇系带中的纤维组织伸入腭侧龈乳突,随着乳牙萌出牙槽突的生长,唇系带附着的位置逐渐上移。到恒切牙替换后,唇系带一般距龈缘 4～5mm。对唇系带附着异常致上中切牙间隙明显者,需做唇系带修整术。常用固定矫治器使左、右侧切牙向中线靠拢关闭间隙,待间隙关闭后,从牙槽嵴顶仔细地切除附着的异常唇系带及全部纤维组织,以保持间隙关闭后的效果。如果间隙关闭后,不切除异常的唇系带或手术不当保留了部分纤维组织,由于上唇的功能活动和系带纤维的牵拉,中切牙间常会重新出现间隙。在临床治疗中,通常不主张先行唇系带手术再关闭间隙,因为手术瘢痕会影响间隙的关闭。

临床常见的舌系带附着异常为舌系带过短,由于系带短妨碍了舌头正常的功能运动,舌尖代偿性活动增加,影响发音,常形成前牙开𬌗。应在矫治错𬌗畸形的同时,做舌系带修整手术以延长舌系带,并配合舌肌功能训练使舌恢复正常的功能活动。由于患者舌头长期活动受限,位置异常,应强调训练患者将舌体置于正确的位置,防止错𬌗畸形的复发。

二、错𬌗畸形早期阻断性矫治

阻断性矫治是对乳牙期及替牙期因遗传、先天或后天因素所导致的正在发生或已初步表现出的牙、牙列、咬合关系及骨发育异常等,采用简单的矫治方法进行治疗或采用矫形的方法引导其正常生长,达到阻断畸形的发展,建立正常的牙颌面关系为目的的矫治。

(一)混合牙列期的暂时性错𬌗

混合牙列期由于恒牙的萌出和乳牙的替换,出现的暂时性错𬌗一般可在生长发育中自行调整,不需矫治。但必须仔细分析,跟踪观察,以便及时正确处理。常见的混合牙列期暂时性错𬌗有:上颌左右中切牙萌出初期,左右中切牙间常出现一间隙。上颌侧切牙初萌出时,牙冠向远中倾斜。中、侧切牙萌出初期,可能出现轻度拥挤。上下颌第一磨牙在建𬌗初期,为偏远中𬌗关系。混合牙列期常出现前牙深覆𬌗。

上颌左右中切牙萌出初期,左右中切牙间常出现一间隙。这是由于上颌侧切牙牙胚挤压中切牙根,使中切牙牙根向近中倾斜所致,当侧切牙萌出后间隙即逐渐消失。

上颌侧切牙初萌出时,牙冠向远中倾斜。是由于上颌尖牙牙胚压迫侧切牙牙根,使侧切牙牙根向近中倾斜所致。当尖牙萌出后,侧切牙即可恢复正常。

中、侧切牙萌出初期,可能出现轻度拥挤。主要是因为恒牙比乳牙牙冠宽度大。当乳磨牙被较小的前磨牙替换时,其余留间隙可供前牙调整,加上颌骨前部的宽度增加,因此前牙的拥挤可自行调整而排列整齐。

上下颌第一磨牙在建𬌗初期,为偏远中关系。在乳磨牙被前磨牙替换时,可利用替牙间隙自行调整,但下颌第一磨牙向近中移动的距离比上颌第一磨牙为多,可能使上下第一磨牙调至中性𬌗关系。

混合牙列期常出现前牙深覆𬌗。主要是因切牙牙冠长度较大,同时后牙垂直生长不足所致。当第一磨牙高度生长及前磨牙完全萌出后,深覆𬌗可能自行调整。

(二)不良习惯的矫治

口腔不良习惯在生长发育过程中破坏了正常的肌力、𬌗力的协调平衡,使口颌系统受到异常的压力,造成牙弓、牙槽骨及颌骨发育异常。口腔不良习惯持续的时间越长,错𬌗畸形发生的可能性和严重程度越大。因此,应尽早破除口腔不良习惯,阻断畸形的发展。

1.吮指习惯

婴儿时期可在吮吸的手指上涂抹小檗碱(黄连素)等苦味药水或将手指戴上指套以阻断其条件反射。有的可在拇指戴金属丝制的指套或金属指套。儿童时期,可采用说服教育,鼓励儿童自行改正。绝不能责备和打骂,以免影响患儿的心理健康。必要时可戴唇挡,如由于吮拇指所引起的上颌前突、深覆盖、牙弓狭窄等,可戴前庭盾。由于吮指习惯引起前牙开𬌗并伴有继发性吐舌习惯者,可戴具有腭刺、腭网或腭屏的舌习惯矫治器。

2.舌习惯

舌习惯主要有吐舌、舔牙和伸舌三种不良习惯。主要采用附有腭刺的舌习惯破除器矫正。此矫治器可防止舌前伸,使之不能吐出,久之即可矫正舌的不良习惯,而牙也能向𬌗方萌出,矫正开𬌗畸形。

3.唇习惯

唇习惯以咬下唇多见,易形成前牙深覆盖、深覆𬌗。幼年儿童可采用前庭盾,使唇与牙隔离,可防止吮咬。如前庭盾不能固位,可用胶布封闭嘴唇,前牙改观后,唇肌张力加强了,则前庭盾可自行在口内固位。纠正咬下唇习惯,也可用矫正舌习惯的矫治器,在矫治器上附加双曲唇弓焊唇挡丝,同时利用双曲唇弓矫治上前牙前突及牙间隙。

4.口呼吸习惯

对口呼吸的儿童,须首先检查和治疗鼻咽部的疾病,去除引起口呼吸的诱因。目前因环境因素的影响,儿童腺样体肥大的发病率很高,导致口呼吸加重,严重影响儿童颜面部生长发育而造成腺样体面容。因此,应及时就诊耳鼻喉科,进行药物干预甚至手术治疗,若鼻咽部疾病治疗后仍存在口呼吸不良习惯,需随时提醒患者闭口用鼻腔呼吸,也可用前庭盾或夜间用不干胶封闭嘴唇矫正口呼吸。前庭盾可做唇肌锻炼以增强其肌力,使其能自然闭合。口呼吸导致的错𬌗畸形,在矫正口呼吸后可采用矫治器进行矫治。

5.偏侧咀嚼习惯

对具有偏侧咀嚼的儿童,首先必须去除病因,治疗龋齿,缺牙做缺隙保持器,必要时进行修复,个别牙反合或锁合的错𬌗畸形问题也应进行及早矫治。并指导患儿加强废用侧的咬肌锻炼,使用该侧进行咀嚼。必要时全口进行调 ,去除干扰。及早戒除偏侧咀嚼不良习惯,可改善颜面偏斜畸形。

(三)牙齿数目异常的处理

1.牙数目过多

由于牙胚在发育过程中发生异常而形成一个或数个额外牙。牙弓中存在额外牙常使正常的恒牙迟萌或错位萌出。临床检查可见已萌出的额外牙大多形状异常,位于牙弓内或牙弓外,常伴恒牙错位,牙弓内数目较正常多。未萌额外牙常使恒牙分开,牙弓中出现间隙。临床检查发现多生牙,一般均应进行 X 线牙片检查或全颌曲面体层 X 线检查确诊。

矫治:尽早拔除多生牙。多数多生牙早期拔除后,错位恒牙可自行调整;如恒牙舌向错位,个别牙反𬌗或恒牙间隙较大,可采用简单的矫治器进行矫治;阻生的多生牙和冠根倒置于牙槽骨中的多生牙,如果位置高不压迫恒牙牙根,不妨碍恒牙的移动,且外科手术拔除困难时,可以定期观察暂时不予处理。

2.牙数目过少

乳牙列中先天性缺牙较少,多见于恒牙列中。外胚叶发育不全的患者有多数牙先天缺失,并伴有毛发稀少,皮脂腺与汗腺分泌减少,指甲发育不全等。牙齿缺失的原因包括遗传因素与先天发育异常。外胚叶发育不全的患者常有明显的家族史。

矫治:先天性缺牙与恒牙早失的处理类似。在混合牙列期可以定期观察其自行调整,待恒牙列期问题明确后再根据错𬌗的情况酌情处理。原则上对个别牙缺失的患者,尽量选用后牙前移的替代疗法,而多数牙缺失的患者则只能用义齿修复的方法恢复牙列和咬合,以恢复其咀嚼功能。

(四)牙列拥挤的早期矫治

1.轻度牙列拥挤的矫治

对于轻度牙列拥挤,可在替牙期、恒牙早期利用乳恒牙交替后的剩余间隙进行及时的早期矫治。尤其对于临床上可拔牙与可不拔牙的临界病例,在此时大多可采用不拔牙矫正,达到外形满意,咬合理想,事半功倍的作用。

(1)适应证:混合牙列末期,恒牙早期;轻度拥挤 4mm 以内;软组织侧貌无前突。

(2)方法:对于轻度拥挤又很难自行调整的错𬌗畸形,采用固定矫治器,主要利用前磨牙与乳磨牙替换后的剩余间隙或其他间隙矫正拥挤牙,同时由于此时第二磨牙尚未萌出,也可利用口外弓推磨牙向后开拓间隙。

2.中度牙列拥挤的矫治

混合牙列期中度牙列拥挤患者,一般不进行早期矫治,可以定期观察至恒牙列期再酌情按牙列拥挤矫治法进行矫治。

3.严重牙列拥挤的矫治

混合牙列期经间隙分析诊断为严重牙列拥挤的患者,矫治前应十分慎重。因为疗程长达 3~4 年,患者必须积极合作,应由具有丰富临床经验的正畸医生进行诊治。如果医生经验不足,患者不能坚持定期复诊时,宁可观察,等待恒牙替换完,拥挤程度确定后再进行矫治。

如果患者及家长要求矫治的心情十分迫切,可考虑采用序列拔牙法,早期解除牙列拥挤。但由于序列拔牙需治疗数年,至少每半年应拍摄全颌曲面体层片,取牙模型一副,观察患儿的牙𬌗生长发育情况。由于序列拔牙法疗程太长,难以取得患者的合作,且对儿童全身与颌骨的发育常常评估不足,很多学者不主张采用此法对牙列拥挤进行早期干预矫治。可等待至恒牙列早期,采用直丝弓矫治技术对牙列拥挤进行拔牙矫治,排齐整平牙列及调整磨牙咬合关系。

(五)反𬌗的早期矫治

早期反𬌗的患儿多为牙性及肌性反𬌗,如果不进行治疗,上颌骨的生长长期受障碍,下颌骨不断往前生长,则可形成安氏Ⅲ类骨性反𬌗,同时随着时间的增长,牙颌畸形将越来越严重,矫治难度越来越大。因此,反𬌗患者应尽早矫治以阻断畸形的发展。

1.多数乳前牙反𬌗的矫治

多数乳前牙反𬌗是乳牙列期常见的错𬌗畸形。乳前牙反𬌗应尽早矫治,可以早到患儿合作的时候,一般在 3~5 岁进行矫治。如果矫治的时间太晚(6~7 岁),乳牙根已吸收则给治疗带来困难。

(1)调𬌗:乳前牙反𬌗,反覆𬌗浅者,可采用调磨法即调磨下切牙切缘的舌侧部分、上切牙切缘的唇侧部分,使上下前牙解除反𬌗锁结关系。特别应注意调改未磨耗的乳尖牙,以便下颌闭合运动时无咬合干扰而回到正常的位置,同时应训练患儿克服前伸下颌的习惯。

(2)上颌𬌗垫式矫治器:乳前牙反𬌗,反覆𬌗中度者,可选用附双曲舌簧的上颌秴垫式活动矫治器推上前牙向唇侧并后退下颌,秴垫的高度以脱离前牙反秴的锁结关系为宜,注意双曲舌簧的弹簧平面应与上切牙长轴垂直,靠近牙颈部,使用轻微的矫治力。当反秴解除后,应及时磨低秴垫以免秴垫压低后牙且有利于治疗效果的稳定。矫治器一般 14～21 天复诊加力一次,每次打开舌簧 1mm,嘱患者吃饭时必须戴用矫治器,反秴解除后应注意调改上下乳前牙的咬合早接触点,特别是过高的乳尖牙牙尖,一般在 3～6 个月内可完成矫治。

(3)下颌联冠式斜面导板:乳前牙反秴,反覆秴较深者,可以设计下颌联冠式斜面导板,一般在 6 个下前牙上做,下前牙联冠向后上延伸一斜面至反秴的上切牙舌侧,斜面与上切牙长轴成 45°以引导上切牙向唇侧,下颌后退至正常位置。斜面不能太平,否则会造成垂直压入分力过大,不仅压低了切牙,也无引导上切牙向唇侧的力;斜面的斜度也不能太大,斜度过陡时,上切牙受力过大,不利于上切牙调整。特别注意有时个别反秴患儿戴用联冠斜面导板后,前伸下颌将斜面咬在上切牙的唇侧,加重了畸形并使下颌更向前伸。由于戴下切牙联冠斜面导板后,后牙咬合打开,后牙可以继续萌出,对改正前牙深覆秴有利。下颌联冠斜面导板一般是黏接在下前牙上,2～3 周内畸形可明显改善,有时可在反深覆秴改正之后,为方便患者进食改为秴垫式矫治器继续推上切牙向唇侧,使前牙反秴完全纠正。以上各矫治器必要时均可配合头帽、颏兜,特别对反覆盖大,反覆秴浅者。

2.混合牙列期个别切牙反秴的矫治

混合牙列期个别切牙反秴,多系乳牙滞留而使个别上颌切牙舌向错位与下切牙呈反秴关系或下切牙唇向错位与上切牙呈反秴关系。

(1)咬撬法:适用于 1～2 个刚萌出且反秴的切牙,上切牙长轴垂直或内倾,下切牙可能轻度唇向错位,反覆盖小,正在建立反覆秴或反覆秴小,牙弓内有足够空间容纳错位牙。

在家长的监护下,教患儿手持一个略窄于反秴上切牙宽度、有一定弹性的木片或竹片,将其一端放置于反秴上颌牙的舌面,嘱患者闭嘴,将木片咬于下颌错位牙的切缘唇面。然后用手压木片的另一端,其力的大小以反秴牙唇面龈组织稍发白色、患儿感觉牙齿发胀为度。每次饭前若能坚持有节奏地重复此动作 20 次,1～2 周后,反秴上牙即向下牙的唇面逐渐萌出。如果无效,反覆秴加深,则可改用其他矫治方法。

(2)上颌秴垫式矫治器:主要用上颌秴垫双曲舌簧活动矫治器,解除牙的锁结关系后,用双曲舌簧推反秴牙向唇侧移动。

3.骨性反秴的早期矫治

骨性反秴是上下颌骨大小不调所致的上下颌矢状向关系异常的错秴畸形,常为上颌骨发育不足或下颌骨发育过度所致。使用面罩前牵引矫治器,口内矫治器可设计为上颌活动矫治器附后牙平面秴垫,增加卡环或邻间钩以增强固位,基托包绕上颌后结节,在尖牙远中放置牵引钩。采用橡皮圈以一侧 300～500g 的重力前牵引,牵引方向为向前、下与𬌗平面呈向下约 30°,可促进上颌骨周围骨缝的缝间生长,使上颌骨向前、下方生长;如果牵引方向与𬌗平面平行,上颌除向前移外还将产生旋转(前份上旋,后份下旋),同时随着面罩向后方的反作用力,可将下颌向后移并抑制下颌生长。

4.后牙反𬌗的早期矫治

乳牙和混合牙列时期,都可能出现单侧或双侧多数后牙反𬌗。

(1)调𬌗:仔细调改尖牙及乳磨牙咬合的早接触点,以便下颌尽早地回到正常的闭合道位置。

(2)治疗龋齿:及时治疗后牙区龋齿,改正单侧咀嚼习惯。

(3)单侧后牙反𬌗采用单侧𬌗垫式活动矫治器:在健侧做𬌗垫升高咬合,双曲舌簧移舌向错位的后牙向颊侧。

(4)双侧后牙反𬌗:乳牙列期双侧后牙反𬌗较少见,矫治方法为仔细调𬌗,去除𬌗干扰,使下颌恢复正常的功能运动,并观察牙弓的调整。如果第一恒磨牙萌出后仍为反𬌗时则应采用矫治器进行矫治,通常是扩大上牙弓以纠正后牙反𬌗,可选用以下矫治器:①活动式扩弓矫治器:附双侧上颌后牙平面𬌗垫,腭侧用分裂弹簧或扩大螺旋以扩大牙弓,改正后牙反𬌗;②固定式扩弓矫治器:可采用 W 形扩弓矫治器或四角圈形扩弓矫治器扩大上牙弓,纠正双侧后牙反𬌗。真性上颌发育不良的骨型反𬌗,则应使用矫形力分开腭中缝,以达到真正扩大上颌骨的目的。

目前,随着环境因素的影响,饮食结构的改变,儿童期错𬌗畸形发病率逐渐增高,正畸医生应该充分意识到早期矫治的重要性,同时加强科普宣传,提高家长及儿童的就诊意识。尽量做到早发现早治疗。当然,早期矫治也不能盲目进行,应因人而异,矫治器的选择也应根据错𬌗畸形的类型及矫治目标而进行选择,不能盲目化。没有一种矫治器是可以具备多种矫治功能的。目前市面上出现了很多商业化性质的早期矫治器,矫治效果被盲目夸大,正畸医生应该慎重选择,在早期矫治中,矫治器的选择建议以传统矫治器为佳,适当创新采用新型矫治方法。

(欧平花)

第三节　常见错𬌗畸形的矫治

一、牙列拥挤

牙列拥挤是最为常见的错𬌗畸形,60％～70％的错𬌗畸形患者中可见拥挤的存在。

（一）病因

造成牙列拥挤的直接原因为牙量骨量不调,牙量(牙冠宽度总和)相对大于骨量(牙槽弓总长度),牙弓的长度不足以容纳牙弓上的全数牙齿。牙量骨量不调受多种因素的影响,主要有以下原因:

1.进化因素

人类演化过程中因环境与食物结构的变化,咀嚼器官表现出逐步退化减弱的趋势,以肌肉最快,骨骼次之,牙齿最慢,随着咀嚼肌的肌力退化减弱,肌肉出现萎缩,颌骨发育受限,骨骼宽度及长度退化变小,而牙齿的数量没有退化减少,这种不平衡的退化构成了人类牙齿拥挤的种族演化背景。

2.遗传因素

牙齿的大小、数目、形态及颌骨的大小、位置、形态均在一定程度上受遗传因素的影响。

3.环境因素

乳恒牙的替换障碍如乳牙早失、乳牙滞留等均可引起牙列拥挤的发生。一些口腔不良习惯也可以造成牙列拥挤,如长期咬下唇可造成下前牙舌倾并合并拥挤。另外,长期食用精细柔软的食物使咀嚼功能退化,也可导致牙槽、颌骨发育不足,造成牙量骨量不调。

（二）临床表现

牙列拥挤多发生在前牙部位,也可见于后牙部位。单纯拥挤表现为牙齿因牙弓内间隙不足而排列错乱,单纯拥挤可视为牙性错𬌗,一般不伴颌骨及牙弓间关系不调,磨牙关系中性,面型基本正常,很少出现口颌系统功能异常。复杂拥挤除牙量骨量不调造成的牙列拥挤之外,还存在颌骨、牙弓间关系不调,并影响到患者的面型,有时还伴有口颌系统功能异常。

（三）诊断与矫治

1.牙列拥挤度的诊断和矫治原则

牙列拥挤程度的确定依赖模型测量。替牙列使用 Moyers 预测法;恒牙列直接由牙弓应有长度与牙弓现有长度之差得出,常用方法有铜丝法和分规分段测量法。

牙列拥挤总的矫治原则是应用正畸手段减少牙量和(或)增加骨量,使牙量与骨量趋于协调,同时兼顾牙、颌、面三者之间的协调性、稳定性及颜面部美观。

2.减少牙量

(1)拔牙矫治:通过减少牙数达到牙量与骨量相协调的目的。

①解除 1mm 的拥挤需要 1mm 的牙弓间隙,拥挤度越大,拔牙的可能性越大。然而决定正畸拔牙的因素除了牙弓拥挤度,还应考虑以下 7 个因素:

a.牙弓突度:内收唇倾的切牙需要额外的牙弓间隙。切牙切缘每向舌侧移动

1mm，需要有 2mm 的牙弓间隙。切牙越唇倾，内收时需要的牙弓间隙越多，拔牙的可能性越大。

b.Spee 曲线高度：测量下颌模型第二前磨牙颊尖至前牙切缘与最后一颗磨牙牙尖形成的平面之间的距离，为 Spee 曲线高度。每整平 1mm Spee 曲线，需要 1mm 的牙弓间隙。Spee 曲线的曲度越大，拔牙的必要性越大。

c.支抗磨牙的前移：关闭拔牙间隙时支抗磨牙的前移是不可避免的。采用强支抗时，磨牙前移占用的间隙不超过拔牙间隙的 1/4；采用中度支抗时磨牙前移不超过拔牙间隙的 1/2；而弱支抗时磨牙前移至少为拔牙间隙的 1/2。

d.垂直骨面型：面部垂直方向发育通常以下颌平面的陡度来区分：

正常垂直骨面型：FH-MP 角平均为 27.2°（±4.7°）。

高角病例：当 FH-MP 角大于 32°时，为垂直发育过度。

低角病例：当 FH-MP 角小于 22°时，反映垂直发育不足。

在正畸拔牙问题上，高角病例和低角病例有不同的考虑：高角病例拔牙标准可以适当放宽，低角病例拔牙要从严掌握。在决定拔牙的牙位时高角与低角病例也有区别：高角病例拔除靠后的牙齿应有利于前牙开𬌗的控制；低角病例若需要拔牙，则宜拔除靠牙弓前部的牙齿，这样不仅易于关闭拔牙隙，且有利于咬合打开。

e.矢状骨面型。

Ⅰ型骨面型：如需要拔牙，通常是上下牙弓同时对称性拔牙。

Ⅱ型骨面型：上颌牙弓相对靠前，下颌牙弓相对靠后。为代偿骨骼不调，下切牙可适当唇倾，下颌拔牙应慎重或靠后拔牙。

Ⅲ型骨面型：上颌牙弓相对靠后，下颌牙弓相对靠前。为代偿骨骼不调，上切牙可适当唇倾，上颌拔牙应慎重或靠后拔牙。

f.面部软组织侧貌：在确定是否拔牙矫治时，不能忽视对软组织侧貌，特别是鼻-唇-颏关系的分析与评价。

g.生长发育：牙列拥挤，特别是复杂拥挤，在确定拔牙与否时必须考虑后续的生长发育因素。

②拔牙矫治的原则。

a.拔牙保守原则：对正畸拔牙应采取慎重态度，决定是否拔牙要经过细致的模型和 X 线头影测量分析，并尊重家长及患者意见。可拔可不拔时尽量不拔，也可经诊断性治疗 3～6 个月后再决定。

b.患牙优先原则：拔牙前应进行常规的口腔检查，并在全口曲面体层片上对牙体、牙周膜和牙槽骨进行全面评估，确定是否存在严重龋坏牙、埋伏牙、多生牙、先天缺失牙、短根及弯根牙等，尽可能拔除以上病患牙。

c.左右对称原则：单侧拔牙往往使中线偏向一侧，对面部美观、对称性有较明显的影响,因此单侧拔牙应格外慎重,除非原有牙弓已出现明显不对称,一般主张对称拔牙。临床有时为了上下牙弓协调、稳定或简化治疗等原因,采取单侧拔除下颌切牙。

d.上下协调原则:即补偿性拔牙的问题,多数情况下,上或下牙弓拔牙后,对颌牙弓也需拔牙,使上下牙弓牙量保持一致,得到良好的咬合关系。当 Bolton 指数存在严重不调时,经仔细测量分析或排牙实验后,也可考虑单颌拔牙。

③常见拔牙模式。

a.拔除 14、24、34、44:临床最常见的拔牙模式。可为前牙拥挤、前突提供最大限度的可利用间隙。适用于安氏Ⅰ类拥挤或双颌前突病例,也可以在伴下前牙拥挤或前突的安氏Ⅱ类1分类、伴上前牙拥挤的安氏Ⅲ类错𬌗患者采用。

b.拔除 15、25、35、45:牙列拥挤或牙弓前突较轻的安氏Ⅰ类边缘病例,特别是下颌平面角较大、前牙有开𬌗或开𬌗倾向时;第二前磨牙因牙齿发育异常如畸形中央尖或者完全舌向或颊向错位为简化治疗时。

c.拔除 14、24:适用于安氏Ⅱ类1分类患者,下前牙排列位置基本正常,下颌平面角较大,年龄较大、下颌生长潜力较小。

d.拔除 15、25 和 34、44:适用于上前牙拥挤不甚严重,下颌平面角较大的安氏Ⅲ类错𬌗患者。

e.拔除 14、24 和 35、45:适用于上颌前牙拥挤前突明显,下前牙轻度拥挤的安氏Ⅱ类1分类患者。

f.拔除下切牙:适用于单纯下前牙拥挤,拔除一颗在牙列之外的下切牙可得到快速稳定的结果;也用于上下前牙 Bolton 指数不协调,如上颌侧切牙过小时;此外,安氏Ⅲ类错𬌗有时拔除一颗下切牙,以建立正常覆盖关系并保持稳定。

(2)邻面去釉:一般是针对第一恒磨牙之前的所有牙齿,邻面去除釉质的厚度一般为 0.25mm,牙齿邻面釉质的厚度为 0.75～1.25mm,邻面釉质足够的厚度是邻面去釉方法的解剖生理基础。在两个第一恒磨牙之间通过邻面去釉共可获得 5～6mm 的牙弓间隙。在下牙弓由于切牙近远中径小,邻面去釉的量较小,所能获得的牙弓间隙亦较小。

①适应证。

a.轻度或部分中度拥挤,特别是低角病例。

b.牙齿较大或上下牙弓牙齿大小比例失调。

c.口腔卫生良好,牙齿釉质无明显脱矿,牙齿无明显龋坏。

d.成年患者。

②禁忌证。

a.牙齿有明显患龋倾向者。

b.牙釉质发育不良者。

③治疗程序:邻面去釉需遵循标准的程序并规范临床操作。

a.固定矫治器排齐牙齿,使牙齿之间接触点关系正常。

b.根据拥挤(或前突)的程度确定去釉的牙数及去釉量,去釉的顺序从后向前。

c.使用分牙圈或开大型螺旋弹簧,使牙齿的接触点分开,便于去釉操作。最先分开的牙齿多为第一恒磨牙和第二前磨牙。

d.使用快速涡轮机及邻面去釉车针去除相邻两颗牙邻面 0.2~0.3mm 厚的釉质,并进行外形修整,抛光条或抛光车针抛光,去釉面涂氟。操作时注意保护牙龈和颊、舌组织。

e.在弓丝上移动螺旋弹簧,使近中牙齿向远中已经去釉获得的间隙移动。复诊时向远中移动的牙齿近中接触点被分开,重复去釉操作以获得足够的间隙。

3.增加骨量

扩大牙弓:扩展牙弓是增加骨量的主要措施,包括牙弓长度扩展与宽度扩展。

(1)扩展牙弓长度。

①推磨牙向远中:向远中移动上颌第一恒磨牙,每侧可得到 2~4mm 的间隙;使下磨牙直立,每侧可得 1mm 的间隙。临床通常的情况是推上颌磨牙向远中。

a.适应证:第一恒磨牙前移造成的轻度牙列拥挤;磨牙远中关系;第二恒磨牙未萌或初萌尚未建𬌗;最好第三磨牙先天缺失。

b.矫治器。

口外弓:内弓的前部应离开切牙 2~3mm,使用口外弓推上颌磨牙向远中时,使用的牵引力每侧为 300~500g,每天戴用 12~14 小时,并且应根据患者的面部垂直发育调整牵引力的方向,下颌平面角适中的病例使用水平牵引,高角病例使用高位牵引,低角病例使用颈牵引。

口内矫治器:有活动式和固定式。活动矫治器中比较有代表性的是树脂颈枕矫治器(ACCO)。ACCO 推磨牙向远中的支抗来自腭基托和前牙,为了增强支抗、防止前牙唇倾,该处的唇弓做成树脂式并与前牙紧密贴合,起到类似唇挡的作用;推上磨牙向远中的口内固定式矫治器中,最常用为摆式矫治器,其后移磨牙的弹簧曲由钛钼丝(TMA)制成,并用改良 Nance 弓增加支抗,不需要使用口外弓。远中直立下磨牙有多种方法,例如固定矫治器的磨牙后倾曲、螺旋弹簧、滑动引导架、下颌唇挡等。这些方法常需配合使用Ⅲ类颌间牵引,用以防止可能出现的下切牙唇倾。

隐形矫治器:无托槽隐形矫治器是目前进行磨牙远中移动的有力矫治装置,可实现单侧磨牙远中移动 2~3mm。磨牙远中移动有效率达 85% 以上,且其远中移动效果比摆式矫治器稳定,不易复发。但采用无托槽隐形矫治器进行磨牙远移时,在矫治前需要拔除第三磨牙。

②唇向移动切牙:切牙切端唇向移动 1mm 可以得到 2mm 间隙。然而唇向移动切牙将使切牙前倾,牙弓突度增加,同时覆𬌗变浅,仅仅适用于切牙较为舌倾,覆𬌗较深的病例。唇向移动切牙多使用固定矫治器。

(2)扩展牙弓宽度:牙列拥挤患者的牙弓宽度常比无拥挤者窄,使用扩大基骨和牙弓宽度的方法能获得排齐牙齿的间隙,并且可以保持稳定的效果。宽度开展有三种类型:矫形扩展、正畸扩展和功能性扩展。

①矫形扩展:即上颌腭中缝扩展,分为快速及慢速扩展。

a.适应证:主要用于严重拥挤或者严重宽度不调、后牙反𬌗病例;上颌发育不足进行前方牵引的安氏Ⅲ类错𬌗可以合并使用腭中缝扩展;此外,还可以用于鼻道阻塞的患者。8~14 岁的替牙晚期和恒牙早期患者都有效,且年龄越小,骨缝扩展的作用越明显,牙周并发症的可能性越小,并能使颅面生长发育趋于正常化;少数患者直到 18 岁仍有较好的腭中缝扩展效果。

b.扩展速度:有快速、慢速之分。快速腭中缝扩展,每日将螺旋开大 0.5～1.0mm(每日旋转 2～4 次,每次 1/4 圈),连续 2～3 周。力的积累最大可达 2000～3000g,使腭中缝迅速打开,随着腭中缝扩大,上中切牙间出现间隙,当上颌磨牙舌尖与下颌磨牙颊尖舌斜面咬合时停止扩展,然后将原螺旋开大器结扎固定保持3～4 个月,使新骨在扩开的腭中缝处沉积。慢速腭中缝扩展每周将螺旋打开 1mm(每周 4 次,每次旋转 1/4 圈),螺旋产生 1000～2000g 力,在 10～12 周内逐渐使腭中缝扩开,然后将螺旋开大器结扎固定 3～4 个月或去除扩大器用活动矫治器保持1 年以上维持扩展效果。快速和慢速扩展都可获得相同的作用效果,但慢速扩展更符合骨的生理反应。

c.效果:腭中缝扩展可使磨牙区增大 10mm。对于年龄较小者,宽度扩展 50%为骨缝效应,50% 为牙齿效应。年龄较大者骨缝效应减小,牙齿效应增大,因而易出现上磨牙颊倾、舌尖下垂、下颌平面开大的不利倾向。上颌宽度的增大使上牙弓周长增加 4mm 以上,远期效果稳定。

②正畸扩展:通过后牙向颊侧倾斜移动使牙弓宽度扩大,每侧可得 1～2mm 间隙。上颌常用分裂基托矫治器,下颌多用金属支架活动矫治器。

自锁托槽矫治技术对于牙弓的正畸扩展效果比较明显,尤其对于前磨牙区宽度的扩展,效果显著。单侧可扩宽 1～2mm,对于一些中度拥挤的病例可尝试采用自锁托槽矫治技术,避免过度拔牙矫治。

③功能性扩展:功能调节器(FR)由于颊屏去除了颊肌对牙弓的压力,在舌体的作用下牙弓的宽度得以扩展,牙弓宽度增加可达 4mm。然而此种治疗往往需要从替牙早期开始并持续到青春快速期。

二、前牙深覆盖

前牙深覆盖指上前牙切端至下前牙唇面的最大水平距离超过 3mm 者。前牙深覆盖时磨牙关系多为远中，并常伴有前牙深覆𬌗，是典型的安氏Ⅱ类 1 分类错𬌗；前牙深覆盖、磨牙关系中性的情况在临床上较为少见，且往往是局部原因造成。

（一）病因

造成前牙深覆盖的原因是上下牙弓矢状关系不调，上颌牙弓过大或位置靠前、下颌牙弓过小或位置靠后或者是上下颌骨的位置关系异常。上下颌骨或上下牙弓关系不调受遗传与环境两方面的影响。

1.遗传因素

研究表明，Ⅱ类错𬌗上颌牙相对于下颌牙不成比例的偏大。另外，上前牙区多生牙、下切牙先天缺失等均可致前牙深覆盖。这些因牙齿大小、数目异常所造成的错𬌗受遗传较强的控制。严重的骨骼畸形，如下颌发育过小、上颌发育过大也受遗传因素明显的影响。

2.环境因素

（1）局部因素：包括口腔不良习惯和替牙障碍。一些口腔不良习惯如口呼吸习惯、长期吮拇指、咬下唇等可造成上前牙唇倾、拥挤，前牙深覆盖。

（2）全身因素：全身疾病如钙磷代谢障碍、佝偻病等，均可引起上牙弓狭窄，上前牙前突和远中关系。

（二）类型

按病因机制，前牙深覆盖分为以下 3 种类型：

1.牙性

常因上下前牙位置或数目异常造成，颌骨、颅面关系基本协调，磨牙关系可为中性。如上前牙唇向、下前牙舌向错位或者上颌前部多生牙或下切牙先天缺失等。

2.功能性

异常神经肌肉反射引起的下颌功能性后缩。异常神经肌肉反射可因口腔不良习惯引起，也可由𬌗因素导致。功能性下颌后缩，上颌一般正常，当下颌前伸至中性磨牙关系时，上下牙弓矢状关系基本协调，面型明显改善。此型错𬌗多数预后良好。

3.骨性

由于颌骨发育异常导致上下颌处于远中错𬌗。功能性和骨性前牙深覆盖远比单纯牙性者多见。

研究表明，形成安氏Ⅱ类 1 分类错𬌗的骨骼因素中，下颌后缩是主要因素。这提示早期进行生长控制时使用功能矫治器促进下颌发育，比使用口外弓抑制上颌发育更具有普遍性。

（三）治疗

1.早期矫治

（1）尽早去除病因,破除各种口腔不良习惯,如下颌唇挡,治疗鼻咽部疾病等。

（2）对导致前牙深覆盖的牙齿问题进行处理,例如上颌多生牙的拔除、上前牙前突合并牙间隙时的间隙关闭、下前牙舌向倾斜合并拥挤的开展间隙排齐、上牙弓宽度不足的横向开展等。牙齿问题的处理相对简单,一般采用活动矫治器。

（3）对存在上、下颌关系不调的安氏Ⅱ类1分类前牙深覆盖患者进行早期矫治以免影响颌骨的生长。

①促进下颌骨向前生长:Ⅱ类错𬌗的主要因素是下颌后缩,因此,对大多数Ⅱ类错𬌗病例,促进下颌骨向前生长发育是矫治前牙深覆盖、磨牙远中关系,增进面部和谐与平衡的有效方法。下颌骨是人体所有骨骼中生长持续时间最长的骨骼,男性一直长到23岁,女性生长到20岁。从替牙期到恒牙早期,下颌骨经历了生长快速期,下颌总长度和下颌相对于颅底的突度均有明显的增大。在此阶段宜采用功能性矫治器如肌激动器、FrankelⅡ型矫治器刺激,促进下颌骨的向前生长,能够很好地改善Ⅱ类错𬌗前牙深覆盖和磨牙远中关系的问题。一些简单的功能性矫治器如上颌斜面导板矫治器、前庭盾、下颌唇挡等也可以酌情选用。恒牙列完全建立后,下颌骨的生长量大部分完成,但仍保留一定的生长潜力,下颌总长度与下颌相对于颅底的突度仍有小量的增大,这是恒牙早期病例的治疗中可以利用的。可进行一定时间的二类牵引促进下颌骨向前移动。目前,隐形矫治技术的发展,一些恒牙列早期的患者可佩戴具有一定功能矫治效果的隐形矫治器,在排齐牙列的同时可导下颌向前。

②远中移动上颌与抑制上颌骨向前生长:若Ⅱ类错𬌗是因上颌位置靠前引起的,理论上讲应当使用矫形力远中移动上颌。但是真正上颌前突的病例并不多见,大多数Ⅱ类错𬌗病例的上颌位置较正常,同时远中移动上颌的难度很大,即使使用口外唇弓并取得患者很好的合作,上颌突度的减小也极其有限。正畸临床上远中移动上颌的必要性和可能性都很小。真正的骨骼畸形需要采用外科手术进行治疗。

抑制上颌骨向前生长的矫治效果较明确。对于有上颌前突或前突倾向的Ⅱ类错𬌗病例,在生长发育早期使用口外唇弓,限制上颌骨向前生长,与此同时,下颌骨能自由地向前生长追上上颌骨,最终建立正常的上、下颌矢状关系。口外唇弓不能减小上颌突度,却可以减小上、下颌间𬌗关系不调。

③后部牙槽高度的控制:除颌骨矢状关系不调外,Ⅱ类错𬌗常常伴有颌骨垂直关系不调。根据几何学原理,后部牙槽高度减小,下颌将向前、向上旋转,下颌平面

角减小,颏点位置前移,这对高角型病例的治疗有利。相反,后部牙槽高度增加,下颌将向后、向下旋转,下颌平面角增大,颏点位置后移,这对低角型病例的治疗有利而不利于高角型病例侧貌的改善。口外唇弓通过改变牵引力的方向对后部齿槽高度的控制能起到较好的作用。高角型病例使用高位牵引,低角型病例使用颈牵引,均角型病例使用水平牵引。在利用功能性矫治器进行治疗的过程中,后部齿槽高度增加、下颌平面角增大的情况常常发生。因此对以下颌后缩为主、下颌平面角较大的Ⅱ类高角型病例,临床上常常将高位牵引口外唇弓与肌激动器联合使用。

改变颌骨生长的最佳治疗时间在青春生长迸发期前1～2年。由于改变生长是有限度的。大多数有颌间关系不调的安氏Ⅱ类1分类前牙深覆盖病例需要在恒牙早期进行二期综合性矫治。

2.综合性矫治

(1)治疗原则:恒牙早期前牙深覆盖病例大多为安氏Ⅱ类1分类错𬌗,伴有不同程度的颌骨及颅面关系不调。轻度或中度骨骼关系不调时,正畸治疗常常需要减数拔牙,在间隙关闭过程中,通过上下牙齿、前后牙齿的不同移动,代偿或掩饰颌骨的异常发育。对于尚处于青春生长迸发期前或生长发育高峰期的部分患者,可以抓紧时机,进行矫形生长控制。严重的骨骼异常需要在成年之后进行正颌手术治疗。

安氏Ⅱ类1分类错𬌗畸形的矫治原则归纳如下:争取磨牙达到中性咬合关系;不能达到中性咬合关系时,可形成尖窝相对的完全远中关系,但是不能成为牙尖对牙尖的远中接触关系。临床上根据不同病例常用以下4种矫治方法:①上颌磨牙远中移动形成中性关系,该矫治方法需要上颌结节后区具有足够的空间,以便磨牙进行相对较多的远中移动,同时需要配合颌间牵引力或口外牵引力,必要时可拔除上颌第二磨牙进行矫治,使上颌第一磨牙远中移动至理想位置。②下后牙近中移动形成中性关系,常在上、下颌拔除4个第一前磨牙而达到目的。上颌一般使用强支抗避免上颌磨牙进一步近中移动,下颌一般采用弱支抗或中度支抗,使下颌磨牙相对近中移动量较大。也可配合使用二类牵引的颌间牵引力来移动上前牙向后,下后牙向前。③上后牙近中移动形成尖窝相对的完全远中关系,主要适用于下牙弓无明显拥挤且磨牙为远中尖对尖关系的安氏Ⅱ类1分类错𬌗。上颌单侧拔除第一前磨牙,颌内牵引使上前牙后移及上后牙向前至拔牙间隙。④导下颌向前形成中性关系,主要适合于上颌骨基本正常,下牙弓完好但处于远中后缩位的功能性前牙深覆盖错𬌗畸形,可使用功能性矫治器矫正磨牙远中关系。

(2)恒牙期安氏Ⅱ类1分类错𬌗畸形的治疗目标:①解除可能存在的牙列拥挤,排齐牙列;②减小前牙的深覆𬌗;③减小前牙的深覆盖;④矫正磨牙远中关系。

为达到这一矫治目标,常需要减数拔牙以提供间隙。上牙弓拔牙间隙主要用于前牙后移,必要时可以行种植钉支抗,减小覆盖;下牙弓拔牙间隙主要用于后牙前移、矫正磨牙关系。

(3)正畸治疗过程:恒牙期拔除 4 颗前磨牙的安氏Ⅱ类 1 分类错𬌗畸形的矫治多采用固定矫治器,可以获得很好的治疗效果。矫治过程分为 3 个阶段:①排齐和整平牙列;②关闭拔牙间隙,同时矫正前牙深覆盖与磨牙远中关系;③𬌗关系的精细调整。

三、深覆𬌗

(一)前突性深覆𬌗

深覆𬌗以牙颌面部垂直向发育异常为主要表现,可同时存在三维方向的不调,严重影响颌面部的美观和功能。其病因包括遗传因素、口颌系统功能因素及不良习惯等。治疗该类错𬌗畸形需明确其发生机制,及早去除病因,适时针对性采取相应矫治方案,以达到矫治深覆𬌗、改善面形和功能的目的。

1.诊断要点

(1)前突性深覆𬌗的共同表现为垂直方向上颌前牙盖过下颌前牙的距离过大,同时前牙唇倾覆盖大。

①牙及牙槽:上颌前牙唇倾,前牙覆𬌗过大,下颌切牙伸长,其切缘咬合于上切牙舌侧切 1/3 以上,可位于上切牙舌面隆突之后,甚至位于上颌腭部软组织上。

②牙弓形态:上颌牙弓宽度可正常或狭窄,下颌 Spee 曲线曲度较大。

③颌骨:上颌形态正常或宽度发育不足,可有上颌前突,通常上颌向前下旋转生长,多数表现为下颌升支短,下颌角大,下颌生长向后下旋转。

④面部:多呈凸面型。

⑤功能:可伴有唇肌张力过大或张力不足。上唇前突外翻,下唇可习惯性陷入上切牙舌侧,颏唇沟较深。

(2)根据咬合时上颌前牙牙冠覆盖下颌前牙牙冠的程度大小,将深覆𬌗分为以下三度。

Ⅰ度:上颌前牙牙冠覆盖下颌前牙牙冠冠长的 1/3 以上至 1/2 处或下颌前牙咬合在上颌前牙舌侧的切 1/3 以上至 1/2 处。

Ⅱ度:上颌前牙牙冠覆盖下颌前牙牙冠冠长的 1/2 以上至 2/3 处或下颌前牙咬合在上颌前牙舌侧的切 1/2 以上至 2/3 处。

Ⅲ度:上颌前牙牙冠覆盖下颌前牙牙冠冠长的 2/3 以上,或下颌前牙咬合在上颌前牙腭侧牙龈组织或硬腭黏膜上。

2.类型

根据发病机制的不同,前突性深覆𬌗可分为以下几种类型。

（1）牙性：主要由牙及牙槽骨的异常引起，可表现为前牙的位置或数目异常，上下颌前牙伸长，前牙牙槽骨发育过度或后牙萌出高度不足，导致前牙覆𬌗、覆盖均增加。磨牙关系有可能呈中性或Ⅱ类关系。上下颌骨的发育一般较为正常。

（2）功能性：由于咬下唇等口腔不良习惯或异常的神经肌肉反射引起下颌的功能性后退，形成磨牙远中关系，前牙深覆盖，上下颌前牙伸长，覆𬌗加深。颌骨的大小形态无明显畸形。下颌姿势位时上下颌矢状向关系协调；而在牙尖交错位时SNB角减小，下颌位置后退。

（3）骨性：主要由于上下颌骨的发育异常，包括颌骨的形态、大小及相对位置关系的异常，导致前牙覆𬌗、覆盖增加。可呈骨性Ⅰ类或Ⅱ类关系。常有颌骨垂直向关系不调，通常表现为下颌向后向下旋转生长，下颌升支短、下颌角大、下颌平面角大；部分可表现为下颌向前向上旋转的生长类型。常具有家族史。

（4）混合性：临床中，牙、牙槽、颌骨和肌肉功能多种因素常可同时存在。存在以上两种或三种因素的深覆𬌗畸形为混合性。

3.治疗原则与方案

（1）儿童生长发育早期儿童。

①对于牙性或功能性深覆𬌗，尽早去除病因。

a.及时治疗全身系统性疾病，如佝偻病、口鼻呼吸道疾病等。

b.破除口腔不良习惯，如咬下唇习惯。进行口颌肌肉功能训练，如上下唇张力肌功能训练等，引导上唇向下闭合，以改善上唇张力不足。

c.尽早处置矫治前牙畸形，去除咬合干扰，创建构建有利于下颌运动及颌骨生长的环境。

ⅰ.上颌前牙唇向错位伴间隙者，可采用固定或活动矫治器内收前牙，关闭间隙。

ⅱ.下颌前牙舌向错位致深覆盖、可伴有下颌前牙拥挤者，可采用固定或活动矫治器唇倾下颌前牙，排齐下颌牙弓前段，尽量建立正常的前牙覆𬌗、覆盖关系。

ⅲ.个别上颌前牙舌侧错位者，可采用固定或活动矫治器唇向倾斜错位牙，去除咬合干扰。

ⅳ.上颌牙弓狭窄、可伴尖牙间宽度不足者，可采用附有扩弓簧的矫治器扩宽上颌牙弓，以利于下颌向前生长。

②对于具有骨性因素的深覆𬌗，及时采用功能矫治器进行功能矫形治疗，引导颌骨的正常生长。

a.对于下颌发育不足者，采用例如肌激动器、FR-Ⅱ等功能矫治器等前导下颌，引导下颌向前生长。但是，对于垂直生长型患者要慎用，以免加重下颌骨向后向下旋转。

b.对于上颌向前生长过度者,可以考虑采用例如口外弓-头帽等的矫治器抑制上颌向前生长。对于上颌前突伴下颌后缩的患者,口外弓-肌激动器可限制上颌生长的同时前导下颌。

(2)儿童生长后期发育晚期儿童及成年人。

①牙性深覆𬌗:常采用固定矫治器进行矫治。

a.后牙萌出正常,上下颌前牙萌出过度或伴有前部牙槽发育过度:该类患者上下颌前牙伸长,唇齿关系不良,上颌切牙在下颌姿势位时暴露过多,可采用微种植钉支抗等方式压低前牙,打开咬合,从而矫治深覆𬌗。

b.上下颌前牙萌出正常,后牙萌出不足:该类患者可通过伸长后牙打开咬合,可同时代偿性压低前牙,平整 Spee 曲线,常采用前牙平面导板、垂直牵引、摇椅弓等。

c.上下颌后牙萌出不足且前牙萌出过度:可同时伸长后牙并压低前牙,在此过程中应注意患者下颌姿势时上颌前牙切缘与上唇下缘的关系,微笑时上颌前牙龈缘与上唇下缘的关系,下颌生长方向以及面高等。

如伴有前牙前突、拥挤的患者,可采用拔牙矫治。常选择拔除牙弓中段的牙齿,如拔除 2 颗或 4 颗前磨牙。拔牙位置依据牙列拥挤程度、磨牙关系、牙列中线等决定。对于上颌牙弓狭窄或伴有轻度拥挤者,可采取适当扩大上颌牙弓,辅以肌功能训练,以竖直前牙。

对于轻度牙列拥挤、介于拔牙和不拔牙的边缘病例,倾向于不拔牙矫治,可通过适量的邻面去釉或推磨牙向远中的方法减小覆盖、协调后牙咬合。远中移动磨牙可采用口外弓、钟摆式矫治器、Nance 腭托配合 Ni-Ti 推簧、微种植钉支抗或微钛板骨支抗系统等。

②具有骨性因素的深覆𬌗。

a.对于轻度颌骨畸形,伴有牙性因素者,可采用针对牙性因素的矫治和掩饰性治疗。可通过拔牙减数来解除拥挤、内收上下颌前牙,减小覆𬌗和覆盖,协调后牙咬合。由于存在轻度骨骼畸形,单纯的正畸矫治可能达不到理想的覆𬌗、覆盖和磨牙 I 类关系,治疗可以改善美观、协调咬合为目的。

b.对于具有明显颌骨畸形的患者,常存在较为严重的上下颌骨垂直向和矢状向关系不调,为建立良好的形态和功能,应选择正畸-正颌联合治疗,以达到矫治深覆𬌗、改善面形和功能的目的。

(二)内倾性深覆𬌗

内倾性深覆𬌗是指表现为上颌前牙舌倾、下颌切牙代偿性伸长,覆𬌗深、覆盖小,上颌𬌗曲线多为反补偿曲线的一类错𬌗畸形。根据形成机制的不同,可分为牙性和骨性两类。

1.临床表现

(1)内倾性深覆𦙯患者的共同表现为垂直方向上颌前牙盖过下颌前牙的距离过大,同时前牙内倾覆盖小。

①牙列及咬合。

a.前牙:上颌中切牙舌倾而上颌侧切牙唇倾,也可表现为上颌切牙舌倾而尖牙唇向或所有上颌前牙舌倾;下颌切牙舌倾、拥挤;深覆𦙯,即上颌前牙牙冠覆盖下颌前牙牙冠唇面 1/3 以上或下颌前牙切缘咬合于上颌前牙牙冠舌面切 1/3 以上;覆盖小于 3mm,甚至为 0~1mm。

b.后牙:前磨牙、磨牙常呈远中关系(又称为安氏Ⅱ类 2 分类错𦙯);如仅为前段牙弓不调,磨牙也可呈中性关系。

c.牙弓:切牙舌倾导致牙弓长度变短,牙弓呈方形。

d.𦙯曲线:下颌牙弓 Spee 曲线曲度增大,上颌牙弓补偿曲线常呈反向。

②颌骨:颌骨形态一般发育较好。多为水平生长型,下颌角软硬组织轮廓明显,下颌支较长,下颌平面角小。

③面型:多呈短、方面型,面下 1/3 高度不足,下颌后缩或正常,下颌角区丰满,发育良好的颏部能部分代偿下颌不足对美观的影响。由于鼻、颏发育较好,多数患者具有较好的侧貌。由于上颌前段牙槽骨垂直向过度生长,常伴有不同程度的露龈笑。

④牙周:前牙闭锁𦙯可能导致上颌前牙舌侧或下颌前牙唇侧龈组织被咬伤,引起创伤性龈炎或牙周炎,严重时造成牙槽骨吸收、牙齿松动。

⑤颞下颌关节:由于前牙呈闭锁𦙯,下颌常处于远中位,下颌前伸及侧方运动受限。部分患者下颌运动长期受限,仅能做开闭式铰链运动,可能伴发不同程度的颞下颌关节功能紊乱症状。

⑥肌力:部分患者口周肌功能正常,较多患者出现唇肌张力过大、咬肌粗壮。在功能性下颌后缩时,唇肌及咀嚼肌张力过大或正常,部分患者在牙尖交错位紧咬时各肌电位增大,颞肌后份功能亢进。

(2)根据发病机制的不同,内倾性深覆𦙯可分为以下类型。

①牙性:由牙或牙槽骨垂直向发育异常引起,表现为上下颌前牙及牙槽骨发育过度和(或)后牙及后牙牙槽骨高度不足,上颌前牙牙长轴垂直或舌倾,下前牙因拥挤或先天缺牙致牙弓缩短,磨牙关系可以为中性或远中关系;X 线头影测量分析显示为牙长轴和牙槽骨的异常,上下颌骨的形态及矢状向关系基本正常。

②骨性:除上述牙及牙槽骨异常外,还伴有颌骨在矢状向及垂直向的发育异常,磨牙关系多为远中关系。X 线头影测量分析显示为 SNB 角减小、ANB 角增大、后前面高比大于 65%、下颌前面高短、下颌平面角小、下颌升支过长。

2.辅助检查

X线头影测量显示：上颌前牙牙长轴直立或舌倾、上下颌中切牙夹角过大；骨性Ⅱ类内倾型深覆殆患者 SNA 角正常、SNB 角减小、ANB 角增大、下颌平面角小，后前面高比大于 65％，下颌升支高度增大，下颌可呈逆时针旋转生长型。

3.治疗原则与方案

(1)生长发育早期的矫治。

①牙性深覆殆：治疗原则为改正前牙长轴，抑制上下颌前牙过度生长，促进后牙伸长及后牙槽生长。

a.破除咬下唇、紧咬牙等不良习惯。

b.对于替牙期患者，可先使用上颌平面导板活动矫治器抑制下颌前牙伸长及促进后牙萌出；如上颌前牙舌倾，可使用附双曲舌簧的平面导板推前牙向唇侧，同时压低下颌前牙、打开后牙咬合、升高后牙，改善 Spee 曲线；也可使用"2×4"矫治技术纠正上颌前牙唇倾度，再根据下颌情况进行活动或固定矫治。

c.对于恒牙列早期患者，可进行固定矫治纠正上颌前牙长轴，待覆盖增大后再黏接下颌牙列托槽排齐整平下颌牙列，建立良好的覆殆、覆盖关系。

②骨性深覆殆：治疗原则为解除闭锁殆，消除影响下颌骨发育的不良因素，协调上下颌骨关系；抑制前牙及前牙牙槽骨的生长，促进后牙及后牙槽骨高度的生长。

a.对于替牙期患者，可先使用附舌簧的平面导板纠正上颌前牙长轴，升高后牙，改善 Spee 曲线。对于上下颌骨矢状向严重不调患者，可采用 Twin-Block、肌激动器等功能矫治器促进下颌向前生长。

b.对于恒牙列早期患者，先以固定矫治纠正上颌前牙轴倾度，可考虑同时配合使用上颌平面导板压低下颌前牙，必要时可在后牙区做垂直牵引升高后牙、刺激后牙槽生长。上颌前牙牙长轴纠正后，如磨牙为远中关系、前牙覆盖较大，可进行Ⅱ类颌间牵引，也可使用固定前伸下颌装置或功能矫治器进行调整。

(2)生长发育晚期及成年人的矫治。

①牙性内倾性深覆殆。

a.对于前牙及前牙槽高度过高导致的深覆殆，矫治原则为压低前牙、整平 Spee 曲线。先纠正上颌前牙唇倾度解除其对下颌的锁结，再压低上下颌前牙(可使用多用途弓)。

b.对于后牙牙槽骨高度不足导致的深覆殆或前牙牙槽骨高度过高、后牙牙槽骨高度过低导致的深覆殆，矫治原则为压低前牙、升高后牙、整平 Spee 曲线。可先纠正上颌前牙唇倾度，解除其对下颌的锁结后使用摇椅形弓丝配合Ⅱ类颌间牵引，必要时加用上颌平面导板。

②骨性内倾性深覆𬌗:矫治原则为纠正上颌前牙牙长轴,整平 Spee 曲线,协调上下颌骨关系。

a.轻度骨性畸形患者可选择正畸治疗先纠正上颌前牙牙长轴,可使用上颌平面导板打开后牙咬合,升高后牙。必要时可利用 J 钩高位牵引或微种植钉支抗压低上颌前牙打开咬合;也可进行后牙垂直牵引刺激后牙槽生长。

b.中度骨性Ⅱ类 2 分类患者,排齐唇倾上颌前牙后下颌不能前移者,可考虑拔除前磨牙进行代偿治疗或维持较大的前牙覆盖。

c.严重骨性深覆𬌗患者可采用正畸-正颌联合治疗。通过正畸治疗排齐牙列纠正前牙长轴,视情况采用外科手术行前牙区截骨术压低前牙段牙槽,并可通过手术前移下颌改善骨性Ⅱ类不调。

③对于先天缺失下切牙的患者,纠正前牙长轴后视间隙情况处理,可考虑对称拔除上颌前磨牙或下颌开拓间隙进行义齿修复以维持前牙正常覆𬌗、覆盖关系,具体矫治方法应根据情况而定。

④对于年龄较大、牙齿过度磨耗、垂直高度不足的患者,正畸治疗效果不佳时,可配合修复治疗,必要时采用后牙𬌗垫或高嵌体,甚至通过全口咬合重建,以达到正常的前牙覆𬌗、覆盖关系,恢复面下 1/3 垂直高度。

四、反𬌗

反𬌗是我国儿童中常见的一种错𬌗畸形,包括前牙反𬌗和后牙反𬌗。不同类型反𬌗的临床表现、病因及矫正方法有所不同。

(一)前牙反𬌗

前牙反𬌗包括个别前牙反𬌗及多数前牙反𬌗。个别前牙反𬌗是一个症状,常合并牙列拥挤。多数前牙反𬌗指三个以上的上颌前牙与对颌牙呈反𬌗关系,是一种错𬌗类型。

1.病因

(1)遗传及先天因素:前牙反𬌗有明显的家族倾向。另外,先天性疾病如先天性唇腭裂、先天性梅毒、先天性巨舌症、上颌恒牙先天缺失等常造成前牙反𬌗。

(2)后天原因。

①全身性疾病:维生素 D 缺乏、钙磷代谢紊乱、垂体功能亢进等。

②呼吸道疾病:慢性扁桃体炎,腺样体增生、肥大,为保持呼吸道通畅和减小压迫刺激,舌体常向前伸并带动下颌向前,形成前牙反𬌗、下颌前突。

③乳牙及替牙期局部障碍:乳牙龋病及多数乳磨牙早失、上颌乳牙滞留、上乳前牙早失、乳尖牙磨耗不足等均是前牙反𬌗形成的重要原因。

④口腔不良习惯:伸舌、吮指、咬上唇、下颌前伸习惯及不正确的哺乳姿势等,均可造成前牙反𬌗。

2.临床表现

(1)牙𬌗关系异常:多数情况下,反𬌗涉及 6 个上前牙,有时可为 4 个上切牙。反𬌗涉及一侧后牙时,可以表现为下颌偏斜。上前牙常有不同程度的拥挤,下牙弓一般大于上牙弓,磨牙关系多数为近中。

(2)颌骨发育与颅面关系异常。

①下颌生长过度。

②上颌骨发育不足,长度减小。

③上、下颌间关系异常,Ⅲ类骨面型。

④上切牙唇向倾斜,下前牙舌倾。

(3)面部软组织:软组织侧貌呈明显的Ⅲ类骨面型。

3.分类诊断

(1)按牙型分类:安氏分类中,将磨牙关系中性的前牙反𬌗列为Ⅰ类错𬌗,将磨牙关系近中的前牙反𬌗列为Ⅲ类错𬌗。

(2)按骨型分类:前牙反𬌗可分为两种类型:

①骨骼Ⅰ型:ANB 角≥0°。

②骨骼Ⅲ型:ANB 角<0°。

一般情况下牙型和骨型是一致的,但骨型与牙型不一致的病例也并不少见。

(3)按致病机制分类。

①牙源性(牙性):由于替牙期牙齿萌出、替换障碍,上下切牙的位置异常,造成单纯前牙反𬌗。其磨牙关系常为中性,颌面基本正常,矫治容易,预后良好。

②功能性(肌能性):后天因为各种诱因(咬合干扰、早接触、口腔不良习惯及不正确哺乳姿势、扁桃体肥大及腺样体肥大等)导致下颌反射性前伸而形成的前牙反𬌗称为功能性反𬌗。磨牙关系多为轻度近中关系,一般反覆盖较小,反覆𬌗较深,下颌骨大小、形态基本正常,显示轻度的下颌前突和Ⅲ类骨面型。下颌可以后退至前牙对刃关系,下颌后退或处于姿势位时,侧面型较牙尖交错位时改善。

③骨骼性(骨性):由于上、下颌骨生长不均衡造成的颌间关系异常,表现为下颌发育过度、上颌发育不足,磨牙关系近中,前牙反𬌗,Ⅲ类骨面型显著,下颌前突且不能后退。骨性前牙反𬌗又称为真性Ⅲ类错𬌗或真性下颌前突,矫治难度大,严重时需配合正颌手术。

（4）鉴别诊断：见表 5-3-1。

表 5-3-1　鉴别诊断

反殆类型	牙源性	功能性	骨骼性
磨牙关系	多为中性	多为轻度近中	近中磨牙关系
面型	基本正常	轻度的下颌前突和Ⅲ类骨面型	Ⅲ类骨面型显著
是否能后退至对刃	可以	可以	不能
ANB 角	大于或等于 0°	大于或等于 0°	ANB角小于 0°，Ⅲ类骨面型
预后	良好	较好	矫治难度较大，必要时需要配合正颌手术

4.矫治方法

前牙反殆不进行矫治会随着生长发育而逐渐加重，所以早期矫治尤为重要。对于个别牙的前牙反合，早期矫治方法相对简单，且有利于颌面部向正常方向发育。有的前牙反殆病例矫治较简单，但如果同时伴有牙列拥挤、牙弓高度与宽度不调以及颜面部不对称时，则矫治难度较大。前牙反殆特别是骨性前牙反殆病例，矫治后随生长发育有复发的可能，因此不少病例要双期矫治甚至三期治疗，矫治的时间比较长。不同类型前牙反殆患者治疗方法有所不同，现简述如下：

（1）上颌殆垫式矫治器：适用于乳牙期、替牙期以牙性因素为主的前牙反殆。患者反覆殆较浅、反覆盖较大，上前牙牙轴较直立并可有轻度拥挤。伴有双侧后牙反殆时可以在矫治器上设计分裂簧扩展上牙弓。

（2）下前牙树脂联冠式斜面导板矫治器：适用于乳牙期以功能因素为主的前牙反殆病例，患者反覆殆较深、反覆盖不大、牙列较整齐、不伴有拥挤。

（3）肌激动器：适用于替牙期以功能性因素为主的前牙反殆，也可用于恒牙早期上切牙舌倾、下切牙唇倾的牙性反殆病例、但不适用于骨骼畸形较明显或者牙齿拥挤错位的反殆病例。

（4）功能调节器Ⅲ型（FR-Ⅲ）：适用于乳牙期和替牙期，对功能性反殆和伴有轻度上颌发育不足、下颌发育过度的病例有较好的效果。由于该矫治器不直接作用于牙齿，对切牙即将替换或正在替换的患者，其他矫治器很难发挥功能时，FR-Ⅲ有其独特的作用，但 FR-Ⅲ不适用于垂直生长型的患者。

（5）上颌前方牵引矫治器：适用于替牙期或乳牙期上颌发育不足为主的骨性前牙反殆，恒牙早期病例也可以试用。主要在生长发育高峰期前期进行矫治。

（6）固定矫治器：对恒牙早期需要拔除四个前磨牙矫治的前牙反殆病例，固定矫治器可以在建立适当的前牙覆𬌗、覆盖关系的同时,排齐牙列,矫正前牙反𬌗并调整磨牙关系,是一种较好的矫治方法,治疗期间要配合使用Ⅲ类颌间牵引。由于Ⅲ类牵引有使上磨牙伸长的作用,易使咬合打开,因此对高角病例的使用应慎重。

(7)正畸-正颌外科联合治疗:重度下颌骨性前突畸形和上颌发育受限或伴有其他错𬌗畸形,如开𬌗、下颌偏斜等可进行正颌外科手术。正颌外科手术应在患者成年后生长发育停止才进行。

(二)后牙反𬌗

后牙反𬌗可发生在乳牙期、替牙期和恒牙期,有个别后牙反𬌗,也有多数后牙反𬌗,可发生在单侧或双侧。

1.病因

(1)乳磨牙早失或滞留引起替牙后上后牙舌向错位或下后牙的颊向错位。

(2)一侧多数牙龋坏,只能用另一侧咀嚼,长时间偏侧咀嚼可导致单侧多数后牙反𬌗。

(3)对一侧下颌的不正常压力,如长期一侧托腮的习惯,可使下颌逐渐偏向另一侧,引起另一侧多数后牙反𬌗。

(4)口呼吸患者两颊压力增大,上牙弓逐渐变窄,可引起双侧多数后牙反𬌗。

(5)唇腭裂患者,上颌牙弓宽度发育不足,常有双侧后牙反𬌗。

(6)其他因素:如替牙期咬合干扰与髁突良性肥大,易引起单侧后牙反𬌗;巨舌症也可引起后牙反𬌗。

2.矫治方法

(1)一侧后牙反𬌗:可戴上颌单侧𬌗垫式矫治器。对于个别后牙反𬌗,除了用𬌗垫矫治器外,还采用全口固定矫治器进行上下反𬌗牙的颊舌向交互牵引,以解除后牙反𬌗。

(2)双侧后牙反𬌗:患者上牙弓明显狭窄,可采用上颌分裂基托,附双侧𬌗垫活动矫治器,利用分裂簧扩大上牙弓宽度。此外,还可应用螺旋分裂基托式矫治器。

五、开𬌗

(一)概述

开𬌗是一种牙、颌面部垂直向关系异常。表现为牙尖交错位时,上下颌牙齿切缘或𬌗面间垂直向有间隙,无接触关系。是一种严重影响美观及功能的错𬌗畸形。以牙、颌面部垂直向发育异常为主要表现,但常包含长、宽、高三维方向的不调。开𬌗的形成主要与异常的人体姿势、舌习惯(如吐舌习惯、伸舌吞咽习惯)、口颊肌群功能(如升颌肌群力量不足或吮拇指、咬物等不良习惯造成局部肌群功能异常)和局部干扰(如下颌第三磨牙前倾或水平阻生导致的第二磨牙和第一磨牙伸长)密切相关,少数与佝偻病、遗传等有关。

开𬌗患者的共同表现为在牙尖交错位时,上下颌牙切缘或𬌗面间垂直向有间隙,无接触关系。

1.牙及牙槽

前牙萌出不足、前倾,前牙槽嵴发育不足;后牙萌出过多,后牙槽嵴发育过度或两者兼有。

2.牙弓形态

上颌 Spee 曲线大,下颌 Spee 曲线正常或反曲线。上下颌牙弓明显狭窄。

3.颌骨

上颌形态可能正常或宽度发育不足,腭穹窿高拱,向前向上旋转;下颌骨发育不足,下颌支短,下颌角大,角前切迹深,向下颌后旋转。

4.面型

严重开𬌗患者为长面型,面下 1/3 过长,微笑时可能暴露上颌前牙牙龈,同时面宽度减小。

5.功能

咀嚼效能降低,语音功能受损,咀嚼肌张力不足。

6.不同病因所致开𬌗的特点

(1)吮指习惯、口呼吸习惯:前牙圆形开𬌗,上颌前牙前突,常伴上颌牙弓狭窄、腭盖高拱、下颌后缩。

(2)吮下唇习惯、婴儿型吞咽:前牙梭形开𬌗与舌的形态一致,前牙萌出不足及牙槽骨高度发育不足。

(3)咬物习惯:咬物位置形成局部小开𬌗。

(4)侧方伸舌习惯:侧方后牙开𬌗,间隙内可见舌体。

(5)牙粘连:局部牙萌出不足形成开𬌗,可能存在对颌牙伸长。

(6)智齿萌出异常:第三磨牙前倾或水平阻生,推第二磨牙向𬌗方,使之高出𬌗平面,导致全口多数牙无接触,继发出现伸舌吞咽。

(7)建𬌗与开𬌗生长型:由于遗传因素或不良姿势习惯引起的上下颌骨和牙槽骨垂直向生长不协调,上颌骨呈向前向上旋转,下颌骨呈向后向下旋转的生长型,造成开𬌗。

(8)佝偻病:严重佝偻病患儿除全身症状外,由于骨质疏松导致下颌骨发育异常、下颌支短、下颌角大、下颌角前切迹深,呈顺时针方向生长,造成开𬌗。

7.开𬌗分度

按牙尖交错位时,上下颌切牙切缘间垂直距离大小作为标准将开𬌗分为三度。

Ⅰ度:上下切牙垂直间隙<3mm。

Ⅱ度:上下切牙垂直间隙为3~5mm。

Ⅲ度:上下切牙垂直间隙>5mm。

8.开𬌗分类

(1)按开𬌗发生部位:可分为前牙开𬌗及后牙开𬌗,即前牙区开𬌗,前牙及前磨牙区开𬌗,前牙、前磨牙及磨牙区开𬌗。

(2)按开𬌗发生范围:可为广泛性开𬌗、局部性开𬌗。

(3)按开𬌗发生机制:可分为牙性开𬌗、骨性开𬌗。

①牙性开𬌗主要为牙及牙槽骨的问题,即前牙萌出不足,前牙牙槽骨发育不足和(或)后牙萌出过长、后牙牙槽骨发育过度,面部无明显畸形,颌骨发育基本正常。

②骨性开𬌗患者除牙及牙槽的问题外,主要表现为下颌骨发育异常,下颌升支短、下颌角大、角前切迹深、下颌平面陡、下颌平面角大,PP、OP、MP三平面离散度大、Y轴角大,下颌呈顺时针旋转生长型,后、前面高比(S-Go比N-Me)小于62%,面下1/3过长,严重者呈长面综合征表现,可能伴有上下颌前牙及牙槽骨的代偿性增长。

(4)按开𬌗功能损害程度,可分为真性开𬌗(垂直向开𬌗)和假性开𬌗(水平向开𬌗)。

①真性开𬌗:在牙尖交错位及前伸𬌗位时,开𬌗牙均无𬌗接触关系。

②假性开𬌗:在牙尖交错位时,开𬌗牙无接触关系,但在下颌前伸至前牙切对切时却有𬌗接触关系。

(二)前牙开𬌗

早期的牙性开𬌗随着儿童的生长发育可发展为骨性,因此开𬌗畸形的矫治应尽早开始。

开𬌗治疗的总体原则是去除病因,根据开𬌗形成的机制、患者的生理年龄,尽早采取合适的矫治方法。

1.乳牙列及混合牙列期开𬌗

(1)牙性开𬌗:多由不良习惯引起,治疗以去除不良习惯为主,混合牙列期可用活动矫治器加舌屏、腭刺,以纠正不良习惯。如后牙萌出过多时可在后牙区加𬌗垫以利于压低后牙,适用于前牙牙槽骨高度正常而后牙槽高度过大的患者。如患儿混合牙列期前牙高度及前牙牙槽骨高度不足,可在前牙区行𬌗向垂直牵引将前牙拉长的同时刺激前牙牙槽骨的增长。后牙区𬌗垫及前牙𬌗向垂直牵引可配合使用。年幼儿童一般在破除不良习惯后,上下切牙可以自行生长;如患儿年龄较大,切牙不能自行调整时,可在其恒牙列早期进行综合性治疗。此期开𬌗矫治后还需加强咀嚼肌的功能训练。

(2)骨性开𬌗:由神经肌肉功能异常引起的开𬌗可去除不良的人体姿势及口腔不良习惯。注意分析是否为全身系统疾病所致,如佝偻病,若为全身因素引起的畸形则应积极治疗系统性疾病。去除病因的同时,积极开展生长改良治疗。治疗时采用𬌗垫颏兜口外垂直牵引,尽可能抑制颌骨的垂直向发育。口内矫治器的𬌗垫可做得稍高,有助于下颌髁突的生长和下颌支增长,引导下颌骨正常生长。严重的骨性开𬌗可留至成年后采用正颌-正畸联合治疗。

2.恒牙列早期及成年人开𬌗

(1)牙性开𬌗:首先注意破除患者的口腔不良习惯。一般用固定矫治器进行矫治,用上下协调的弓丝纳入托槽,必要时上颌弓丝应呈反纵𬌗曲线、下颌弓丝呈过度的 Spee 曲线,同时在开𬌗范围的弓丝上制作颌间牵引钩,采用颌间垂直橡皮牵引纠正或采用多曲方丝弓技术后摇椅弓前垂直牵引的方法。必要时配合后牙的𬌗垫以利于压低后牙。如伴有前牙前突、拥挤的患者,可采用拔牙矫治。选择拔除牙弓中、后段的牙,如拔除 4 颗第二前磨牙让后牙前移。如此可降低后牙段𬌗间距离,下颌发生向上、前旋转,同时上颌前牙向后、下移动减少前牙开𬌗度。如为第三磨牙阻生,其萌出力使第二磨牙升高形成全口多数牙开𬌗时,可拔除阻生的第三磨牙并利用弓丝压低第二磨牙使之回到正常位置,同时加强咀嚼肌的肌力训练以矫治开𬌗。

(2)骨性开𬌗。

①轻度前牙开𬌗畸形的矫治:轻度前牙开𬌗患者前牙垂直开𬌗度较小,一般小于 3mm。

a.上下颌前牙萌出不足或前部牙槽发育不足的患者:上下颌前牙高度不足,唇齿关系不良,上下颌切牙在自然放松情况下暴露过少,前牙轻度开𬌗,垂直开𬌗度为 2～3mm,可通过伸长上下颌前牙使其建立正常的咬合关系。一般采用上下颌前牙的垂直牵引,以轻力使前牙适当伸长,达到矫治前牙开𬌗的目的。

b.上下颌前牙萌出正常或前部牙槽发育良好的患者:该类患者前牙轻度开𬌗,唇齿关系良好,也可通过前牙的垂直牵引,代偿性伸长前牙,达到治疗开𬌗的目的。

c.上下颌后牙过度萌出或后部牙槽发育过度的患者:该类患者前牙萌出和前部牙槽发育基本正常,一般可以通过压低磨牙的方法来治疗。压低磨牙的方法为:

ⅰ.采用上颌横腭杆,双侧磨牙带环,舌侧焊横腭杆或者放置横腭杆插栓,横腭杆离开腭黏膜 2～5mm,利用舌肌的力量压低上颌磨牙,这种方法磨牙被压入的程度有限。

ⅱ.采用高位头帽牵引。高位牵引头帽用颅顶作为支抗,通过口外牵引力,使口外力通过上颌第一磨牙的阻力中心上部,以压低上磨牙,改善𬌗平面,矫治前牙开𬌗。高位牵引头帽每天戴用 10～14 小时,力量为每侧 300～450g。若患者配戴良好,此方法对抑制上颌磨牙区的伸长能起一定作用,但它不能影响下颌发育,当患者以下颌异常为主时,效果有限。

ⅲ.采用后牙𬌗垫。后牙𬌗垫覆盖过度萌出的后牙,咬合时仅后牙区的𬌗垫接触。通过咀嚼压力,有助于压低上下颌后牙。有些患者采用后牙𬌗垫,配合高位头帽牵引,压低磨牙效果可能会更明显。

d.上下颌前牙过于唇倾的患者:其错𬌗畸形主要是因为单纯的牙性因素造成,颌骨和牙槽骨无明显异常。此种患者可通过减数内收上下颌前牙,通过内收过程中的钟摆效应来消除前牙开𬌗,建立正常的前牙覆𬌗、覆盖。

②中度前牙开𬌗畸形的矫治:中度开𬌗患者垂直开𬌗度为 3～5mm,常伴有骨骼性因素的异常,下颌平面陡,下颌平面角大,前下面高增加或者后面高减小。

中度前牙开𬌗的矫治常需要拔除第三磨牙,为第二磨牙、第一恒磨牙的直立及压入提供足够的间隙。拔除第三磨牙后,采用固定矫治装置,使第一磨牙、第二恒磨牙直立及压入。此外,拔除第三磨牙,还会减小压入磨牙的皮质骨阻力,能缓解后牙区的牙列拥挤。有些患者,可以拔除第二磨牙,以直立第一恒磨牙,然后等待第三磨牙萌出前移或将已萌出的第三磨牙前移。当第一恒磨牙出现严重龋坏,过度伸长或者先天性严重发育不良等多种原因时,也可选择拔除该患牙。

③重度前牙开𬌗畸形的矫治:重度前牙开𬌗患者的𬌗平面严重倾斜,下颌平面角陡峭,面下 1/3 高度明显增加,为明显的骨性开𬌗畸形,多表现为长面综合征。牙列中仅有少数牙齿有咬合接触。上下颌前牙有代偿性伸长。此类开𬌗畸形多数应该采用正畸-正颌联合治疗,以达到矫治前牙开𬌗、改善面型的目的。

(三)后牙开𬌗

1.诊断要点

单纯后牙开𬌗较少见,多为牙源性,主要是在后牙骨粘连或者有舌习惯、牙错位等情况下出现。口内可见一侧或者双侧个别后牙在正中𬌗位时无𬌗接触,舌常置于上下颌牙的开𬌗间隙中,牙齿低位错位,牙槽生长不足,纵𬌗曲线异常。面部并不出现明显畸形。

2.治疗原则与方案

(1)乳牙列及混合牙列期。

①矫治舌习惯:舌习惯是后牙开𬌗形成的重要因素。可用腭屏、腭网破除舌习惯。大多数乳牙列期及替牙期患儿后牙开𬌗可在牙萌出及牙槽高度增长过程中逐渐改正。

②颌内或颌间支抗牵引:若破除舌习惯后仍存在个别后牙开𬌗,可使用颌内或颌间支抗矫治器牵引低位牙,使之与对𬌗牙接触。

③颌间垂直牵引:当上下颌后牙均为低𬌗错位者,可使用固定矫治器行颌间垂

直牵引。

（2）恒牙列早期及成人。

①外科、正畸、修复联合治疗：由后牙骨粘连引起的后牙开𬌗，可配合外科开窗-正畸牵引将其逐渐移动到理想的位置。对于不能完全牵引到位或发生再粘连的牙可保持移动的位置，待生长明显结束后再用嵌体、冠修复等方式恢复正常咬合接触。

②自体移植：在外科开窗后将粘连牙脱位直接移动到理想位置，移植愈合期中应严格保持和固位。

（欧平花）

第四节　矫治新技术进展

一、概述——无托槽隐形矫治技术

无托槽隐形矫治技术是近年来出现的一种创新的正畸矫治理念和技术，是根据每个患者的牙颌情况，通过牙颌模型三维重建、计算机辅助诊断、设计和制造系统，制作出一系列个性化的无托槽、透明隐形矫治器，然后患者在医生指导下按照顺序配戴这一系列矫治器，从而完成错𬌗畸形矫治的一种正畸矫治技术。作为一种透明高分子材料制备的可摘式活动矫治器，因其美观、舒适等优点，得到众多医生和患者的青睐。近年，随着矫治器材料和矫治技术的发展，无托槽隐形矫治技术在临床得到较广泛的应用。

二、无托槽矫治技术的原理

无托槽隐形矫治技术是以生物力学理论为基础，将覆盖式无托槽矫治器理念与数字化三维技术、计算机辅助设计、快速成形技术和高分子新材料相结合，应用于正畸治疗中，达到有效、精准地移动牙齿的目的。

在无托槽隐形矫治技术体系中，三项关键性的技术分别为：牙颌模型的三维数字化重建技术、隐形矫治计算机辅助设计/辅助制造软件系统、光固化快速成型与热压膜成型技术。最早对牙颌模型进行三维数字化重建采用的方法是对石膏模型进行激光扫描及重建，扫描精度较差，为 $0.02 \sim 0.04$ mm。随着技术进步，目前普遍采用工业 CT 对硅橡胶阴模直接进行扫描、重建，减少了翻制石膏模型的步骤，也减少了相应误差的产生，扫描精度大幅度提高，达到了 0.005mm。目前，厂商推出直接在口内扫描的方式来获取牙颌数字化模型，如 3-shape 和 itero 等先进口扫仪器，具有精准度高，数据传输快，可快速构建模拟矫治目标位，提高患者取模舒适度的优点,在临床上已推广使用。隐形矫治 CAD/CAM 软件系统是无托槽隐形矫治技术的核心,主要包括牙颌模型的三维数字化重建、模型三维数字化诊断与分析、模拟正畸牙移动、治疗过程与结果的动态演示及修改等。当治疗方案确定和计算机模拟牙移动过程完成以后,软件系统会将矫治过程中每一步的牙颌模型通过光固化快速成型技术制作出实体树脂模型,最后再通过热压膜成型技术对高分子膜片材料进行压制,加工出一系列的无托槽隐形矫治器。

三、无托槽矫治技术的矫治流程

无托槽矫治技术的矫治流程与传统固定矫治存在共性,也具有其特殊性。采集病史时,须进行完善的矫治前面部及口内检查,收集资料,明确患者的矫治目标及期望值。矫治模型采用口扫数字化模型或硅橡胶取模,硅橡胶取模一般采用二次印模法,咬合关系不良的病例应采取咬合记录。电脑软件系统中提交患者的矫治资料、矫治方案设计及矫治 3D 目标位确认,3D 动画方案修改及确认,最后由矫治器公司生产个性化矫治器。医生需按矫治设计说明书进行附件黏接操作及相关牙位的邻面去釉,并正确指导患者进行矫治器的佩戴,交代医嘱及复诊时间。在无托槽矫治的流程中,矫治方案的设计至关重要,医生矫治设计的依据与固定矫治类似,根据患者的矫治诉求,模型分析数据及头颅侧位片数据进行矫治方案设计,但无托槽隐形矫治技术可以预先 3D 模拟矫治进程及效果,医生可以进行一定程度的预判来选择最合适的矫治方案。当然,3D 模拟并不完全代表矫治后的效果,这一点一定要跟患者明确,无托槽隐形矫治技术因受矫治材料形变及表达效能的影响,矫治时间可能会延迟,矫治效果因牙齿移动的方式不同而呈现差异性,无托槽隐形矫治技术中,实现效果最好的牙齿移动为磨牙远中移动,实现率可达 85% 以上,而实现率最低的为牙齿的压低移动,一般不足 50%。

无托槽隐形矫治技术中需要掌握的重要操作为附件黏接及邻面去釉。附件黏接类似于树脂充填治疗,临床上常采用光固化玻璃离子,流体树脂或光固化纳米树脂进行黏接操作,操作步骤为:牙面清洁抛光,表面酸蚀,干燥,涂抹黏接剂,黏接固化,最后去除多余的树脂。附件黏接中应注意的是在附件模板上对应位置涂抹凡士林,以防止树脂与附件模板黏接过紧。还有一项重要的操作是邻面去釉,邻面去釉量的设计一定要以牙齿健康为前提,根据安全去釉量进行操作,应使用专门的邻面去釉车针进行操作,车针应水平提拉方式均匀去除相邻牙齿的邻面釉质,注意保护牙龈,去釉量应用间隙测量尺进行测量。去釉完成后应进行形态修整及抛光处理,邻面涂氟,并对患者进行口腔卫生宣教。

四、无托槽矫治技术目前面临的困难

(一)咬合的问题

采用无托槽隐形矫治技术,必须获取上下颌牙列之间的咬合记录才能精确了解牙列的咬合情况。由于目前在技术上还无法获得具有虚拟化铰链轴的虚拟化Typodont 合架,所以所有的咬合记录都是在正中合位取得的。如果治疗是基于正确的咬合情况,那么为实现最终排列而进行的移动也是准确的。虽然在上下颌咬合关系三维重建方面已经达到了非常好的精确度和准确度,而且针对咬合的软件系统也能很好地匹配上下颌对应的牙齿表面接触关系,但目前还没有完全实现咬合关系的自动化重建,这也是未来无托槽隐形矫治技术的发展方向之一。

(二)附件的问题

在很多情况下,无托槽隐形矫治技术中需要设计和黏接附件。附件的主要作用是使矫治器在移动牙齿过程中更好地控制牙齿,由于牙齿移动生物力学和矫治器施加矫治力的方式所限,不使用附件就无法施加临床需要的特定方向矫治力。

(三)无托槽隐形矫治技术中牙齿移动的生物力学机制研究

正畸牙移动的生物力学基础就是牙周组织对所受到矫治力的反应。矫治力的方向、大小以及力量的分布和持续时间都会影响牙周组织反应。无托槽隐形矫治器的设计使研究其力学机制成为一种巨大的挑战。

(四)复杂病例矫治难度大

无托槽隐形矫治技术在拔牙病例中对前牙转矩的精准控制和表达存在难点,对于长距离的后牙前向移动存在不足。

矫治的有效性:无托槽隐形矫治因存在材料的蠕变和力学表达的滞后,某些牙齿移动类型的实现效率过低。磨牙远移的实现率为 85% 左右。

(五)患者的依从性

无托槽隐形矫治器需要患者每日佩戴 20 小时以上才能实现有效牙移动,对患者的依从性要求高。

五、小结

无托槽隐形矫治技术作为一种新型矫治技术,仍处在蹒跚学步阶段,但是隐形矫治技术的优势使其临床应用得到了快速的发展。同时,固定矫治技术正畸基础理论与临床技术的研究与实践为隐形矫治技术的快速发展提供了坚实的理论及临床基础;随着信息软件技术、CAD/CAM 技术以及高科技材料科学的飞速发展,隐形矫治技术具有成熟的技术保障。目前,越来越多的正畸专科医生在使用隐形矫治技术的过程中由刚开始时单纯使用者的身份,逐渐转变为主动与隐形矫治器公司进行深入合作,利用专业知识和临床经验的优势,一起进行隐形矫治技术的研发和创新,以加快其发展。因此,在今后的数年中,随着正畸矫治理论的更新、材料科学和软件技术的突破,以及广大正畸专科医生的加入,隐形矫治技术一定能够克服目前面临的困难,扩大其临床适应证,为更多的患者提供健康、舒适、美观、高效的无托槽隐形正畸治疗。

(欧平花)

第五节 复发与保持

一、保持的必要性

(一)定义

错𬌗畸形的患者在矫治后,牙齿和颌骨都得到了较大的改善,但是牙齿和颌骨仍然有退回到原有状态的趋势,称为复发。一般矫治结束后两年内复发的情况最明显。为了巩固矫治完成后的疗效、保持牙位于理想的特定位置而采取的措施,称为保持。其主要是将正畸治疗移动的牙齿有效维持在现有的位置上,并最终达到稳定的状态。它是矫治过程不可或缺的一个重要阶段和组成部分。

(二)影响长期稳定性的因素

(1)错𬌗畸形的种类、牙弓的拥挤程度、面部生长类型。

(2)矫治或者过矫治的程度。

(3)正确的诊断和设计。

(4)矫治后的咬合状态。

(5)保持的方式、时间及患者戴用保持器的合作程度。

(6)软组织的适应程度。

(7)面部生长发育潜力及持续的时间。

正畸医生在治疗前、治疗中和治疗后都应考虑这些因素,有助于制订正确的矫治计划和保持的方案而减少复发。

(三)保持的必要性

1.生长发育的影响

正畸治疗与生长发育密切相关,利用生长发育期不仅有助于对矫治时机的判断,还有助于矫治方案的选择,但是对正畸治疗结束后仍有生长能力的患者而言,将对治疗稳定性造成一定的影响。正畸治疗常在恒牙早期进行,而颌骨的高度和长度的发育会持续到矫治结束后。因此必须充分考虑到生长发育可能对矫治效果产生的影响,更具针对性地设计保持方案。

2.口颌系统神经肌肉动力平衡的改建

在错𬌗畸形的矫治过程中,牙齿或颌骨从一个位置移动到另一个位置,原有神经肌肉动力平衡发生了改变。在错𬌗畸形的形成过程中产生与畸形相适应的神经肌肉动力平衡,口颌系统神经肌肉的功能异常在错𬌗畸形的发生和发展中起重要作用。正畸治疗改变了牙齿、牙弓或颌骨的位置,这种异常的神经肌肉动力平衡的改建完成之前,将对矫治后的牙齿、牙弓或颌骨产生不利影响而引起复发。

3.牙周组织的正常结构与功能未恢复

牙齿经矫治移动后,被拉伸或压缩的牙龈及牙周纤维的张力尚未建立新的平衡,牙齿的位置不稳定,容易复发。尤其是牙槽嵴上纤维与横隔纤维的改建非常缓慢,所产生的张力容易使移动的牙齿再恢复原错位状态。矫治器去除后的3～4个月牙周膜开始重建,牙龈中的弹力纤维和胶原纤维的重建则需要更长的时间,矫治器去除后一年甚至还有力量作用在牙齿上而使其发生移动。因此必须在矫治结束后进行保持,使牙周组织能更彻底且稳定地进行改建。此外,牙槽骨由过渡性骨改建成正常牙槽骨也需要一定时间。

4.𬌗的平衡未能建立

在错𬌗畸形的矫治过程中,由于改变了上下颌牙齿、牙弓或颌骨的位置关系,因而也就破坏了建立在咬合基础上的异常𬌗平衡。新建立的𬌗关系,在上、下颌的牙尖斜面关系未经调整达到平衡𬌗前,错𬌗畸形仍有复发的趋势。因此必须保持一定时间,以期待通过磨耗或调𬌗而建立新的平衡𬌗。

5.口腔不良习惯未破除

口腔不良习惯包括吐舌、吮指、咬唇和口呼吸等,也是错𬌗畸形复发的一个重要原因,它与建立错𬌗的神经肌肉动力平衡有关。如果这些不良习惯不及时破除,不仅会对正畸治疗产生不利的影响,也会对矫治后𬌗的稳定性造成破坏。

6.第三磨牙的萌出

第三磨牙的萌出会对牙弓有向前挤压的力量,尤其是有水平阻生和颊向倾斜的第三磨牙,可能会引起不同程度的错𬌗畸形的复发,如前牙拥挤、上下牙前突等。医生在制订矫治和保持计划时应考虑此因素,必要时及时拔除萌出中的第三磨牙,以免影响矫治效果。

二、影响正畸治疗后复发的主要因素

(一)保持器戴用时间不够

患者不按医嘱佩戴保持器是临床最常见的造成复发原因之一。也是可人为避免的原因。

（二）生长发育的影响

对于骨骼畸形导致牙齿错位的骨性错𬌗患者来说，矫治后持续的骨骼生长对𬌗关系的保持将是非常麻烦的一个问题。正畸治疗后骨骼的生长往往遵循矫治前的方向，例如治疗前垂直向骨性开𬌗的患者其骨骼主要表现为下颌升支发育不足，下颌后缩。矫治后仍然继续原生长型，其结果必然导致开𬌗的复发。矢状向主要表现在骨性Ⅱ类和Ⅲ类的患者，其固有生长型的继续表达将会破坏矫治结束时取得的理想的上下颌咬合关系。

骨骼的生长发育不仅会影响牙齿的咬合关系，也会对牙齿位置的稳定性有潜在作用。根据生长发育的规律，下颌骨的生长高峰期晚于上颌骨，当治疗后下颌骨继续向前生长，下颌骨生长量大于上颌骨时，位于下颌骨之上的下切牙不能完全随着下颌骨前移，而是受到上颌的限制，从而导致下切牙产生拥挤。

如果未充分认识到正畸治疗结束后持续的生长发育对牙齿以及颅颌面所带来的影响，我们就无法维持正畸效果的稳定性。对于处于生长发育期的患者，其佩戴保持器的时间应至少持续到生长发育基本停止。

（三）拔牙与否的影响

拔牙与否对正畸稳定性的影响虽然已探索了将近百年，但在现代正畸领域中，这个问题仍始终困扰着每一名正畸医生。正是由于这种不确定性，作为正畸医生只能选择在矫治后让患者尽可能长时间地佩戴保持器来保证矫治效果。

（四）牙齿大小失调的影响

在保持中常常忽视上下牙齿大小的不协调性。有学者曾报道在500例患者的模型中发现90%的模型存在牙齿大小比例不调。如果上颌前牙相对于下颌前牙过大，那么必然存在至少下列几种情况中的一种：①深覆𬌗；②深覆盖；③深覆𬌗伴随深覆盖；④上前牙拥挤；⑤后牙𬌗关系异常。如果下颌前牙过大，则有可能出现的补偿是：①前牙切对切关系；②上颌前牙散在间隙；③下颌切牙拥挤；④包括尖牙在内的下颌后牙远中关系，即上颌后牙相对于下颌而位于近中。上述几种情况都不属于正常的𬌗关系，而且也不稳定，极易导致𬌗在矢状向和垂直向的复发。研究发现，Bolton指数与保持阶段牙齿排列存在密切相关性，提示我们在正畸诊断中应重视上下牙量的协调性，对于协调性相差较大的病例应采取相应措施，如邻面去釉、恢复过小牙的正常形态等。

（五）牙弓宽度改变的影响

对于牙弓宽度不调的患者，我们往往采用扩弓治疗。许多研究证实，快速扩弓容易引起错𬌗畸形复发。因此必须进行横向关系的过矫正，才可望在复发后产生更正常的𬌗关系。此外，还要用扩弓矫治器原位保持一段时间或矫治结束后即刻戴用活动保持器。

研究表明,慢速扩弓伴随骨缝内骨组织持续的生理性生长,其本身就是复发潜在风险最小的保持形式。

从解剖学上来看,腭部扩展的限制并非腭中缝的融合,而是随着年龄成熟而出现的骨缝形态学改变。随着年龄的增长,骨缝的锯齿状结构发生进一步的交叉和嵌合,从而使得年龄较大的骨缝难以扩展。骨缝形态学上的这些改变早在13~14岁时就可能发生了。因此,在这些成熟性改变之前用轻力扩弓,不仅可产生最大限度的骨缝扩展,而且随着生理性骨骼沉积可增加其长期稳定性。

牙弓宽度尤其是尖牙间宽度,在正畸治疗中由于牙弓形态的改变而往往使牙弓宽度被扩大,特别是在不拔牙病例中为了排齐牙齿而扩大了尖牙间宽度。许多学者认为应将这一宽度视为固定的,而在此基础上形成新的牙弓形态,否则在保持阶段尖牙间宽度会向治疗前复发,进而导致牙齿拥挤的出现。相关研究发现上尖牙间宽度不论治疗中扩大或缩小,保持阶段相对比较稳定;而下尖牙间宽度则容易在保持阶段减小,仅有少数病例表现为扩大。但是在某些病例中不可避免的需要扩大尖牙间宽度,此时良好的保持则显得尤为重要。

(六)下牙弓的特殊考虑

1.尖牙间宽度

许多学者对保持结束后的患者做了调查发现,几乎所有患者的下颌尖牙间宽度都倾向于回到或维持矫治前宽度。少数人对尖牙间宽度的相对稳定理论持异议。有人提出,如果将下颌尖牙沿下颌弓向远中移动,所增加的尖牙间宽度可望稳定。而现有研究结果表明,下颌尖牙无论是倾斜或整体远中移动,都很少能增加尖牙间的宽度,而且与未来下切牙拥挤的程度也无明显的关系。目前临床上更偏向于原始尖牙间宽度作为一个固定指标可以指导临床的正畸诊断和治疗。

2.下颌前牙的长期稳定性

一般认为,治疗前后的头影测量参数对下切牙的长期稳定性没有预示性。保持后头影测量参数的改变也无法解释保持后拥挤。无论尖牙间宽度维持原状或增加或缩小,在保持结束后,牙弓的宽度和长度都明显减小,而牙齿的拥挤增加。故有两个结论对临床保持具有一定指导意义:①安氏Ⅱ类2分类与Ⅰ类和Ⅱ类1分类相比,对维持尖牙间宽度的增加具有较大的能力。②Ⅱ类2分类患者从保持结束到结束后10年,其牙弓长度的减小程度明显比Ⅰ类和Ⅱ类1分类小。

鉴于上述各种可能导致牙齿排列及咬合关系复发的各种因素,口腔正畸医生必须面对一个问题:如何在临床中对各类错殆畸形矫治结束后进行保持治疗,尽可能地维持矫治效果。

三、保持的原则及注意问题

一般说来,保持的类型和期限与被移动牙的数目及移动的距离、患者年龄、殆关系、错殆的原因、矫治的速度、牙尖的长度、牙周组织的健康状况、牙弓关系的协调、肌肉的压力、邻面接触关系及细胞代谢等因素有关。

(一)保持的原则

保持的原则主要有三个方面:①控制不期望的颌骨生长;②建立颌内外肌张力平衡;③建立稳定的殆平衡。

(二)矫治方案设计中应注意的问题

1.对患者生长发育阶段进行评估

由于正畸治疗一般要持续2~3年,因此整个治疗贯穿于青少年患者的生长发育,而且在治疗后的若干年中还将继续着生长发育。在制定治疗方案时需要对患者的生长潜力进行预测,包括生长量和生长方向以及治疗所产生的正面或负面影响。在安氏Ⅱ类患者中上颌的生长是不利于治疗的,而下颌骨的生长则对治疗有利。此外,生长方向也很重要,下颌骨向下、后的生长方向会使Ⅱ类骨性面型加重,只有下颌骨向前、上方向的生长才有利于颌骨间矢状关系的协调。

在选择拔除牙位方面也要考虑到生长。对于Ⅱ类患者我们常常要面临的是拔除下颌第一前磨牙还是第二前磨牙的选择。对于生长潜力不足的患者应考虑拔除第二前磨牙,以利于下颌磨牙的前移,磨牙关系调整至中性。若此时选择拔除第一前磨牙,则矫治过程中需采用Ⅱ类牵引来调整磨牙关系,不利于保持阶段的稳定。对于具有较强生长潜力且生长方向为向前、向上的患者,在选择下颌拔牙牙位时可能应偏重第一前磨牙。此时患者在治疗过程中的生长将帮助磨牙关系的改善,下前牙的适量内收也将保持正常的覆殆、覆盖关系。若不充分考虑到这一点,下前牙将伴随着下颌骨的向前生长而前移,当受到上颌的阻力时就易引起前牙拥挤的复发。

2.仔细分析导致错殆的原因,并对因治疗而不是简单的对症治疗

如开殆患者中有一部分是由于不良口腔习惯造成的,还有一部分是骨骼垂直向不调导致的。对于不良习惯引起的开殆,应将破除不良习惯作为首要治疗目标,否则无论治疗结果如何完美都不能保持稳定。对于骨骼垂直向不调引起的开殆,要考虑如何控制骨骼不利的继续生长或通过牙齿移动来掩饰骨骼畸形或是采取手术的方法彻底改善骨骼畸形。因此在治疗之初确定错殆的原因是十分重要的。

3.上下颌牙齿的牙量协调与否

相关研究显示,Bolton指数与牙齿排列的稳定性有密切关系。对于上下牙量比例不调程度较重的病例应从拔牙的牙位或是邻面去釉等方面考虑使牙量更为协

调,有利于殆关系的稳定。

4.第三磨牙的影响

虽然目前关于第三磨牙对牙齿拥挤复发的影响尚无定论,但不能完全不考虑其萌出对整个牙弓的影响。因此制定治疗方案时,应将其作为影响因素进行考虑。拔牙矫治可以为牙弓后部提供相对更大的空间,更有利于第三磨牙的萌出,减小阻生的机会,但对于第三磨牙萌出不足的情况,可在适当的时机选择拔除第三磨牙。

(三)治疗中保持的考虑

1.牙齿过度矫治

扭转牙过度矫治常可预防矫治后复发。

2.早期治疗

在颌骨生长发育的旺盛时期,矫治能获得比较稳定的效果。

3.扭转牙的保持

对于扭转牙矫治结束后,只靠机械保持不能获得自然保持的情况下,可将该牙颈部周围纤维切断以获得稳定的结果,减少保持时间。

4.永久性保持

有的病例及时延长保持器戴用时间也不能防止复发,如畸形钉状侧切牙、上中切牙间隙、严重扭转牙及恒牙缺失等,临床上通常采取冠桥等固定修复、可摘局部义齿或固定保持器作为永久性保持。

5.正颌外科手术

有些错殆畸形仅依靠机械矫正治疗难以使错殆得到改善,需要配合手术治疗,如严重下颌前突畸形及开殆畸形等。

6.口腔不良习惯破除

咬唇、吐舌等口腔不良习惯容易导致错殆畸形复发,在保持器去除前应进行破除。

(四)矫治后保持的考虑

1.Ⅱ类错殆的保持

Ⅱ类错殆复发一方面是由于上颌牙齿前移、下颌牙齿后移造成的,另一方面则是由于下颌骨的生长相对于上颌骨滞后。

在骨性Ⅱ类错殆中,这两方面因素可能同时作用。此类错殆的矫正中,往往使用口外力抑制上颌生长以协调Ⅱ类骨型,同时也采用Ⅱ类颌间牵引来移动下牙列向近中。当矫治力去除后,上下颌骨按照原来固有的生长型生长,而Ⅱ类牵引的去除后,牙齿在矢状向一般会出现1~2mm的复发。牙齿的复发在矫治结束后半年内基本可以稳定,而颌骨的生长则可能持续较长的一段时间。

因此,对于骨性Ⅱ类较严重的病例,矫治后可以先戴用半年的功能矫治器以维持牙齿矢状向的位置关系。此时矫治器不必做成下颌前伸的位置,而是维持矫治结束覆盖正常时的下颌位置。半年后可改用口外弓配合上颌保持器以限制上颌生长,防止Ⅱ类骨型加重,从而使咬合关系得以维持。对于骨性因素较小的Ⅱ类错殆,预计骨骼的生长不会对牙殆关系的复发造成很大影响时,则在矫治刚结束时在夜间戴用功能矫治器以防止殆关系的复发,白天戴用上下颌传统的保持器。

总的原则就是,骨性越严重、矫治后年龄越小的患者戴用功能矫治器和口外弓的时间越长。

2.Ⅲ类错殆的保持

骨性Ⅲ类错殆矫治后是一个非常困难的问题。一方面,矫治过程中牙齿存在代偿性移动,具有向原来位置回复的倾向,另一方面下颌骨的继续生长极易导致Ⅲ类错殆的复发。因此,在制订治疗计划时应充分考虑到患者目前的生长发育状态、评估患者未来的生长量以及是否需要正畸-正颌联合治疗。

对于Ⅲ类错殆,一种观点认为应尽早开始治疗,利用患者的生长时期,尽量促进上颌骨向前生长,抑制下颌骨向前下生长趋势。长期研究表明,治疗阶段颌骨的生长方向和生长量是受到良好控制和改良,一旦去除矫治力,Ⅲ类错殆又出现复发趋势。因此保持阶段将需要一直维持一定量的矫形力(头帽颏兜)来维持原有的矫治效果。另一种观点相对保守,认为应先观察患者的生长趋势,待发育高峰期稍过后再决定是否开始治疗。此时患者的生长趋势已经较为明显地表现出来,医生能够相对容易地判断未来颌骨的生长量,从而确定是否在正畸治疗的范围之内。从这一阶段开始治疗,到治疗结束时患者的生长高峰期已过,生长量也保持在较小的范围之内,从而能大大降低保持阶段的难度。

对于那些不良习惯、个别牙错位、功能性殆干扰引起的牙性Ⅲ类错殆,保持阶段一般可不用保持器,依靠上下牙齿建立的覆殆关系就能防止其复发。

3.深覆殆的保持

深覆殆的矫治往往根据患者垂直向生长型的不同而进行选择。对于高角型深覆殆病例通过前牙压低来矫正深覆殆,例如采用多用途弓压低下前牙,此时下颌平面角不会发生较大改变,从而能较好地维持现有的垂直向骨型,避免因下颌平面角的顺时针旋转而加重。在保持阶段可采用带有前牙平面导板的上颌活动保持器,导板高度应保持在前后牙均有咬合接触。前4~6个月应全天戴用,包括吃饭时间,以此来维持对下前牙的持续压低力,防止复发。

对于低角型深覆殆病例在矫治中往往采用上下颌后牙分开的方式来促进后牙的生长,从而打开咬合,此时需要下颌升支的生长量能与上下颌咬合分开量相当,这样才能维持覆殆的稳定性。通过测量下颌平面与 FH 平面或 SN 平面的交角可估计出打开咬合的程度,矫治后下颌平面角增大,保持应持续到原有生长型回复或完全生长停止为止。

无论是高角型还是低角型深覆𬌗,矫治阶段的过矫正都有利于覆𬌗的保持。

4.开𬌗的保持

造成开𬌗畸形的原因分为:骨性原因和牙性原因。骨性开𬌗病例的后部齿槽骨发育过度,下颌升支生长量不足,从而造成下颌平面顺时针旋转,出现前牙开𬌗。在矫治结束后若这一生长趋势仍然持续,将极易导致开𬌗复发。因此对于这类错𬌗在保持阶段应考虑在戴用常规保持器的同时辅助口外弓高位牵引,以限制后部齿槽骨的继续生长,维持下颌平面倾斜度,从而达到维持覆𬌗的目的。

牙性开𬌗往往是由于吐舌等不良习惯造成的。在保持阶段不良习惯若不去除,对于覆颌的保持是极为不利的。因此,在保持器上制作舌刺等辅助装置可以防止舌肌力量对牙齿的影响,防止开𬌗复发。

5.扭转牙齿的保持

临床上我们经常可以见到扭转的牙齿虽经过治疗排齐,但是若没有坚持戴保持器,则很容易向原来的扭转方向复发。复发后的牙齿排列与治疗前惊人的相似。有研究表明,牙齿在根尖完全闭合之前移动到新的位置,将会比较稳定。对于扭转的牙齿也应在牙根完全形成之前进行矫正。

横隔纤维手术的应用是目前被认为能有效防止扭转牙齿复发的手段之一。此手术主要离断牙槽嵴顶的弹力纤维和胶原纤维,防止由于纤维束重建的相对滞后而造成的牙齿扭转复发。对于扭转牙保持的最佳方式还是采用固定保持器进行永久保持。

四、保持的方法

(一)保持的种类

1.自然保持因素

利用自然力来进行由矫治移动所达到的新的咬合状态的保持,称为自然保持。

(1)依靠肌肉功能保持。

(2)依靠牙周软、硬组织保持。

(3)依靠咬合关系及邻牙接触关系保持。

(4)依靠拔牙保持。

2.机械保持因素

在未达到充分的自然保持时,为了形成自然保持状态而采用机械装置进行保持,称为机械保持,所用的装置称为保持器。

（二）保持器应具备的条件

(1)尽可能不妨碍各个牙齿的正常生理活动。

(2)对于处在生长期的牙列,不能影响𬌗、颌面的正常成长发育。

(3)不妨碍咀嚼、发音等口腔功能,不影响美观。

(4)便于清洁,不引起牙齿龋蚀或牙周组织的炎症。

(5)结构简单,容易调整,摘戴方便,不易损坏。

（三）保持器的种类

1.活动保持器

活动保持器是指患者能够自行摘戴的一类保持器,其结构简单、便于清洁、容易调整,不易引起牙齿及牙周组织的病变。

(1)Hawley 保持器标准型:其组成为双曲唇弓、一对磨牙卡环及树脂基托。双曲唇弓与前牙轻轻接触而无压力,卡环有良好的固位作用,基托可以覆盖全部硬腭,也可做成马蹄形。适用于唇向或舌向错位牙矫治后的保持,可以调整牙齿的位置,曾用于关闭多带环固定矫治器所致的间隙。由于黏接技术的问世,一般不再用 Hawley 保持器来关闭间隙,但可用其防止扭转牙的复发。其结构简单、制作方便、保持效果稳定,是临床最常用的活动保持器。

(2)改良 Hawley 保持器Ⅰ型:其组成为双曲唇弓、一对磨牙箭头卡环及树脂基托。由于第一前磨牙拔除的病例中,要保持已关闭的拔牙间隙,而 Hawley 保持器标准型是将双曲唇弓横过尖牙的远中外展隙,刚好位于第一前磨牙的拔牙间隙处,会对拔牙间隙产生不利影响,因此对 Hawley 保持器标准型进行改良,将唇弓焊接在磨牙箭头卡环的颊侧,有利于间隙的关闭和保持。

(3)改良 Hawley 保持器Ⅱ型:其组成为一个上颌腭部、下颌舌部的树脂基托及一个包埋于牙弓两侧最后磨牙远中面基托内的长唇弓,唇弓在牙弓的两侧各弯制一个垂直曲,调节唇弓的垂直曲即可使保持器获得固位,并使在唇弓范围内的各牙保持稳定。常用于多数牙齿移动后的保持。

(4)改良 Hawley 保持器Ⅲ型:其组成为双曲唇弓、固位卡环和基托。唇弓通过侧切牙和尖牙间进入腭侧面基托,并由尖牙卡环来保持尖牙位置的稳定,同时可提供良好的固位作用,适用于尖牙唇向错位的患者。

(5)Hawley 保持器的其他改良型:在 Hawley 保持器基托上前牙的舌侧放置平面导板,使下切牙轻微接触平面导板,有利于深覆𬌗的保持。在 Hawley 保持器基托上前牙的舌侧放置斜面导板,使下切牙轻微接触斜面导板,有利于安氏Ⅱ类错𬌗畸形矫治后的保持。

(6)开𬌗正位器:由软橡胶或弹性树脂制成,是一种可微量调整牙齿位置的保持器,上、下颌连成一体,覆盖所有牙冠,唇颊侧面的上、下缘可延伸盖住上、下牙列的附着龈,有利于咬合关系及牙位的稳定,适用于有一定生长潜力患者矫治后的保持。

(7)负压压膜保持器:由 1～1.5mm 厚的透明树脂膜片制作,经热压成型机压制而成,覆盖所有牙冠,用于矫治后的保持,有利于咬合关系及牙位的稳定,对牙齿的三维控制能力较 Hawley 保持器标准型更强。保持效果良好,外形美观,体积小,目前应用较为广泛。但负压压膜保持器由于膜片较薄,长期戴用易出现裂纹或局部断裂。

2.功能性保持器

用于功能性矫治器,如唇挡、生物调节器、前庭沟等,当治疗结束后,将原功能性矫治器做适当改动即可作为保持器继续使用,直到生长发育基本结束为止。其特点是传递和转移口腔周围环境中的自然力,抑制或刺激骨骼的生长过程。

3.固定保持器

一般是通过设计和黏接各种固定装置于牙冠表面来进行牙齿的保持,保持效果稳定、可靠,适用于长期或终生保持以及美观需要的情况,可减小患者因不合作戴用保持器而对牙列造成的不利影响。

(1)固定舌弓或唇弓:根据保持的需要,在两侧第一磨牙带环上焊接与牙齿舌面或唇面接触的舌弓或唇弓,用于牙弓长度或宽度经矫治后的保持;也可在两侧尖牙上制作带环,然后焊接唇弓或舌弓。临床中上、下颌尖牙之间的固定舌弓最常用。

(2)黏固式前牙舌侧固定保持器:青少年后期下切牙常常发生拥挤或拥挤程度加重,特别是下前牙经过唇向开展矫治后的病例,主要原因是生长中唇肌的压迫。此时可用麻花丝,按两侧尖牙间前牙舌侧的形态弯制弓丝,用直接黏接法将此弓丝黏接于所有前牙的舌侧,以便于保持前牙的位置。

(3)牙间隙矫治后的固定保持丝:由于唇系带附着过低、多生牙等造成的上颌中切牙间隙,矫治后容易复发,可使用此类保持器长期保持。取一段长短适合的麻花丝,将其弯制成弧形,与中切牙舌侧贴合,将其黏接在两中切牙腭侧不影响咬合处,即允许中切牙有一定的生理动度,又能保持中切牙的位置。应注意将保持器置于舌隆突上,以免影响咬合,形成𬌗干扰。

(四)保持期限

戴用保持器的时间与患者的年龄,健康状况,错𬌗畸形的病因、类型、程度,矫治方法及矫治持续的时间等多种因素密切相关。矫治后保持所需要的时间也有较大的差别,从数月至数年,甚至终生戴用保持器。最初的 6～12 个月,白天晚上都戴用;此后 6 个月内,每天晚上戴用;再以后 6 个月,隔日晚上戴用。个别情况,如患者年龄小、矫治时间短、错殆畸形程度轻等可适当缩短保持期限;成年患者、遗传性错殆、扭转牙等则适当延长期限,具体的保持时间应视个体的情况而定。

(五)保持器的维护

矫治器拆除后进入保持阶段,应遵从医嘱戴用保持器,定期复诊检查戴用情况、调整戴用时间。戴用保持器时应用手指就位,禁用牙齿咬合就位,避免保持器损坏。一般进食时需取下保持器,餐后及时清洁牙齿后戴用。建议将保持器放入随身携带的专用盒中,防止损坏及丢失。保持器不能用热水烫或消毒液浸泡。

五、复发的预防

(一)概念

复发是指矫治后牙齿所发生的移动,这种变化多是向着矫治之前的位置移动,正畸医生既需要矫治前正确的设计,也需要治疗中力的良好的控制,才能达到一个相对稳定的治疗效果。同时,需要熟悉导致复发的因素并相应采取必要的措施以防止复发。这些因素包括如下几种。

(1)肌功能的异常,包括紧咬牙、吐舌、夜磨牙和咬唇等不良口腔习惯。

(2)骨骼型或生长型不理想。

(3)关系不协调。

(4)治疗不当。

(5)牙周组织的回复性。

(6)保持器戴用时间过短。

(7)牙弓宽度和长度的不断变化:当尖牙萌出时牙弓的宽度会有一定程度的增加,萌出后尖牙间宽度会逐渐减小,后期随着牙齿在咀嚼时近远中方向上的磨耗,下颌牙弓的长度和宽度会逐渐减小。

(8)可能影响复发的其他因素:下前牙的倾斜度也是影响复发的可能因素之一。下前牙在唇舌肌肉的作用下被稳定在一个狭小的空间内,前牙唇舌向的位置不会通过正畸手段轻易被改变。为达到长久的稳定,控制下切牙的直立位置是有必要的。

(二)复发的预防

1.过矫治

牙齿的过矫治可以减少矫治后复发的概率和减轻复发程度。对错位严重且易复发的错殆畸形病例进行过矫治是一种有效预防复发的方法。如前牙开殆或深覆殆的病例,出现复发的概率比较高,应矫治到超过正常覆殆程度的过矫治;扭转牙有较高的复发趋势,一般均要进行过矫治,有助于防止矫治后的复发;横向关系失调的病例也必须进行过矫治。

2.利用生长发育期矫治

在颌骨的生长发育期,早期发现、早期诊断并采取及时有效的治疗措施阻断畸形的进一步发展,是防止畸形复发的重要手段之一。早治疗可防止软、硬组织不可逆的改变,且能通过最大限度地利用患者生长发育的潜力来阻断错殆的发展。扭转牙病例也推荐早治疗。

3.保持与永久性保持

在矫治前、矫治中及矫治后都应该充分考虑到保持的因素,通过对可能造成复发的因素进行分析,从而指导矫治过程并选择合理、稳定的保持方法。保持以后的最终效果才是评价矫治成功与否的最可靠的标准。有的病例如上中切牙间隙、恒牙缺失和严重扭转牙等,矫治后极易复发,临床上常采取冠桥修复或可摘局部义齿等进行永久性保持。

4.正颌外科手术

对有严重或明显遗传倾向的错殆畸形及开殆等患者,仅依靠机械性矫治难以使错殆得到彻底改善,往往需配合正颌外科手术进行治疗,并在术前、术后进行正畸治疗。

5.消除错殆病因

去除病因对某些特定的错殆畸形不仅有阻断错殆发展的作用,还有利于矫治效果的稳定。如彻底戒除吐舌、咬唇等口腔不良习惯,有利于建立新的功能平衡,稳定矫治效果。

(三)减轻复发的方法

1.覆殆

覆殆是上、下颌前牙与后牙间的垂直距离。深覆殆的病例中有 30%~50% 的患者矫治效果比较稳定,但是还有大部分患者有复发的趋势,且一般多发生于矫治后最初的两年。有学者认为维持尖牙间的宽度有助于矫治后的稳定;压低前牙较升高后牙有利于矫治后的稳定。在 Hawley 保持器上可加一个平面导板,有利于深覆殆病例矫治后的稳定。而对于开殆患者,使用附有舌刺的 Hawley 保持器、正位器,持续的肌功能训练等均有助于矫治效果的稳定。

2.覆盖

覆盖是上、下颌前牙唇面与上、下颌后牙颊面之间的水平距离。几乎所有的错殆畸形患者,覆盖都有轻微复发的趋势。带有唇弓的 Hawley 保持器可有效防止前牙向唇侧倾斜,避免覆盖加重。对于程度较重的安氏 Ⅱ 类错殆病例,可于矫治结束后保留上磨牙颊面管或带环,让患者在使用 Hawley 保持器的同时可于夜间进行颈部牵引。

3.前牙拥挤

下颌前牙拥挤的复发在正畸矫治中是较显著的复发变化之一。由于下颌前牙处于拮抗肌肉压力平衡的狭窄区域,所以切牙的位置应适当,在矫治过程中尽量不要改变。如果必须前移下颌前牙,可在治疗后长时间保持。下颌前牙的拥挤与前牙的覆盖、覆𬌗或尖牙间的宽度变化有关,因此治疗上颌前突的病例时,矫治后应用保持器保持尖牙及磨牙间的宽度,可减少复发。有时严重扭转牙在矫治后,需要进行牙龈环切术,可缓解由胶原纤维引起的软组织紧张,牙龈纤维切除和邻面去釉都可以增加切牙的稳定性,可减少扭转牙正畸治疗后的复发。

(四)复发后的处理

(1)找出并去除导致复发的原因,部分牙齿复发可重上带环以重新治疗;部分拥挤复发的病例,可考虑拔除某颗牙齿。部分复发还有可能需要永久性保持。

(2)下颌前牙舌向倾斜和拥挤的复发,可用下颌舌侧弓矫治器重新排齐。使用轻力便可将牙齿排入牙列,有时可能需要永久性保持。

(3)上颌 Hawley 保持器加上舌簧和卡环可使唇舌向移位的牙齿重新排齐。

(4)由异常习惯引起的复发,可加强唇、舌习惯的功能训练或运用活动矫治器。

(5)有时可采用𬌗调整来控制复发,如邻面片切等某些病例可能要允许其最低限度的复发,而不需要继续延期治疗或保持。

以上防治及减少复发的处理,需要建立在患者良好依从性的前提下,才能保持良好的矫治效果。

(欧平花)

第六章　口腔护理

第一节　口腔内科常见疾病的护理

一、牙髓病和根尖周围组织病患者的护理

牙髓病是指发生在牙髓组织的疾病。根尖周围组织病是指发生在牙齿根尖部及其周围组织包括牙周膜、牙槽骨及牙骨质的各种类型的疾病。虽然它们是各自独立的疾病体系,但因牙髓病和根尖周病的病因大多相似,牙髓组织和根尖周围组织通过根尖孔密切相连,牙髓组织中的病变产物、细菌及其毒素等很容易通过根尖孔扩散到根尖周围组织,引起根尖周病。

(一)牙髓病

牙髓病是发生在牙髓组织上的疾病,有牙髓充血、牙髓炎、牙髓变性和牙髓坏死等,最常见的是牙髓炎,主要表现为剧烈的、难以忍受的疼痛。牙髓炎又分急性牙髓炎和慢性牙髓炎。

1.病因及发病机制

感染是牙髓炎的主要病因,深龋是引起牙髓感染的主要原因,龋洞内的细菌及毒素可通过牙本质小管侵入牙髓组织或经龋洞直接进入牙髓而引起牙髓炎。其次是牙周组织疾病感染,可经根尖孔进入髓腔引起逆行性感染。另外,创伤、化学药物及物理因素,如温度、电流刺激等亦可引起牙髓炎。

由于牙髓组织处于四壁坚硬的髓腔中,仅借狭窄的根尖孔与牙周组织相通,缺乏侧支循环系统,故发炎时不易建立适当的引流。一旦发生炎症,致使髓腔压力急剧增加,不但引起剧烈疼痛,也使牙髓循环发生障碍,牙髓组织缺氧,容易导致牙髓坏死。

2.护理评估

(1)健康史:了解患者是否患有龋齿及牙周病,患牙近期有无受到物理及化学物刺激;询问疼痛的性质、发作方式和持续时间。

(2)身体状况。

①急性牙髓炎:主要表现为剧烈的牙痛,疼痛为自发性、阵发性剧烈疼痛;夜间

加重;可能与体位有关;冷热刺激可激发疼痛或使疼痛加剧。当牙髓化脓时,对热刺激极为敏感,而遇冷刺激则能缓解疼痛。呈放射性痛,疼痛沿三叉神经分布区放射到同侧的上牙、下牙或面部,患者往往不能准确指出患牙。若是由龋病引起的牙髓炎,检查时常可发现深龋洞,探痛明显。由于患者不能正确指出患牙部位,对可疑牙需借助温度试验或电活力器测验来确定患牙部位。

②慢性牙髓炎:一般不发生剧烈的自发性疼痛,但有过自发痛病史者,有时可出现阵发性隐痛、钝痛或胀痛,疼痛呈间歇性发作,时常反复,温度刺激或食物嵌入龋洞中可产生较强烈的疼痛,去除刺激后常持续较长时间方可止痛。患牙常有咬合不适,检查时可见穿髓孔或髓息肉,有轻微叩痛。

③并发症:牙髓炎进一步发展导致牙髓坏死,合并感染称牙髓坏疽。牙髓感染可通过根尖孔引起根尖周围组织的感染,发展为急性或慢性根尖周炎。

(3)辅助检查:牙髓活力测试如温度测试或电活力测试等有助于了解牙髓的病变程度和确定患牙。

(4)心理-社会状况:牙髓炎多由深龋引起,疼痛症状不明显时,患者往往忽视对龋齿的治疗,当急性牙髓炎发作,出现难以忍受的疼痛时,患者才认识到其严重性。疼痛使患者坐卧不安,进食困难,心情极为烦躁,夜间疼痛加重,常以急诊就医。就医时迫切要求医生立即为其解除疼痛,求治心切,但又惧怕开髓治疗。

3.治疗

(1)应急处理:急性牙髓炎的主要症状是难以忍受的疼痛,故应首先止痛。

①开髓引流:通过开髓使髓腔内压力减低是急性牙髓炎止痛的最有效措施。临床用电钻快速将髓腔穿通,建立引流,使髓腔内压力减低,可立即止痛。然后用温生理盐水清洗,洞内放置丁香油棉球。

②药物止痛:若无条件开髓,可将洞内放置丁香油、樟脑酚棉球,也可口服或注射止痛药物。

(2)牙髓病的专科治疗:急性牙髓炎应急治疗后及慢性牙髓炎,可转入专科治疗。专科治疗有很多方法,如盖髓术、活髓切断术、干髓术、根管治疗术及牙髓塑化治疗等方法。

4.护理诊断

(1)疼痛:与牙髓感染有关。

(2)失眠:与疼痛有关。

(3)知识缺乏:缺乏牙病早期治疗的相关知识。

5.护理目标

(1)患者疼痛缓解至消失,能正常入睡。

(2)患者能描述牙病早期治疗的重要性,了解口腔保健有关知识。

6.护理措施

(1)一般护理:嘱患者多饮水,清淡饮食,补充所需维生素,避免烟酒及辛辣食物刺激,经常漱口,清除口腔残余食物。

(2)饮食指导:注意营养,加强体质锻炼。摒弃不良饮食习惯,如避免刺激性食物及烟酒。指导患者早晚及餐后用漱口液漱口。

(3)手术配合。

①保存牙髓治疗的护理:牙髓炎疼痛缓解后,应进行根本治疗。对于年轻恒牙或炎症只波及冠髓或部分冠髓的牙,常采用盖髓术和活髓切断术。操作步骤及护理配合以活髓切断术为例。a.用物准备:术前护士准备好各种无菌器械、局麻药剂、消毒剂及暂封剂等。b.对患牙进行麻醉:抽取局麻药供医生进行局部传导麻醉或浸润麻醉。c.除去腐质:待麻醉显效后,备挖器或大圆钻供医生除去窝洞内腐质,并准备 3% 过氧化氢溶液,清洗窝洞。d.隔离唾液、消毒窝洞:协助医生用橡皮障或棉条隔湿,备 75% 酒精或樟脑酚合剂小棉球消毒牙面及窝洞,防止唾液感染手术区。e.揭髓室顶、切除冠髓:医生用牙钻揭开髓室顶,护士协助用生理盐水冲洗髓腔,再一次消毒窝洞,用消毒锐利挖器切除冠髓,如出血较多,备 1% 肾上腺素棉球止血。f.放盖髓剂、暂封:除净冠髓后,遵医嘱调制盖髓剂(如氢氧化钙糊剂)覆盖牙髓断面。调拌用具(玻璃板及调拌刀)必须严格消毒,无菌操作。盖髓完成后,调制氧化锌丁香油黏固粉暂封窝洞。术中避免温度刺激及加压。g.永久充填:预约患者 1～2 周复诊,无自觉症状后遵医嘱调制磷酸锌黏固剂垫底,用银汞合金或复合树脂作永久性充填。

②保存牙体治疗的护理:无条件保存活髓的牙齿可行保存牙体的治疗,现重点介绍干髓治疗。干髓治疗主要用于后牙,因治疗后牙体变色,影响美观,故不宜用于前牙。其原理是用失活剂使牙髓失去活力,除去冠部牙髓组织,再用干髓剂覆盖残留根髓断面,使根髓长期保持无菌干化状态,以达到保留患牙的目的。干髓治疗一般有两种方式:失活干髓术和麻醉干髓术。前者应用广泛,需两次完成;后者可一次完成。

护理配合以失活干髓术为例。a.用药物失活牙髓前,向患者说明治疗目的和用药后可能出现的疼痛反应,使患者有足够的思想准备。告知患者,如出现疼痛,数小时后即可消失;如疼痛难忍,可立即到医院就诊。b.用砷剂作失活剂时,应向患者讲明药物的不良反应,待患者同意能按时复诊时再行封药,以免封药过久而引起化学性根尖周炎。砷剂封药时间为 24～48 小时。也可采用药性缓慢、温和的多聚甲醛失活剂,复诊时间可延长至 10～14 天。c.备好器械及药物,按医嘱准备失活剂。医生将失活剂放入穿髓孔后,上置丁香油小棉球,护士随即调制氧化锌丁香油糊剂封闭窝洞,不可加压,以免失活过程中引起剧烈疼痛。预约患者复诊时间。

d.复诊时取出失活剂,备冲洗液协助冲洗髓腔,清除牙本质残屑及残留冠髓,及时用吸唾器吸净冲洗液。备小棉球拭干并消毒窝洞,医生放置干髓剂于根管口后,调制磷酸锌黏固粉垫洞底,遵医嘱调制永久性材料做窝洞充填。

(4)心理护理:耐心向患者介绍病情、疾病的发生发展和转归过程,使其树立信心,尽快解除患者的焦虑、烦躁、恐惧的心理,以利于康复。

(5)健康教育:利用患者就诊机会,向患者讲解牙髓炎的发病原因、治疗方法和目的以及牙病早期治疗的重要性。让患者了解牙髓炎早期如能得到及时正确的治疗,活髓可能得到保存,如果牙髓坏死,极易导致根尖周围组织的感染,引起并发症。因此,预防龋病及牙髓病,对保存健康牙齿有着十分重要的意义。

(二)根尖周围组织病

根尖周围组织病是牙齿根尖部及其周围组织,包括牙骨质、牙周膜和牙槽骨发生病变的总称。根尖周组织的炎症性病变统称根尖周炎。根尖周炎多数是牙髓炎的继发病,而根尖周炎又可继发颌骨及颌周组织炎。临床上分为急性根尖周炎和慢性根尖周炎,以慢性根尖周炎多见。

1.病因及发病机制

(1)急性根尖周炎:多由感染的牙髓通过根尖孔和副根尖孔刺激根尖周围组织,引起的急性感染。另外,外伤及牙髓治疗药物渗出根尖孔刺激根尖也能引起根尖周围组织炎症。

(2)慢性根尖周炎:主要来自感染的牙髓,通过根尖孔长期刺激根尖周围组织引起慢性病理改变,也可由急性根尖周炎转化而致。慢性根尖周炎按病变性质分为三种形式:根尖肉芽肿、根尖周囊肿和慢性根尖脓肿。

2.护理评估

(1)健康史:询问患者是否患过牙髓炎,有无牙髓病治疗史。

(2)身体状况。

①急性根尖周炎:大多数均为慢性根尖周炎急性发作所致,按其发展过程可分为浆液期与化脓期。炎症初期,患者自觉牙根部不适,发胀,轻度钝痛。患牙有浮起感,咀嚼时疼痛加重,患者能指出患牙。检查时有明显叩痛。当形成化脓性根尖周炎时,有剧烈的跳痛,牙齿有明显伸长感,颌下区域性淋巴结肿大。若病情加重,颌面部相应区域肿胀,疼痛剧烈,可伴有体温升高。当脓肿达骨膜及黏膜下时,可扪及波动感。脓肿破溃或切开引流后,急性炎症可缓解,而转为慢性根尖周炎。

②慢性根尖周炎:根据病变性质不同,表现出三种形式:根尖肉芽肿、根尖囊肿和慢性根尖脓肿。一般无明显自觉症状或症状较轻,常有反复肿胀疼痛的病史。口腔检查可发现患牙龋坏变色,牙髓坏死,无探痛但有轻微叩痛,根尖区牙龈可发现窦道孔。

根尖周炎感染若发展到颌骨,可引起颌骨骨髓炎、间隙感染等并发症。

(3)辅助检查:慢性根尖周炎的诊断主要是X射线检查。慢性根尖肉芽肿表现为根尖部有圆形的透射影像,边界清楚,直径一般小于1cm;慢性根尖周脓肿表现为边界不清,形状不规则,周围骨质疏松,呈云雾状;根尖周囊肿表现为根尖圆形透射区边界清楚,有一圈由致密骨组成的阻射白线围绕。

(4)心理-社会状况:急性根尖周炎患者表现出患牙的剧烈疼痛,患者烦躁、紧张,有些病变产生的口臭、面部肿胀、面部瘘管等严重影响了患者的个人形象和社交活动,使患者产生自卑心理。因慢性根尖周炎患者自觉症状不明显,常被患者忽视,当患牙出现脓肿及瘘管时,才促使患者就诊。患者由于对治疗过程缺乏了解,因而缺乏治疗耐心。

3.治疗

急性根尖周炎应首先缓解疼痛,然后进行根管治疗或牙髓塑化治疗。

4.护理诊断

(1)疼痛:与根尖周围炎急性发作、牙槽脓肿未引流或引流不畅有关。

(2)体温过高:与根尖周围组织急性感染有关。

(3)口腔黏膜受损:与慢性根尖周炎引起瘘管有关。

(4)潜在并发症:如间隙感染、颌骨骨髓炎等。

(5)知识缺乏:缺乏疾病病因及治疗过程相关方面的知识。

5.护理目标

(1)患者疼痛缓解至消失,恢复正常咀嚼功能。

(2)患者口腔黏膜恢复正常,窦道封闭。

(3)患者体温恢复正常。

(4)患者能简述治疗过程及目的,配合医生完成治疗计划。

6.护理措施

(1)急性根尖周炎首先要缓解疼痛,需护士配合医生应急处理。

①开髓减压:医生开髓,拔除根髓,使根尖周渗出物通过根尖孔向根管引流,达到止痛、防止炎症扩散的目的。护士备齐所需用物,待医生开放髓腔、拔除根髓后,抽吸3%过氧化氢溶液及生理盐水,供医生冲洗髓腔。吸净冲洗液,吹干髓腔及吸干根管,备消毒棉球及短松棉捻供医生置入根管内及根管口,防止食物掉入窝洞不封闭,以利引流。

②脓肿切开:对急性根尖周炎骨膜下及黏膜下脓肿,除根管引流外,同时切开排脓,才能有效控制炎症。切开脓肿前,护士协助医生对术区进行清洁、消毒、隔湿准备。黏膜下脓肿表浅可用2%丁卡因表面麻醉或氯乙烷冷冻麻醉,骨膜下脓肿多用神经阻滞麻醉。按医嘱准备麻醉药物,协助医生切开脓肿,切开后留置橡皮引

留条引流。嘱患者定期换药至伤口清洁、无渗出物。

③用药护理:遵医嘱应用药物治疗,注意口腔卫生。

(2)根管治疗的护理。

①器械准备:除充填术使用的器械外,另备各种规格的根管扩锉针、拔髓针、光滑髓针、根管锉、根管充填器、根充材料、消毒棉捻或纸捻等。

②操作步骤及护理配合:根管预备时注意保持医生操作视野清晰,正确传递拔髓及预备器械;协助医生进行冲洗根管及根管消毒;根管充填时注意准备充填器械,及时、调拌充填材料。

在以上的各项治疗过程中,护士按其操作步骤,及时、准确地为医生提供所需器械及用物,遵医嘱调制各类充填材料,与医生进行密切配合。

(3)全身治疗:按医嘱应用抗生素、镇痛药、维生素等药物。嘱患者注意适当休息,高热患者多饮水,进食流质及半流质食物,注意口腔卫生。

(4)健康教育:护士应耐心向患者介绍根尖周炎的发病原因、病理过程,消除患者的恐惧心理,并介绍治疗的意义、时间、步骤、并发症、预后及治疗费用等事项;向患者讲明开髓减压及脓肿切开均是应急处理,当急性炎症消退后,必须继续采取根治的方法,如根管治疗或牙髓塑化治疗,尽量保留患牙。

二、牙周组织病患者的护理

牙周组织疾病是指牙齿支持组织(包括牙龈、牙周膜、牙槽骨和牙骨质)的疾病。

(一)牙龈炎

1.护理评估

牙龈炎是局限于牙龈组织的炎症,以儿童和青少年较为普遍。

(1)健康史:牙菌斑是引起牙龈炎的始动因素,口腔卫生不佳、牙菌斑长期积聚、经常食物嵌塞、牙结石、咬合关系不良、不良修复体等局部因素刺激均可引发或加重牙龈的炎症。某些全身因素如内分泌紊乱、维生素 C 缺乏、营养不良与系统性疾病也可成为牙龈炎的促进因素。妊娠期女性由于雌、孕激素水平的改变,也可使原有的慢性牙龈炎加重和改变特性。

(2)临床表现:患者偶有牙龈发痒,发胀不适感,可有口臭。常因咬硬物或刷牙时出血,但无自发性出血。

检查见牙龈边缘和龈乳头充血、肿胀发亮,使正常粉红色的牙龈变成鲜红色或深红色,探之易出血。龈缘变厚,不再紧贴牙面,龈沟加深达 3mm 以上,形成假性牙周袋。

慢性牙龈炎病变主要局限于龈乳头和游离龈,一般无明显自觉症状,部分患者有牙龈发痒、发胀等不适感,可有口臭。常因咬硬物或刷牙时出血,但无自发性出血。检查可见:牙龈边缘或龈乳头充血、水肿、呈暗红色,牙龈边缘变厚,龈乳头圆钝,质地松软,点彩消失,探诊易出血。

青春期牙龈炎是由于青春期内分泌改变,牙龈对致炎物质的易感性增加,加重牙龈对局部刺激的反应,引起牙龈炎。多见于青年女性,好发于前牙唇侧的龈乳头及龈缘,牙龈呈暗红或鲜红,触诊易出血,牙龈乳头呈球形隆起,质地松软,触之易出血。

妊娠期牙龈炎患者一般妊娠前即有不同程度的慢性牙龈炎,孕 2~3 个月开始出现明显症状,至孕 8 个月达高峰,分娩后约 2 个月,可恢复到妊娠前状态。常发生于前牙,牙龈呈暗红或鲜红,触诊易出血,质地松软,表面光滑。牙列不齐或有创伤性咬合的牙间乳头,迅速增大,呈扁圆形向近远中发展,称妊娠瘤。

(3)辅助检查:影像学检查:X 线显示牙槽骨呈水平式吸收、牙周膜间隙增宽、骨小梁疏松等。

(4)心理-社会状况:反复牙龈出血,可引起患者恐惧;口臭则影响人际交往,易产生焦虑和自卑心理。

(5)治疗原则。

①定期清除牙结石及菌斑,消除对牙龈的刺激。

②去除不良修复体。

③给予药物含漱、冲洗龈沟和牙龈涂药等局部治疗。

2.护理诊断

(1)口腔黏膜受损:与牙龈炎症有关。

(2)社交障碍:与牙龈出血、口臭、牙齿缺失有关。

(3)知识缺乏:缺乏本病的预防、治疗和护理知识。

3.护理措施

(1)促进口腔黏膜的完整性。

①洁治术的护理:协助医生或独立进行去除牙菌斑和牙结石,减少对牙龈的刺激,促进牙龈炎症消退,恢复牙龈正常形态。消毒洁治器械,洁治时正确传递或使用洁牙机,洁治时注意观察患者一般情况,如表情、面色等。洁治完毕,用 3% 过氧化氢溶液及生理盐水交替冲洗龈袋,并嘱患者漱口,棉球擦干牙龈,用镊子夹持碘甘油置于龈沟内。同时去除口内不良修复体、纠正不良习惯,矫正食物嵌塞,注意保持口腔卫生。

②药物护理:遵医嘱指导患者用药,如服用抗生素、甲硝唑等;给予氯己定(0.1%洗必泰)等含漱液漱口,消除口臭。

(2)恢复社交:耐心向患者解释牙龈炎的治疗知识,告知他们经过治疗后,牙龈炎的口臭等症状会很快消失,恢复患者的社交信心。

（3）健康指导。

①指导患者合理营养饮食,多吃新鲜蔬菜和水果,通过机械性作用,减少牙菌斑,增加维生素 C 的摄入,忌烟酒。

②开展口腔卫生宣教,指导患者采取正确的刷牙方法及其他保持口腔卫生的措施,如牙线及牙签的正确使用。让患者了解牙龈炎如不及时治疗,发展到牙周炎时对口腔健康带来的危害,增强患者防病意识。

③交代患者积极治疗牙龈炎并定期复查,以巩固治疗效果。

（二）牙周炎

牙周炎是牙龈、牙周膜、牙槽骨及牙骨质等牙周支持组织发生的慢性破坏性疾病。除有牙龈炎的症状外,牙周袋的形成是其主要临床特点。临床最常见的是慢性牙周炎,病程长、进展慢、发病率高,由长期存在的慢性牙龈炎向深部牙周组织发展而引起。慢性牙周炎发病率在 35 岁以后明显增高,且随着年龄增长,其严重程度也增加。

1.护理评估

（1）健康史。

①局部因素:主要是牙菌斑以及牙结石、食物嵌塞、不良修复体等加重菌斑滞留的因素。当细菌数量及毒性增强或机体防御能力减弱时,由于龈下微生态环境改变,牙周致病菌使牙龈的炎症加重,导致胶原破坏、结合上皮向根方增殖形成牙周袋及牙槽骨吸收。咬合创伤亦是破坏牙周组织的重要因素。

②全身因素:可影响牙周组织对局部刺激的反应,如营养代谢障碍,维生素 B、维生素 C 的缺乏,影响牙周组织的修复与形成;维生素 D 与钙、磷的缺乏则影响牙槽骨的正常矿化与修复再生。自主神经功能紊乱、精神因素、免疫功能障碍与系统性疾病都可能造成牙周组织的退行性变,促进牙周炎的发生与发展。

（2）临床表现。

①牙龈红肿、出血:早期一般无明显症状和不适,常表现为无痛性牙龈出血。一组或数个牙的牙龈充血、肿胀,龈色变红或暗红、点彩消失,刷牙、咀嚼、吸吮时易出血。

②牙周袋形成:由于炎症的刺激,牙周膜破坏,牙槽骨吸收,牙龈上皮附着加深,龈与牙根分离,龈沟加深到 3mm 以上,成为病理性牙周袋。牙周袋的加深及牙龈炎症肿胀的加剧,更利于牙菌斑的堆积和滞留,使炎症进一步加重,牙周袋进一步加深,而形成一个进行性破坏的恶性循环。

③牙齿松动、咀嚼无力:由于牙周膜破坏,牙槽骨吸收,牙齿失去牙周支持力,牙齿出现松动、移位和咀嚼无力。

④牙周脓肿:由于细菌感染,呈化脓性炎症改变,而发生袋内溢脓,引流不畅,常在患牙的颊或舌侧形成牙周脓肿,而出现红肿疼痛。轻压牙周袋外壁,有脓液溢出,并伴有明显口臭。

⑤牙龈退缩:牙石的刺激与牙周袋的形成,导致牙龈退缩,牙根暴露。

(3)影像学检查:X线片检查可见牙周膜间隙增宽,牙槽骨呈不同程度的吸收。牙槽嵴顶降低,严重时牙槽嵴顶部分或全部吸收、破坏甚至消失。

(4)心理-社会状况:牙周炎是一种慢性疾病,早期仅有牙龈红肿和刷牙、咀嚼时出血,患者对其危害性认识不够,常不被患者重视。当疾病进一步发展,出现牙周脓肿、牙齿松动、咀嚼无力,影响咀嚼功能及面容时,患者易产生焦虑情绪。口臭影响患者的社会交往,使其产生自卑心理。

(5)治疗原则。

①消除局部刺激因素,消除牙周袋,固定松动牙,拔除无法保留的患牙。

②加强抗感染治疗,尽快控制炎症。

③视病情制订治疗方案,有计划进行局部处理。

2.护理诊断

(1)口腔黏膜受损:与牙龈炎症、充血肿胀有关。

(2)社交障碍:与牙龈出血、口臭、牙周袋形成、牙齿松动等有关,影响正常的社交活动有关。

(3)知识缺乏:缺乏口腔卫生保健知识及本病的预防与治疗知识。

3.护理计划

(1)减轻牙龈炎症,减少出血,口腔黏膜修复。

(2)处理牙周袋,脓肿消失,做好心理护理,社交能力增强。

(3)做好健康指导,患者能说出牙周炎的防治知识。

4.护理措施

(1)修复受损牙周组织。

①药物护理:遵医嘱使用抗生素,给予氯己定漱口剂等含漱;协助医生进行局部治疗,如用3%过氧化氢溶液冲洗牙周袋,袋内抹以碘甘油或碘酚等药物,涂擦时应避免烧灼邻近黏膜组织。

②协助医生完成各项局部治疗:牙周专科治疗主要有龈上洁治术、龈下刮治术、翻瓣刮治术、牙周脓肿切开引流、松动牙结扎固定术等。护士应进行如下配合。

a.术前准备:配合医生向患者说明治疗的目的及操作方法,取得患者合作。准备好消毒洁治器或超声波洁牙机,备好磨光用具。牙周手术时准备手术所需的各种器械物品、牙周塞治剂及丁香油。术前给予患者0.1%氯己定溶液含漱1分钟。用1%碘伏消毒手术区。遵医嘱备好局部麻醉药(2%利多卡因),牙周手术时需消毒口周皮肤、铺消毒巾。

b.术中护理:医生治疗操作时,协助牵拉口角,吸净冲洗液,保证手术视野清晰。按操作步骤及时准确地为医生提供所需器械及用物,与医生进行密切配合。

c.术后护理:医生完成治疗后,向患者交代注意事项及预约复诊时间。如牙周袋手术后,嘱患者注意保护创面,24小时内不要漱口、刷牙,宜进冷软食物。遵医嘱服用抗生素以防止感染。术后1周拆线,术后6周内勿探测牙周袋。

(2)恢复社交:向患者介绍有关牙周病的预防知识,消除患者的心理压力和思想顾虑,取得配合,使其增强治疗信心,恢复社交。

(3)健康指导。

①指导患者合理营养饮食,多吃新鲜蔬菜水果,增加维生素C的摄入,忌烟酒。

②牙周炎术后应定期复诊,以巩固疗效,防止疾病的进一步发展。

③牙周炎治疗后要做好口腔卫生保健,少食糖类食物,养成饭后漱口及早晚刷牙的习惯,掌握正确的刷牙方法,经常进行牙龈按摩等。

④去除发病因素,积极改善食物嵌顿,预防和矫治错𬌗畸形,戒除烟酒,矫正口腔不良卫生习惯等。

⑤积极治疗全身性疾病,如糖尿病、贫血、消化道疾病等,加强饮食营养,增强体质,提高机体抵抗力。

三、口腔黏膜病患者的护理

口腔黏膜病是指发生在口腔黏膜和软组织的疾病。这类疾病病种较多,病损及临床表现多种多样。病因复杂,部分是发生在局部的独立病变,大部分疾病的发生、发展与全身健康状况密切相关,在诊治和护理中注意整体观念。常见疾病有复发性阿弗他溃疡、疱疹性口炎、白念珠菌病。

(一)复发性阿弗他溃疡

复发性阿弗他溃疡(RAU)又称复发性口疮或复发性口腔溃疡,是口腔黏膜病中最常见的一种疾病,患病率高达20%左右,居口腔黏膜病之首。本病具有自限性,但反复发作。

1.病因及发病机制

本病的病因和发病机制目前尚不清楚,可能与免疫功能异常、遗传、胃肠功能紊乱、内分泌失调(有些女性发病与月经周期有关)、精神紧张、睡眠不足、某些维生素和微量元素缺乏及感染等有关。

2.护理评估

(1)健康史:评估患者有无局部或全身感染,有无自身免疫性疾病及营养不良,有无内分泌失调、精神紧张、睡眠不足等。

（2）身体状况：本病青壮年女性多见，好发于口腔内角化较差的区域，如唇、颊、舌、口底，牙龈及硬腭少见。RAU 一般表现为反复发作的圆形或椭圆形溃疡，具有"黄、红、凹、痛"的临床特征（即病损面覆盖黄色假膜，周边有充血红晕带，中央凹陷，灼痛明显，影响说话和进食）。具有"发作期（前驱期—溃疡期）—愈合期—间歇期"周期规律，并且有不治而愈的自限性，溃疡一般持续 7～10 天可不治自愈，愈合后不留瘢痕，但间隔一段时间又复发，间歇期长短各人不一。

（3）心理-社会评估：通过与患者沟通，了解患者的年龄、职业、受教育程度，家庭状况，对该疾病认知。有无焦虑、恐惧心理等。

3.护理诊断

（1）疼痛：与口腔溃疡、局部炎症以及进食刺激有关。

（2）口腔黏膜改变：与口腔内溃疡形成有关。

（3）焦虑：与溃疡反复发作、进食疼痛有关。

4.护理目标

（1）牙痛减轻或消失。

（2）能自我调节情绪，焦虑减轻或消失。

（3）口腔黏膜完整。

5.治疗及护理措施

（1）治疗：由于病因尚不明确，故临床疗效不很理想。①局部治疗：主要是消炎、镇痛、防止继发感染、促进愈合。②全身治疗：原则为对因治疗、控制症状、促进愈合、减少复发。

（2）心理护理：让患者了解复发性阿弗他溃疡具有自限性，不经治疗 7～10 天溃疡也会自愈。虽然不能根治，但通过适当、长期的治疗可以控制。告诉患者该溃疡是无传染性、无恶变的良性病损。耐心解释，做好疏导工作，减轻患者的心理负担。

（3）遵医嘱用药。

①全身用药：遵医嘱使用肾上腺皮质激素及其他免疫抑制药，免疫增强药、中药，必要时补充维生素、微量元素等。

②局部用药。a.药膜：在羧甲基纤维素钠、山梨醇中，加入金霉素、氯己定、表面麻醉药、皮质激素等制成，有保护溃疡面、减轻疼痛、延长药物作用的效果。b.软膏：0.1%曲安西龙。c.含漱液：0.1%高锰酸钾液。d.含片：西地碘片（华素片）。e.散剂：复方皮质散、冰硼散及西瓜霜等。f.超声雾化剂。g.镇痛类药物：0.5%盐酸达克罗宁液、1%普鲁卡因或 2%利多卡因液经稀释，在疼痛难忍和进食前涂于溃疡处或含漱，有镇痛作用。

（二）口腔念珠菌病

口腔念珠菌病是真菌-念珠菌属感染所引起的口腔黏膜疾病,又称雪口病或鹅口疮。多发于婴幼儿和体弱儿童。近年来,抗生素和免疫抑制药在临床上广泛应用,造成菌群失调和免疫力下降,使口腔念珠菌病日益常见且危害性逐渐引起人们重视。

1.病因及发病机制

病原为白色念珠菌和热带念珠菌,属于条件致病菌,常寄生在正常人的口腔、肠道、阴道和皮肤等处,平时此菌与口内其他微生物存在拮抗作用,保持平衡状态,故不发病。该菌在酸性环境下易于生长,当口腔不洁、长期使用广谱抗生素致使菌群失调、长期使用免疫抑制药、放射治疗使免疫机制受抑制、原发性免疫功能缺陷、糖尿病或恶病质等全身严重疾病、义齿下方 pH 偏低等情况时,该菌就会大量繁殖而致病。婴儿鹅口疮,常是在分娩过程中为阴道白色念珠菌感染所致,也可通过被白色念珠菌污染的哺乳器或母亲乳头而引起感染。

2.护理评估

(1)健康史:评估患者有无局部或全身感染,有无口腔不洁、长期使用广谱抗生素致使菌群失调、长期使用免疫抑制药、放射治疗使免疫机制受抑制、原发性免疫功能缺陷、糖尿病或恶病质等全身严重疾病。

(2)身体状况:口腔念珠菌病按其主要病变部位可分为念珠菌口炎、念珠菌唇炎与念珠菌口角炎。

①念珠菌性口炎。

a.急性假膜型念珠菌性口炎:本病多见于婴幼儿、体弱多病或长期应用类固醇皮质激素者,好发于唇、颊、舌、腭部,出现黏膜充血,随即出现许多散在的白色小斑点,小点略高起,状似凝乳,逐渐增大,相互融合为白色丝绒状斑片,严重者蔓延至扁桃体、咽部、牙龈。早期黏膜充血较明显,斑片附着不十分紧密,稍用力可擦掉,露出红的黏膜糜烂面及轻度出血。一般患者不感到疼痛,全身症状亦不明显。

b.急性红斑型念珠菌性口炎:又称萎缩型念珠菌性口炎。主要表现为黏膜充血、糜烂,舌背乳头呈团块萎缩,周围舌苔增厚。患者常先有味觉异常或味觉丧失,口腔干燥,黏膜灼痛。

c.慢性肥厚型念珠菌性口炎:又称增殖型念珠菌口炎。

d.慢性红斑型念珠菌性口炎:又称义齿性口炎。

②念珠菌性唇炎:多发于 50 岁以上者。

③念珠菌口角炎:多发生于儿童、身体衰弱者和血液病患者。

(3)心理-社会评估:通过与患者沟通,了解患者的年龄、职业、受教育程度,家庭状况,对该疾病认知,有无焦虑、恐惧心理等。

3.护理诊断

(1)疼痛：与口腔黏膜的炎症及糜烂有关。

(2)口腔黏膜改变：与口腔黏膜充血、水肿、溃疡有关。

(3)知识缺乏：缺乏口腔念珠菌相关疾病及自我护理知识。

4.护理目标

(1)牙痛减轻或消失。

(2)能自我调节情绪，焦虑减轻或消失。

(3)口腔黏膜完整。

5.治疗及护理措施

治疗原则为去除诱发因素，积极治疗基础病，必要时辅以支持治疗。分为局部治疗及全身治疗。

(1)嘱患者注意休息，给予流质或半流质饮食，忌刺激性食物，饭前可用1%～2%普鲁卡因溶液含漱或用0.5%达克罗宁液、1%丁卡因液涂布溃疡面，暂时缓解疼痛，以利于患者进食。喂乳时要注意乳头清洁，哺乳器消毒，以免交叉感染。

(2)遵医嘱应用抗真菌药酮康唑、氟康唑、伊曲康唑等。

(3)加强口腔护理，局部用2%～4%碳酸氢钠溶液清洗口腔，破坏念珠菌的生长环境，然后涂2%甲紫(龙胆紫)液；也可用每毫升含10万U制霉菌素溶液或甘油局部涂布；亦可涂5%克霉唑软膏。

(4)增强机体免疫力，注意均衡饮食，也可使用胸腺素及转移因子等辅助治疗。

(三)口腔单纯疱疹

单纯疱疹是由单纯疱疹病毒(HSV)所致的皮肤黏膜病。疱疹可在咽喉、角膜、生殖器以及口腔周围颜面皮肤等处发生。在口腔黏膜处称为疱疹性口炎；单独发生在口周皮肤者称为唇疱疹。

1.病因及发病机制

口腔单纯疱疹病毒感染的患者及无症状的带病毒者为传染源，主要通过飞沫、唾液及疱疹液直接接触传播，也可以通过食具和衣物间接传染。传染方式主要为直接经呼吸道、口腔、鼻、眼结膜、生殖器黏膜或破损皮肤进入人体，胎儿还可经产道感染。病毒在侵入处生长、繁殖，造成原发感染。单纯疱疹病毒在人体内不能产生永久性免疫力，尽管原发感染后机体产生了抗单纯疱疹病毒的循环抗体，但该抗体无明显的保护作用。当机体遇到激发因素如紫外线照射、创伤、感染、胃肠功能紊乱、妊娠、劳累、情绪、环境等改变时可使体内潜伏的病毒活化，疱疹复发。

2.护理评估

(1)健康史：评估患者有无口腔单纯疱疹病毒接触史，有无激发因素如紫外线、创伤、感染、胃肠功能紊乱、妊娠、劳累、情绪、环境等。

（2）身体状况。

①原发性疱疹性口炎：为 HSV1 引起，多表现为急性疱疹性龈口炎。以 6 岁以下儿童较多见，尤其是 6 个月至 2 岁者更多，成人亦可发病。发病前常有与疱疹病患者接触史。经潜伏期后，出现发热、头痛、疲乏不适、全身肌肉疼痛、咽喉肿痛等急性症状，下颌下淋巴结和颈上淋巴结肿大、触痛。患儿流涎、拒食、烦躁不安。随后口腔黏膜广泛充血、水肿，开始出现成簇的小水疱，形似浅表溃疡，水疱破溃后继发感染，并形成黄色的假膜，最后糜烂面逐渐缩小、愈合，整个病程需 7～10 天。

②复发性疱疹性口炎：原发性疱疹感染愈合后，有 30%～50% 的病例可能发生复发性损害。一般复发感染的部位在口唇附近，故又称为复发性唇疱疹。

（3）心理-社会评估：通过与患者沟通，了解患者的年龄、职业、受教育程度，家庭状况，对该疾病认知。有无焦虑、恐惧心理等。

3.护理诊断

（1）疼痛：与疱疹破裂形成溃疡有关。

（2）体温升高：与病毒感染有关。

（3）知识缺乏：缺乏疱疹相关疾病与自我护理知识。

4.护理目标

（1）疼痛减轻或消失。

（2）体温正常或降低。

（3）掌握疱疹相关疾病知识。

5.治疗及护理措施

全身抗病毒治疗：目前认为核苷类药物是抗 HSV 最有效的药物。主要有阿昔洛韦、伐昔洛韦、泛昔洛韦和更昔洛韦。口腔局部可选用 0.1%～0.2% 氯己定漱口液，3% 阿昔洛韦溶液局部涂搽。对于单纯疱疹感染复发较严重而频繁者，除抗病毒药物，还应选用免疫调节药。疼痛剧烈或有全身症状者，可给予镇痛对症治疗和支持疗法。

（1）口腔局部护理：保持口腔卫生，可用 0.1%～0.2% 氯己定溶液含漱，有消炎、防腐作用，不可用手撕痂皮，防止感染。

（2）药物护理：遵医嘱按时按量服药，为便于进食，饭前可用 1%～2% 普鲁卡因溶液含漱或 0.5% 达克罗宁、1% 丁卡因涂敷创面，可暂时镇痛。嘱应用抗感染、抗病毒药物，同时给予大量的维生素 C 和复合维生素 B。进食困难者须静脉输液，保证饮水量，维持体液平衡。

（3）对患儿及其家属进行心理安慰，让其了解疾病的发病原因及注意事项，按医嘱用药，缩短疗程，促进组织愈合。

（邹小艳）

第二节　口腔颌面外科常见疾病的护理

一、口腔颌面部感染患者的护理

感染是指由各种生物性因子在宿主体内繁殖及侵袭,在生物因子与宿主相互作用下,导致机体产生以防御为主的一系列全身及局部组织反应的疾患。

口腔颌面部位于消化道与呼吸道的起端,通过口腔和鼻腔与外界相通。由于口腔、鼻腔、鼻窦的腔隙,牙、牙龈、扁桃体的特殊解剖结构和这些部位的温度、湿度均适宜于细菌的寄生与繁殖,因此,有大量的微生物存在。此外,颜面皮肤的毛囊、汗腺与皮脂腺也是细菌最常寄居的部位,当这些部位遭受损伤、手术或全身抵抗力下降等因素影响时,均可导致正常微生物生态失调的内源性或外源性感染的发生。颜面及颌骨周围存在较多相互连通的潜在性筋膜间隙,其间隙含疏松的蜂窝结缔组织,形成感染易于蔓延的通道,加之颜面部血液循环丰富,鼻唇部静脉又无瓣膜,致使在鼻根至两侧口角区域内发生的感染易向颅内扩散,而被称为面部的"危险三角区"。

面颈部具有丰富的淋巴结,口腔、颜面及上呼吸道感染可顺相应淋巴引流途径扩散,发生区域性的淋巴结炎。特别是儿童淋巴结发育尚不完善,感染易穿破淋巴结被膜,形成结外蜂窝织炎。

1.口腔颌面部感染的途径

(1)牙源性:病原菌通过病变牙或牙周组织进入体内发生感染者,称为牙源性感染。牙在解剖结构上与颌骨直接相连,牙髓及牙周感染可向根尖、牙槽骨、颌骨以及颌面部间隙扩散。由于龋病、牙周病、智齿冠周炎均为临床常见病,故牙源性途径是口腔颌面部感染的主要来源,也是颌面部特有的感染途径。

(2)腺源性:面颈部淋巴结可继发于口腔、上呼吸道感染,引起炎症改变;淋巴结感染又可穿过淋巴结被膜向周围扩散,尤其是儿童淋巴结结构发育不完善,被膜不完整,感染易向外扩散而引起筋膜间隙的蜂窝织炎。

(3)损伤性:继发于损伤后,细菌由损伤的皮肤、黏膜及拔牙创伤等进入而引起感染。

(4)血源性:机体其他部位的化脓性病灶通过血液循环形成的口腔颌面部化脓性病变。

(5)医源性:医务人员行局部麻醉、手术、穿刺等操作未严格遵守无菌操作原则造成的继发性感染称为医源性感染。

2.病原菌

口腔颌面部感染常由金黄色葡萄球菌、溶血性链球菌、大肠杆菌及厌氧菌引起,最多见的是需氧菌与厌氧菌的混合感染。

口腔内的正常菌群或外来病原菌的污染,不一定都会发生感染,只有当人体局部或全身的防御功能减弱或病原菌数量、毒力过大时才会发病。感染的发生一方面取决于细菌的种类、数量和毒力;另一方面还取决于机体的抵抗力、易感性、患者的年龄、营养状况以及感染发生部位的解剖特点、局部血液循环状况等因素的影响。急性感染发生后,若机体抵抗力强,并得到及时合理的治疗,则感染可被局限,通过自行吸收或形成脓肿引流后痊愈。当机体抵抗力与病原菌毒力处于相持之势或处理不当时,则感染可转为慢性过程。如细菌毒力超过人体抵抗力或抗菌药物使用不当或无效时,感染可向周围组织蔓延,并通过淋巴管及血液循环扩散,引起淋巴管炎、淋巴结炎或发生败血症等。

3.口腔颌面部感染的临床表现

(1)局部表现:急性期局部表现为红、肿、热、痛和功能障碍,相应区域淋巴结肿痛,波及咀嚼肌可出现张口受限。如病变位于口底、咽旁,可影响进食、发音及吞咽。当急性炎症局限后,可形成脓肿。浅部脓肿,触诊局部有波动感;深部脓肿,触诊有凹陷性水肿。慢性期局部形成较硬的炎性浸润块,并出现不同程度的功能障碍。有的脓肿形成后未及时治疗而自行破溃,可形成长期排脓的窦道。

(2)全身表现:急性炎症依细菌毒力及机体抵抗力不同而有差异,主要症状有畏寒、发热、头痛、全身不适、乏力、尿量少、舌质红、脉速等。病情重、时间长者,由于代谢紊乱,可出现水电解质平衡失调、酸中毒,甚至肝、肾功能障碍。严重感染者,可伴有败血症或脓毒血症。慢性炎症患者多表现为局部炎症久治不愈,长期排脓或反复发作,有持续低热。因长期处于慢性消耗状态,患者可出现全身衰弱及营养不良,有不同程度的贫血。

(3)实验室检查:可见白细胞总数增高,中性粒细胞比例上升,核左移。病情重而时间长者,由于代谢紊乱,可出现酸中毒,肝、肾功能障碍。

4.口腔颌面部感染的治疗

口腔颌面部感染的治疗从全身和局部两方面考虑,轻度感染仅用局部疗法即能治愈。

(1)局部治疗:保持局部清洁,减少局部活动度,避免不良刺激,特别对面部疖、痈应严禁挤压,以防感染扩散。可局部外敷中草药,如六合丹、金黄散等。

(2)手术治疗。①脓肿切开引流术:炎性病灶已化脓并形成脓肿或脓肿已自行破溃而引流不畅时,应进行切开或扩大引流术。②清除病灶:由牙源性感染引起的炎症治疗好转后,应拔除病灶牙,否则炎症易反复发作。颌骨骨髓炎在急性期好转后,应及早进行死骨及病灶清除术。

(3)全身治疗:口腔颌面部感染并发全身中毒症状,如发热、寒战、白细胞计数明显升高时,都应在局部处理的同时,全身给予支持治疗。维持水、电解质平衡,以减轻中毒症状,并及时有针对性地给予抗菌药物。

对已发生败血症、海绵窦血栓性静脉炎、全身其他脏器继发性脓肿形成、中毒性休克等严重并发症时,更应早期及时进行全身治疗。

通过抗菌药物的治疗,可以达到消灭致病微生物的目的,但应根据抗菌谱有计划性地选择药物,防止遇到感染即用广谱抗生素的倾向。用药前尽可能明确病原菌并进行药敏试验,以免细菌产生耐药性及菌群失调。

(一)冠周炎

冠周炎又称为智齿冠周炎,是指智齿(第三磨牙)萌出不全或阻生时牙冠周围软组织发生的炎症。临床上以下颌智齿冠周炎多见,上颌第三磨牙冠周炎发生率较低,且临床症状较轻,并发症少,治疗相对简单。本部分主要介绍下颌智齿冠周炎。

1.病因及发病机制

人类种系演化过程中,随着食物种类的变化,带来咀嚼器官的退化,造成下颌骨的牙槽骨长度与下颌牙列的位置不相适应,致使第三磨牙萌出受阻,而远中牙龈瓣未能及时退缩,与覆盖下的牙冠间形成较深的盲袋,有利于食物残渣的潜藏和细菌的滋生,加上来自咀嚼的机械性损伤,使龈瓣及附近组织易受感染。当机体抵抗力下降,局部细菌毒力增强时,可引起冠周炎急性发作。智齿冠周炎主要发生在18~30岁智齿萌出期的青年人和萌出不全阻生智齿的患者。

2.护理评估

(1)健康史:评估发病年龄,疼痛时间、部位,伴随症状等。

(2)身体状况。

①症状:智齿冠周炎常以急性炎症出现。初期一般无明显的全身反应,患者自觉患侧磨牙后区胀痛不适,当进食咀嚼、吞咽、开口活动时疼痛加重。病情继续发展,局部可呈自发性跳痛,并可反射至耳颞区,炎症侵及咀嚼肌时则开口受限。如炎症未得到及时控制,则全身症状逐渐明显,可出现发热、畏寒、头痛等症状。

②体征:口腔局部检查多数患者可见下颌智齿萌出不全,冠周软组织红肿、糜烂、触痛明显。探针可探及阻生牙并可从龈瓣内压出脓液。病情严重者可形成脓肿或感染向邻近组织扩散,患侧颌下淋巴结肿胀、压痛。

(3)辅助检查:X线检查牙龈内部牙齿状况。

(4)心理-社会状况:发病初期症状轻微,常被患者忽视而延误及时治疗,当出现严重症状后才急于就诊。此时,炎症已发展,甚至出现严重的并发症。患者因疼痛、张口受限、进食困难而感到十分痛苦和焦虑。阻生牙需拔除时,患者惧怕手术疼痛而产生恐惧心理。

3.治疗

(1)局部治疗:保持局部清洁,减少局部活动度,避免不良刺激。

(2)手术治疗。①脓肿切开引流术:炎性病灶已化脓并形成脓肿,应进行切开或扩大引流术。②清除病灶:炎症反复发作者,应拔除病灶牙。

(3)全身治疗:并发全身中毒症状,如发热、寒战、白细胞计数明显升高时,应在局部处理的同时,全身给予支持治疗。维持水、电解质平衡,以减轻中毒症状,并及时有针对性地给予抗菌药物。

4.护理诊断

(1)疼痛:与牙冠周围急性感染有关。

(2)语言沟通障碍:与疼痛、张口受限而致交流障碍有关。

(3)潜在并发症:如颌面部间隙感染。

(4)知识缺乏:缺乏疾病早期诊断和及时治疗的相关知识。

5.护理目标

(1)患者疼痛减轻至消失。

(2)患者顺利康复,不发生并发症。

(3)患者了解冠周炎及时治疗的重要性。

6.护理措施

(1)局部冲洗:协助医生对冠周炎龈袋用3%过氧化氢溶液和生理盐水反复冲洗,直到溢出液清亮为止。局部用探针蘸取碘甘油或碘酚送入龈袋内,每日1~3次,疗效良好。

(2)保持口腔清洁:用温热盐水或含漱剂漱口,每日数次。

(3)切开引流:如龈瓣附近脓肿形成,协助医生及时切开引流。

(4)全身支持疗法:局部炎症及全身反应较重者,按医嘱使用抗生素。嘱患者注意休息,进食流质,不吃刺激食物,治疗期戒烟戒酒。

(5)龈瓣切除:急性炎症消退后,对有足够萌出位置且牙位正常的智齿,协助医生在局麻下切除智齿冠周龈瓣,以消除盲袋。

(6)健康教育:因冠周炎可能引起颌面部间隙感染,也可能成为其他全身性疾病的病灶,因此,应向患者宣传冠周炎的发病原因及早期治疗的重要性,对无保留价值的阻生牙、病灶牙,待急性炎症消退后应及时拔除,防止复发。

(二)颌面部蜂窝织炎

颌面部蜂窝织炎是颜面、颌周及口咽区软组织化脓性炎症的总称。在正常的颌面部解剖结构中,存在着潜在的彼此相连的筋膜间隙,各间隙内充满着脂肪或疏松结缔组织。根据解剖结构和临床感染常出现的部位,将其分为不同名称的间隙,如眶下间隙、咬肌间隙、咽口间隙、口底间隙、翼下颌间隙、颊间隙等。当感染发生时,结缔组织溶解后,炎症产物充满筋膜间隙,故此类炎症又称间隙感染。炎症可以局限于一个间隙内,亦可波及相邻的几个间隙,形成弥散性蜂窝织炎或脓肿,甚至可沿神经、血管扩散,引起海绵窦血栓静脉炎、脑脓肿、败血症等严重并发症。

1.病因及发病机制

颌面部蜂窝织炎均为继发感染,最常见为牙源性感染,如下颌第三磨牙冠周炎、根尖周炎等;其次是腺源性感染,多见于幼儿。外伤及血源性感染少见。病原菌以葡萄球菌和链球菌为主,多为混合感染,厌氧菌所致较少。

2.护理评估

(1)健康史:仔细询问病史,了解患者是否存在未经彻底治疗的牙病史。

(2)身体状况:常表现为急性炎症过程,根据感染的性质、途径、部位不同而表现出不同的症状及体征。一般局部表现为红、肿、热、痛、功能障碍等,重者出现高热、寒战。因感染部位不同,可有其他特殊表现。如咀嚼肌受累,可出现张口受限、进食困难。炎症侵及喉头、咽旁、口底,可引起局部水肿,使咽腔缩小或压迫气管,造成不同程度的呼吸和吞咽困难。如眶下间隙感染,出现眶下区剧痛、下睑水肿、睑裂变窄、鼻唇沟消失。腐败坏死性感染,局部红、热不明显,但有广泛性水肿,全身中毒症状严重或出现严重并发症。浅层间隙感染,炎症局限时可扪及波动感;深层间隙感染,则局部有凹陷性水肿及压痛点。穿刺抽脓检查,腐败坏死性感染脓稀薄、污黑且常有恶臭;化脓性感染脓液呈黄色或粉红色。

(3)辅助检查:实验室检查可见白细胞计数明显升高或出现中毒颗粒。

(4)心理-社会状况:蜂窝织炎所致局部及全身症状严重,患者对疾病的预后十分担忧,感到紧张及焦虑,常常表现出烦躁不安、失眠、沉默或多语,此时特别需要亲人的安慰和细心的照顾。

3.治疗

(1)局部治疗:局部避免不良刺激,尽量减少咀嚼、说话等局部活动。炎症初期主要是消肿、散瘀、止痛,可外敷六合丹、抑阳散、金黄散等。脓肿形成后,应及时切开排脓,局部及全身症状可迅速好转。对脓肿较深的间隙,尽可能采用颌下切口。此外,局部也可以辅以理疗、热敷等。

(2)全身治疗:根据局部及全身症状,选择适当的抗生素。还要注意加强全身营养与支持疗法。牙源性感染引起的炎症好转后,应处理病源牙,以防复发。

4.护理诊断

(1)疼痛:与感染引起局部肿胀、组织受压有关。

(2)体温升高:与急性炎症有关。

（3）焦虑：与症状严重而致全身不适及担心预后不佳有关。

（4）潜在并发症：如海绵窦血栓静脉炎、脑脓肿、败血症等。

5.护理目标

（1）患者原有症状减轻,体温恢复正常。

（2）患者能表述焦虑原因,积极配合治疗。

（3）患者没有发生并发症或及时诊治。

6.护理措施

（1）心理护理：耐心向患者解释病情及治疗计划,减轻紧张情绪,鼓励患者说出心理感受,消除焦虑感。

（2）注意休息：为患者提供安静舒适的休息环境。急性期感染严重者应卧床休息,注意静养,尽量少说话,减少活动,避免不良刺激。

（3）病情观察：注意生命体征的变化,严密观察局部及全身症状。对于有脓肿形成者,护士应协助医生切开引流。如肿胀严重引起呼吸困难者,必要时可行气管切开术。

（4）治疗护理：遵医嘱给予镇痛药、镇静药,应用抗生素治疗原发病灶。对于病情严重者,给予全身支持疗法、输血输液、维持电解质平衡。因患者服用抗生素量较大,要注意观察用药后的反应。

（5）饮食护理：给予高营养、易消化的流质饮食,张口受限者采用吸管进食。

（6）口腔护理：病情轻者,嘱其用温盐水或漱口液漱口;病情重者进行口腔护理,用3％过氧化氢溶液清洗。

（7）去除病因：感染控制后,嘱患者及时治疗病灶牙,对不能保留的患牙及早拔除。

（三）颌骨骨髓炎

颌骨骨髓炎是由细菌感染以及物理或化学因素使颌骨产生的炎性病变。它并不只是限于骨髓腔内的炎症,而是指包括骨膜、骨皮质、骨髓及其中的血管、神经等整个骨组织发生的炎症过程。根据颌骨骨髓炎的病理特点及致病因素不同,可分为化脓性颌骨骨髓炎与特异性颌骨骨髓炎,另外还有物理性（放射线）及化学性因素引起的颌骨骨髓坏死而继发感染的骨髓炎。临床上以牙源性感染引起的化脓性颌骨骨髓炎最为多见。近年来由于颌面部肿瘤放射治疗的广泛应用,放射性骨髓炎有增多趋势。

1.病因及发病机制

化脓性颌骨骨髓炎多发生于青壮年,病原菌主要为金黄色葡萄球菌及其他化脓菌,常见混合性细菌感染。感染途径主要为牙源性感染,约占化脓性颌骨骨髓炎的90％,多发生在下颌,常由急性根尖周炎、牙周炎、智齿冠周炎发展而来。外伤后继发骨髓炎或急性血源性感染所致者较少见。

2.护理评估

(1)健康史:评估患者是否有急性根尖周炎、牙周炎、智齿冠周炎等相关疾病。

(2)身体状况:化脓性颌骨骨髓炎一般均由急性转为慢性,最后形成死骨。炎症可以是小范围的,也可以扩大波及一侧下颌骨,甚至整个下颌骨均受累。炎症如从骨髓向四周发展,破坏颌骨,称为中央型颌骨骨髓炎;由骨膜下脓肿损害骨皮质,称为边缘性颌骨骨髓炎。如病情未得到及时控制,少数亦可发展至破坏整块颌骨。

①中央型颌骨骨髓炎:按临床发展过程分为急性期与慢性期。a.急性期:由于细菌的毒性、全身状态、炎症发展的严重程度与病变范围不同,临床表现也有明显差异。感染初期炎症局限于牙槽骨或颌骨体部的骨髓腔内,因炎症被致密骨板包围,不易向外扩散,故患者感病变区牙剧烈疼痛,并沿三叉神经分布区放射。牙松动,不能咀嚼。如果炎症未得到及时控制,则受累区牙龈丰满,面颊肿胀。如脓液穿破骨壁得到引流,炎症可逐渐减轻,否则,骨髓腔内的炎症发展扩散,可形成弥漫性骨髓炎。下颌中央型颌骨骨髓炎可沿下牙槽神经管扩散,波及下牙槽神经时下唇麻木,咀嚼肌受累则张口受限,重者伴发多间隙感染。b.慢性期:常为急性期的延续。急性期如未得到及时、合理、彻底的治疗,即进入慢性期。此时患者全身及局部症状缓解,口内或颌面部皮肤形成多数瘘孔并长期流脓,有时混杂有小块死骨。如有大块死骨形成,可发生病理性骨折,出现咬合错乱及面部畸形。若死骨不清除,病变可持续数月至数年,一旦瘘管阻塞,炎症又可急性发作。

②边缘型颌骨骨髓炎:多见于青年人,好发于下颌支,其感染来源与中央型一样,多为牙源性感染,其中又以下颌智齿冠周炎最为多见。边缘性颌骨骨髓炎也有急性和慢性之分,病变也可以是局限型或弥散型。急性期临床特点与颌周间隙感染相似。如未得到及时的治疗,病变继续发展而转入慢性期。慢性期出现骨膜溶解,骨皮质脱钙疏松并有小块死骨形成。腮腺嚼肌区炎性浸润出现硬块,轻微压痛,凹陷性水肿和张口受限,患者进食困难。全身症状较轻,可有长期排脓的瘘孔,探诊骨面粗糙。瘘孔阻塞时,炎症可急性发作。炎症发展至骨髓腔时,感染可在骨髓腔内扩散,可并发中央型颌骨骨髓炎,且有大块死骨形成。

(3)辅助检查:中央型颌骨骨髓炎进入慢性期后,X线片可见病变区骨质疏松,骨密质破坏。2～3个月后,显示骨破坏局限,有死骨形成,与周围骨质分界清楚或伴病理性骨折;边缘性颌骨骨髓炎慢性期与周围骨无明显分界。下颌支后前位X线片可见骨皮质不光滑或有小片死骨形成。

(4)心理-社会状况:急性颌骨骨髓炎一般都来势迅猛,病情严重。一旦患了此病,患者及家属均感紧张,手足无措,对疾病的预后十分担忧。慢性颌骨骨髓炎因病程迁延,时好时坏,患者对治疗缺乏信心。如果发生病理性颌骨骨折,出现咬合错乱和面部畸形,由此将导致患者自我形象紊乱,产生自卑心理,严重影响其正常生活及社会交往。

3.治疗

急性颌骨骨髓炎的治疗与颌面部间隙感染相同,全身支持并给予足量、有效的抗生素治疗后,配合必要的外科手术,如及时切开引流、拔除病源牙。

慢性颌骨骨髓炎时应努力改善机体状况,保持引流通畅,及时拔除病源牙,彻底清除病灶、刮治或摘除死骨。

及时治疗冠周炎、尖周炎等牙源性感染,对预防发生颌骨骨髓炎有积极意义。如已形成骨髓炎,在急性期应予彻底治疗,以免转为慢性。

4.护理诊断

(1)疼痛:与炎症被致密骨板包围,不易向外扩散有关。

(2)体温过高:与感染有关。

(3)焦虑:与病程长、经久不愈,担心预后不佳有关。

(4)营养失调:低于机体需要量,与感染造成机体消耗增加及摄入不足有关。

5.护理目标

(1)患者原有症状缓解或消失,不适感降低。

(2)患者焦虑情绪减轻,能积极配合治疗。

(3)患者体温恢复正常。

(4)患者摄入量能满足机体基本需要。

6.护理措施

(1)注意休息:为患者提供安静舒适的环境,保证患者有足够的休息及睡眠。

(2)治疗护理:根据临床反应、细菌培养及药物敏感试验结果,遵医嘱使用足量的抗生素,控制感染。进行引流的患者密切观察引流量及脓液性质。需进行手术治疗者,按照手术常规进行护理。

(3)饮食护理:进食营养丰富的流质或软食,对张口受限的患者应给予管饲进食,保证营养供给。高热失水者应给予静脉补液,维持水电解质平衡。

(4)口腔护理:对因病理性骨折或摘除死骨术后用钢丝或夹板固定颌骨的患者,做好口腔护理。可采用加压冲洗法,即用吊筒盛温生理盐水或1∶5000呋喃西林溶液,将冲洗头放入口内,边冲洗边用吸引器吸出冲洗液,以达到彻底清洁口腔的目的。

(5)物理疗法:急性炎症初期,用超短波治疗能缓解疼痛,消除肿胀。术后患者可配合理疗及热敷,可改善局部血运及张口度,加速创口愈合。

(6)心理护理:与患者及家属进行积极的交流与沟通,鼓励患者说出心理感受,了解家庭系统对患者心理的影响。对焦虑的患者进行疏导,介绍认识同种疾病的恢复期患者,利用现身说法增强患者的信心,恢复自信,积极配合治疗。

(7)出院指导:结扎丝及夹板去除后,告诉患者逐渐练习张闭口运动,直至功能恢复。练习时要有耐心和毅力。勿吃坚硬食物,保证营养摄入,以利于身体恢复。

(四)面部疖痈

面部皮肤是人体毛囊及皮脂腺、汗腺最丰富的部位之一,又是人体长期暴露的部分,易致细菌感染。单个毛囊及附件的急性化脓性炎症称疖,其病变局限于皮肤浅层组织。相邻多个毛囊及其附件同时发生急性化脓性炎症称痈,其病变波及皮肤深层毛囊间组织时,可沿筋膜浅面扩散波及皮下脂肪层,造成较大范围的炎性浸润或组织坏死。

1.病因及发病机制

病原菌主要为金黄色葡萄球菌。正常的毛囊及附件常有细菌存在,但只有在局部因素影响或全身抵抗力下降时,细菌才大量繁殖引起感染。皮肤不洁或剃须等原因引起皮肤的损伤,均可成为局部诱因;全身衰竭,消耗性疾病或糖尿病的患者,也易发生疖痈。

2.护理评估

(1)健康史:仔细询问病史,了解患者是否患消耗性疾病、全身衰竭或糖尿病;有无皮肤不洁或剃须等导致皮肤损伤的情况;了解诊治过程,询问患者有无搔抓、挤压、热敷等局部不当的处理措施。

(2)身体状况:疖初起为皮肤上出现红、肿、热、痛的小硬结,呈锥形隆起,有触痛。2～3天内硬结顶部出现黄白色脓头,周围为红色硬盘。患者自觉局部瘙痒、烧灼感及跳痛,以后脓头破溃,脓液排出后症状减轻,炎症逐渐消退,创口愈合。

痈多发生于成年人,以上唇痈多见。发病初期,局部即出现稍隆起的紫红色浸润区,质地坚硬,界限不清。感染可波及深层筋膜及肌组织,在皮肤及口唇黏膜中出现多数脓头,继而中央部坏死、溶解、塌陷,状似蜂窝。唇痈患者因唇部极度肿胀、疼痛、张口受限而致进食、言语困难。局部区域淋巴结肿大,全身中毒症状明显,如畏寒、高热、头痛、食欲减退等。痈较疖更易伴发颅内海绵窦静脉炎、败血症、脓毒血症及中毒性休克和水电解质紊乱,从而导致较高的死亡率。

(3)辅助检查:实验室检查可见白细胞计数及中性粒细胞比例升高。脓液培养可明确致病菌种类。

(4)心理-社会状况:当面疖痈发生于年轻患者时,患者常认为影响到自己的面容,妨碍其社会交往。个别患者为使其尽快消除,擅自采用不正确的处理方法,如挤压、烧灼等,这样往往会导致炎症扩散,甚至产生严重并发症。

3.治疗

(1)**手术治疗**:适用于疖与痈的脓肿形成期。根据脓肿的大小选择恰当的切开方式。较小的疖肿,可以在局部浸润麻醉下切开脓腔,放出脓液,内置纱条引流。对于较大、较深的痈,最好在静脉全麻下切开脓腔,根据脓肿大小给予"一"字、"十"字切开,注意探查并开放一切潜在的脓腔,清除坏死组织及脓液,内置红粉纱条,以化腐提脓引流。

(2)药物治疗:全身支持治疗,并合理、正确地使用抗生素,控制感染。

4.护理诊断

(1)潜在并发症:如败血症或脓毒血症。

(2)体温过高:与感染导致全身中毒反应有关。

(3)知识缺乏:缺乏对疖痈的正确处理方法及面部解剖生理特点的相关知识。

5.护理目标

(1)患者症状消失,体温恢复正常,不发生并发症。

(2)患者能自述疖痈的正确处理方法,了解面部解剖特点与疾病的关系。

6.护理措施

面部疖痈的治疗采用局部和全身治疗相结合的方法。护理配合如下:

(1)疖初起时局部可用 2%碘酊涂擦患处,每日一次,并保持局部清洁。痈的局部用 3%高渗盐水或含抗生素的盐水纱布在患处持续湿敷,可促进早期痈的局限、软化和穿破。同时可局部外敷中药,如六合丹等。

(2)面部疖伴有蜂窝织炎和面痈患者给予全身抗菌药物治疗,最好进行药敏试验,以便选择正确的抗生素。治疗过程中,密切观察患者生命体征的变化及药物疗效。

(3)重症患者加强全身支持疗法,遵医嘱输液或小量输血,加强营养。如出现中毒性休克或并发症,及时采取相应的治疗及护理措施。

(4)提供舒适安静的休息环境,嘱患者卧床休息。唇痈患者应限制唇部活动,如说话及咀嚼等。进食采用管喂或鼻饲流质。保持局部清洁,防止食物污染患处。

(5)健康教育:详细向患者介绍颜面部的生理特点,让患者知道疖痈处理不当可导致的严重后果,充分认识"面无善疮"的道理。告诉患者当面部发生疖痈时,切忌搔抓、挤压、挑刺、热敷等,一定及时到医院请医生处理,防止感染扩散。

二、口腔颌面部损伤患者的护理

(一)概述

口腔颌面部损伤多为交通事故、战伤、运动损伤、劳动和生活中的意外伤害所致。口腔颌面部上接颅脑,下接颈部,上、下颌骨附着有牙,口内有舌,是呼吸和消化道的起端。颌面部骨骼及窦腔多,血液循环丰富,面神经、三叉神经等分布其间。了解其特殊的解剖、生理特性,有利于掌握和理解口腔颌面部损伤的特点。

1.口腔颌面部损伤的特点

(1)丰富的血供对口腔颌面部损伤的意义：口腔颌面部血液循环丰富，患者受伤后易出血，形成血肿。口底、舌根、下颌下等部位损伤时，组织水肿反应快而重，可因水肿、血肿压迫呼吸道而影响呼吸，甚至引起窒息。由于血供丰富，组织抗感染能力和再生修复能力强，创口容易愈合。因此，初期清创缝合的时限相对较宽。伤后24~48小时，甚至更长时间的伤口，只要未出现化脓性感染，清创后仍可做初期缝合。

(2)牙在损伤时的意义：口腔颌面部损伤常累及牙，尤其是火器伤时，被损伤的牙碎片向邻近组织飞溅，造成"二次弹片伤"，附着于牙上的结石和细菌被带入深部组织，引起创口感染。颌骨骨折线上的龋坏可导致骨断端感染，影响骨折的愈合。但牙列的移位或咬𬌗关系错乱是颌骨骨折诊断的重要体征。在治疗颌骨骨折时，牙是结扎固定和颌间牵引的重要基础。

(3)易伴有颅脑损伤：口腔颌面部上接颅脑，上颌骨和面中1/3部位损伤时易并发颅脑损伤，主要特征是伤后有昏迷史。颅底骨折时可伴有脑脊液鼻漏或耳漏。

(4)常伴有颈部损伤：口腔颌面部下接颈部，为大血管和颈椎所在，下颌骨损伤时容易并发颈部损伤，要注意有无颈部出血、颈椎损伤或高位截瘫。钝器伤及颈部大血管时，有可能在晚期形成颈动脉瘤、假性动脉瘤和动静脉瘘。

(5)易发生窒息：口腔颌面部位于呼吸道上端，损伤时可因组织移位、肿胀、舌后坠、血凝块和分泌物阻塞呼吸道而发生窒息。

(6)影响进食和口腔卫生：口腔颌面部损伤影响进食、张口、咀嚼和语言，吞咽功能受到影响则妨碍口腔的自洁作用。

(7)易发生感染：口腔颌面部窦腔多，口腔、鼻腔、上颌窦等部位相互相通，且窦腔内存有大量的细菌，极易发生感染。

(8)可伴有其他解剖结构的损伤：口腔颌面部有唾液腺、面神经、三叉神经分布，腮腺损伤时可发生涎瘘；面神经损伤时可发生面瘫；三叉神经损伤时可在其分布的区域出现麻木感。

(9)面部畸形：颌面部损伤时，常有不同程度的面部畸形，从而加重患者的心理负担，治疗时应积极恢复其外形和功能，减少畸形的发生。

2.口腔颌面部损伤的急救

首诊口腔颌面部损伤伤员时，应全面检查，迅速作出伤情判断，根据轻重缓急及时抢救可能危及患者生命的症状。首先解除窒息，然后依次治疗出血、休克及颅脑损伤。

(1)窒息的急救：防止窒息的关键在于早发现、早处理，在窒息发生之前解除窒息的诱因，如已出现呼吸困难，须立即进行抢救。

①解除阻塞:迅速用手指或器械清除阻塞物,确保呼吸道通畅。

②牵出后坠的舌:用缝线或舌钳将舌牵出,固定在口外。

③悬吊下坠的上颌骨骨块:临时用压舌板横放于上颌双侧前磨牙位置,将上颌骨骨折块向上悬吊,并将两端固定于头部绷带上。

④插入通气导管保持呼吸道通畅:插入通气导管解除因咽部和舌根肿胀压迫呼吸道的患者,紧急情况或没有通气导管的情况下,可用粗针头做环甲膜穿刺,争取时间进行气管切开。

(2)止血:根据损伤的部位和出血的来源、程度及现场条件采用相应的止血方法。

①压迫止血。a.指压止血:用手指压迫出血部位供应动脉的近心端作为暂时性止血。b.加压包扎:清理创面后,将移位的组织瓣复位,在损伤部位覆盖多层敷料,再用绷带行加压包扎。包扎松紧度适宜,避免压迫颈部以免影响呼吸。c.填塞止血:开放性伤口纱布填塞后再用绷带加压包扎。

②结扎止血:结扎止血是最可靠的止血方法。对较大的出血点,用血管钳在血管断端夹住,连同血管钳一起妥善包扎后转运伤员。

③药物止血:适用于创面渗血和小的动、静脉出血。创面局部涂云南白药、明胶海绵等止血药,全身应用酚磺乙胺、氨基己酸等止血药。

(3)休克的急救。

①补充血容量:创伤性休克的重要原因是有效循环血容量不足,补充血容量是抢救休克的最重要措施。迅速足量、合理补液,建立2~3条有效的静脉通道,首先快速补充平衡液,恢复失血后细胞外液的不足。

②镇静、镇痛,维持生命体征稳定,如有异常,立即报告医生。

(4)合并颅脑损伤的急救:严密观察生命体征的变化,减少搬动,卧床休息。适当镇静,但禁用吗啡。有脑脊液鼻漏或耳漏的患者,禁止做填塞和冲洗,以免引起颅内感染。颅内压增高的患者可用甘露醇脱水治疗。若伤后无颅脑损伤症状,也需要严密观察有无颅内血肿、脑水肿情况。

(5)预防感染:尽早进行清创缝合,无条件时应将创口包扎,防止外界细菌污染。受伤后要尽早注射破伤风抗毒素,动物咬伤后要预防性注射狂犬疫苗。

(6)口腔颌面部损伤创伤严重程度评分:创伤严重程度评分有助于快速判断伤情轻重,便于判断是否需要转送和途中的急救护理。

简明损伤定级法(AIS):AIS是将人体分为9个区域进行编码,采用6位数字表示。对每一处的损伤根据严重程度从轻到重依次分为6度:Ⅰ度为轻度;Ⅱ度为中度;Ⅲ度为较重;Ⅳ度为严重;Ⅴ度为危重;Ⅵ度为最危重,存活的可能性极小。

（二）颌面部软组织损伤

颌面部软组织损伤根据伤情和损伤原因分为擦伤、挫伤、切割伤、刺伤、撕裂或撕脱伤、咬伤及火器伤。各类损伤的临床表现和处理方法各有其特点。

1.病因及发病机制

（1）擦伤：皮肤表层破损，少量出血，疼痛明显，创面常附着泥沙。

（2）挫伤：皮下及深部组织遭受挤压损伤而无开放性伤口。常有组织渗血形成的瘀斑，甚至血肿。表现为局部皮肤变色、肿胀、疼痛。

（3）刺（割）伤：皮肤和软组织有裂口，刺伤的创口小而深，切割伤的创缘整齐，但易伤及大血管引起出血。

（4）撕裂或撕脱伤：为较大的机械力量将组织撕裂或撕脱，发生后往往伤情重、出血多、疼痛剧烈。

（5）咬伤：常见的有狗咬伤，偶尔有老鼠咬伤，山区也可见到熊、野猪等动物咬伤。

2.护理评估

（1）健康史：询问患者受伤时间、致伤物，出血量、有无昏迷等。

（2）身体状况。

①擦伤：皮肤感觉神经末梢暴露，十分疼痛。

②挫伤：局部皮肤变色、肿胀、疼痛。

③刺（割）伤：伤及大血管，大量出血；伤及面神经，出现面瘫；泥沙和细菌带入创口，易发生感染。

④撕裂或撕脱伤：常有皮下和肌肉组织缺损、移位，面骨裸露。

⑤咬伤：可致面颊及唇部组织撕裂、撕脱或缺损，外形和功能受到损害，组织受到严重污染。

（3）辅助检查：X线检查协助诊断。

（4）心理-社会因素：患者突然遭受意外伤害，出现不同程度的焦虑、恐惧心理。

3.护理诊断

（1）疼痛：与组织损伤有关。

（2）组织完整性受损：与外伤有关。

（3）自我形象紊乱：与外伤后颜面部组织缺损、畸形和容貌改变有关。

（4）营养失调：与面部组织损伤代谢增加而进食困难有关。

（5）焦虑和恐惧：与突然遭到的外伤、面部畸形、担心预后不佳有关。

4.护理目标

（1）患者疼痛减轻或消失。

（2）受损的组织愈合。

（3）保证足够的营养,体重下降不明显。

（4）患者焦虑减轻,学会应对焦虑的方法,积极配合治疗和护理。

5.治疗及护理措施

（1）一般护理。

①密切观察生命体征,做好急诊手术的准备,创口缝合后适当暴露伤口(特别是狗咬伤)或适度地加压包扎。

②对已发生感染的伤口,根据创口的污染程度每日数次进行创面湿敷和清洗。待创面清洁,肉芽组织生长后再行进一步的处理。

③口腔清洁,根据口腔细菌培养的结果,选择合适的漱口液漱口和冲洗法口腔护理。

（2）饮食指导。

①根据患者的损伤部位和伤情选择不同的进食方法。口内无伤口、无颌骨骨折的患者一般可正常进食。口内伤口小、已做缝合、张口轻度受限者,可用汤勺喂养;颌间固定的患者可用长滴管进行喂养,必要时经胃管进食;禁用吸管,避免口腔负压导致伤口出血。

②以进食清淡的软食为主,禁烟酒;禁食煎、炸、辛辣、硬的刺激性食物,食物温度不能过高;进食完毕检查口腔,协助漱口,保证无食物残留。

（3）其他:做好心理护理,鼓励和安慰患者,促使积极配合治疗,利于康复。

（三）牙和牙槽骨损伤

牙和牙槽骨损伤多见于跌打、撞击等意外伤害。牙损伤分为牙挫伤、牙脱位和牙折3类。

1.病因及发病机制

牙挫伤常由于直接或间接的外力作用,使牙周膜和牙髓受损。牙脱位是由于较大的暴力撞击牙,使牙部分或完全脱位。牙折主要由暴力的直接作用或偶尔咬硬物使牙发生冠折、根折或根冠联合折。牙槽突骨折是由于外力直接作用于牙槽突使牙槽突骨折。

2.护理评估

（1）健康史。

①询问患者全身健康状况。

②有无严重的全身疾病。

③有无过敏史。

（2）身体状况。

①牙挫伤:伤后组织出现充血、水肿,出现叩痛、松动、咬𬌗功能障碍及对冷、热刺激敏感等牙周炎和牙髓炎的症状。

②牙脱位:局部牙龈可有红肿、撕裂症状或并发牙槽突骨折。

③牙折:冠折局限于切角或切断部分,只有轻微的过敏感觉;重者使牙髓暴露,则刺激症状较明显;根折时牙齿有松动和触压痛。

④牙槽突骨折:骨折片移位可引起咬殆错乱,常伴有唇和牙龈组织撕裂、肿胀、牙松动、牙折或牙脱落。

(3)辅助检查:X线检查可协助诊断。

(4)心理-社会状况:患者突然遭受意外伤害,出现不同程度的焦虑、恐惧心理。

3.护理诊断

(1)急性疼痛:与外伤后牙髓暴露有关。

(2)有误吸的潜在危险:与牙松动或牙脱落有关。

(3)牙齿异常:与牙齿松动或脱落有关。

(4)自我形象紊乱:与外伤后牙缺失、容貌改变有关。

(5)焦虑和恐惧:与突然遭到的伤害有关。

4.护理目标

(1)患者疼痛减轻或消失。

(2)呼吸道通畅,无阻塞性呼吸困难。

(3)患者焦虑减轻,学会应对焦虑的方法,积极配合治疗和护理,接受自身形象的改变。

5.治疗及护理措施

(1)协助医生进行伤口清创缝合、牙复位和牙弓夹板固定。

(2)清洁口腔:选择合适的漱口液漱口和冲洗法口腔护理清洁口腔。

(3)嘱患者进清淡流质或半流质饮食,注意饮食的营养平衡。

(四)颌骨骨折

颌骨骨折包括上颌骨骨折、下颌骨骨折和上、下颌骨联合骨折。颌骨骨折和其他部位的骨折一样会出现肿痛、出血、移位、感觉异常和功能障碍等症状和体征,但由于颌骨解剖结构和生理特点,上、下颌骨形成的固有咬殆关系,如处理不当,会影响咀嚼功能。

1.病因及发病机制

多为意外事故所致,少部分可因医源性损伤(如阻生牙劈冠时)。

2.护理评估

(1)健康史。

①询问患者全身健康状况。

②有无严重的全身疾病。

③有无过敏史。

(2)身体状况:颌骨骨折除具有一般骨折的共性症状和体征外,上、下颌骨骨折还有其特有的表现。

①上颌骨骨折:上颌骨骨折按骨折线位置高低分为 Le Fort Ⅰ 型骨折、Le Fort Ⅱ 型骨折、Le Fort Ⅲ 型骨折。

Le Fort Ⅰ 型骨折:又称上颌骨低位骨折或水平骨折。骨折线从梨状孔水平、牙槽突上方向两侧水平延伸至上颌翼突缝。

Le Fort Ⅱ 型骨折:又称上颌骨中位骨折或锥形骨折。骨折线从鼻额缝向两侧横过鼻梁、眶内侧壁、眶底和颧上颌缝,再沿上颌骨侧壁至翼突。有时可波及筛窦达颅前窝,出现脑脊液鼻漏。

Le Fort Ⅲ 型骨折:又称上颌骨高位骨折或颅面分离骨折。骨折线从鼻额缝向两侧横过鼻梁、眶部,经颧额缝向后到翼突,常导致面中部拉长和凹陷。此型骨折多伴有颅底骨折或颅脑损伤,出现鼻出血、耳出血或脑脊液漏等症状。

②下颌骨骨折:下颌骨骨折常因不同部位骨折、不同方向的肌牵引而出现不同的骨折段移位,导致张口受限,咬𬌗错乱、反𬌗或开𬌗等症状,表现为下颌骨运动时出现分段运动;也可损伤牙槽神经,出现下唇麻木。

(3)辅助检查:摄 X 线片检查,CT、三维 CT 重建可协助诊断。

(4)心理-社会状况:患者突然遭受意外伤害,出现不同程度的焦虑、恐惧心理。

3.护理诊断

(1)急性疼痛:与外伤骨折有关。

(2)有窒息的危险:与骨折后软腭下塌、舌后坠、异物阻塞咽喉部、口腔组织水肿有关。

(3)咬𬌗紊乱:与牙齿松动、脱落有关。

(4)口腔黏膜完整性受损:与外伤损伤口腔黏膜有关。

(5)自身形象紊乱:与伤后面部畸形、容貌改变及功能受损有关。

(6)焦虑和恐惧:与受到意外伤害、面部畸形等有关。

4.护理目标

(1)患者疼痛减轻或消失。

(2)呼吸道通畅。

(3)咬𬌗关系逐步恢复正常。

(4)患者焦虑和恐惧减轻,能坦然面对自身形象的改变。

5.治疗及护理措施

(1)一般护理。

①做好急诊患者的应急处理:协助患者取适当的卧位、监测生命体征、建立静脉输液通路,做好手术准备,给予心理护理等。

②颌骨骨折固定患者的护理：注意观察口内的夹板、结扎丝有无脱落、断开、移位以及是否损伤牙龈或唇、颊黏膜等；检查咬𬌗关系是否正常，协助医生随时调整和改变牵引、固定的方向和力量。如使用弹性牵引带固定的患者，在2～3周后，即骨折处估计已发生纤维性愈合时，可遵循动静结合的原则，在饭前取下颌间牵引橡皮筋，饭后漱口、清洁口腔后再戴上，但要注意重新固定的位置和方向。

③观察生命体征和瞳孔的变化，急诊患者还应观察有无脑脊液鼻漏和耳漏。注意口腔颌面和口内固定装置有无压痛、松脱、移位而需要调整松紧度；观察结扎钢丝有无伤及口腔黏膜；观察咬𬌗关系是否恢复正常。检查口腔和口周黏膜是否溃疡，必要时涂红霉素药膏保护。

④口腔护理：采用冲洗法口腔护理，用1%～3%过氧化氢溶液和0.9%氯化钠溶液交替冲洗，每日2次。

（2）营养支持：进食高热量、高蛋白、高维生素的流质或半流质饮食。颌间固定患者，可由胃管行肠内营养或用注射器连接头皮针（弃去针头）塞入后磨牙间隙注入流食。

（3）心理护理：判断患者是否焦虑或恐惧，根据不同的心理问题加以疏导。鼓励其表达感受，详细解释治疗过程，让患者能坦然面对自身形象的改变。

三、先天性唇腭裂患者的护理

先天性口腔颌面部发育畸形，以唇裂、腭裂最常见，占所有面部畸形的2/3，其患病率约为1‰。据统计，唇腭裂男女性别比为1.5：1，男性多于女性。唇腭裂患者常有不同程度的功能障碍和外貌缺陷。治疗主要采用手术整复的方法，以达到恢复功能和形态接近正常的目的。

（一）先天性唇裂

唇裂是胎儿在发育过程中，特别是胎儿发育成形的前12周，受到某些因素的影响，使上颌突与球状突未能融合而发生裂隙。

1.护理评估

（1）健康史：引起胚胎发育和融合障碍的确切原因尚不明确，可能为多种因素影响所致，大量研究表明，唇裂的发生可能与遗传、营养、感染和损伤、内分泌、药物、物理和烟酒等因素有关。

（2）临床表现：临床上，根据裂隙部位可将唇裂分为单侧唇裂和双侧唇裂。根据裂隙的程度分为3度。Ⅰ度唇裂：仅限于红唇部分裂开；Ⅱ度唇裂：上唇部分裂开，但鼻底尚完整；Ⅲ度唇裂：整个上唇至鼻底完全裂开。唇裂可造成唇部外形缺陷和吸吮、咀嚼、语言、表情等功能障碍。

（3）心理-社会状况：婴幼儿期未进行整复术者，常有自卑心理，性格孤僻，不愿与人交往,常会受到同龄儿童的歧视,父母也受到极大的心理创伤,对治疗方法、术后效果和患儿的前途担忧。

(4)治疗原则:主要采用外科手术整复的方法,以恢复正常的口唇形态和功能。一般认为,单侧唇裂整复术最适宜的年龄是 3～6 个月,体重达 5～6kg 以上,双侧唇裂一般可推迟至 6～12 个月。

2.护理诊断

(1)组织完整性受损:与先天性畸形有关。

(2)有感染的危险:与唇部切口暴露或未及时清除鼻涕、食物残渣等有关。

(3)知识缺乏:父母缺乏对疾病认识及正确喂养知识。

3.护理措施

(1)恢复组织完整性。

①术前护理。

a.介绍术前注意事项及手术预后情况,指导患儿父母注意患儿保暖,预防上呼吸道感染,以免延误手术。

b.对患儿进行全面身体检查,包括体重、营养状况、心肺情况、X 线胸片及血、尿常规等。对全身或局部出现的不正常情况,均应查明原因,治疗并恢复正常后方可手术。

c.术前 1 天用肥皂水清洗唇鼻部,用生理盐水擦洗口腔,成人应剪去鼻毛、剃胡须、洁牙、清除病灶,并用含漱剂漱口。

d.婴幼儿术前 3 天停止母乳和奶瓶喂养,改用汤匙喂养。婴幼儿术前 4 小时给予 10％葡萄糖溶液或糖水 100～150mL 口服,随后禁食禁饮;成人术前 8～12 小时禁食禁饮。

②术后护理。

a.麻醉未醒前,应使患者平卧,头偏向一侧,以免误吸。麻醉清醒后,取半卧位,头偏向一侧,以利口内分泌物流出。

b.患者清醒后 4 小时,可给予少量流汁或母乳,指导患者家属用滴管或汤匙喂饲,以免引起伤口感染。

(2)密切观察病情,预防感染。

①严密观察病情和生命体征变化,伤口有无出血、肿胀等,并认真记录。观察患者术后有无脱水、高热等症状,并及时处理。

②保护伤口,防止伤口裂开、感染,术后当天可用敷料覆盖,涂抗生素软膏,任其暴露;每日以 0.9％氯化钠溶液清洗创口,保持创口清洁,但切忌用力拭擦创口;如伤口表面已形成血痂,用过氧化氢溶液、0.9％氯化钠溶液清洗,以防痂下感染。术后 24 小时内,遵医嘱给予适当的抗生素,以预防伤口感染。

（3）健康指导。

①向患儿父母解释唇裂相关知识，教会患儿父母清洁唇部及牙槽骨的方法。

②正常愈合的创口，可在术后 5～7 天拆线，拆线后也应注意保护，防止创口裂开。

③术后 3 个月复诊，如发现唇部或鼻部修复仍有缺陷，择期行二期整复术。

（二）先天性腭裂

腭裂与唇裂一样，是胎儿在发育过程中，因某些因素影响，原发腭突与继发腭突未能融合而形成的裂隙。腭裂可单独发生，也可与唇裂伴发。腭裂不仅有软组织畸形，更主要是骨组织缺损和畸形，对患者造成多种生理功能障碍和影响。

1.护理评估

（1）健康史：与唇裂相似，绝大多数畸形的发生是遗传与环境两种因素共同作用的结果。

（2）临床表现：患儿腭部裂开，口鼻相通，造成吸吮功能障碍，发音不清，发音时呈含橄榄语音；口鼻腔自洁环境发生改变，鼻腔分泌物流入口腔，造成口腔卫生不良，易引起局部感染；腭裂患儿同时伴有牙槽突裂，导致牙列紊乱和错位；多数患儿伴有先天性上颌骨发育不足，面中部塌陷畸形，严重者呈碟状脸。也有部分患儿同时伴有听力障碍，先天性心脏病等先天疾患。

根据硬、软腭的骨质、黏膜、肌层的裂开程度和部位，可把腭裂分为以下几类：软腭裂、不完全性腭裂、单侧完全性腭裂、双侧完全性腭裂。

（3）心理-社会状况：患者因发音障碍、颌面部畸形，存在严重的功能障碍，常有自卑、性格孤僻、焦虑等心理；患者父母也处于焦虑状态，因对本病治疗方法、术后效果和患者的前途担忧，对手术效果期望过高。

（4）治疗原则：腭裂需要综合序列治疗，采用外科手术整复的方法，以恢复腭的正常形态和功能，还需要一些非手术治疗，如正畸治疗、缺牙修复、语音治疗以及心理治疗等。

腭裂整复术最合适的手术年龄，归纳起来大致有两种意见：一种意见是主张早期手术，在 8～18 个月龄手术为宜；另一种意见认为在 5～6 岁时施行手术。

2.护理诊断

（1）组织完整性受损：与先天畸形有关。

（2）有感染的危险：与唇部切口暴露、呼吸道分泌物增加及喂养不当有关。

（3）知识缺乏：与患者及家属对腭裂疾病认识不足有关。

3.护理措施

（1）恢复组织完整性。

①术前护理：与唇裂患者术前护理基本一致，但腭裂整复术更复杂，创伤更大，

失血量也较多,故应周密准备。

a.首先对患者进行全面的健康检查,对畸形程度严重、大年龄的腭裂患者,要事先做好输血准备和术后应用抗生素的药敏试验,如需要,预先制备腭护板。

b.术前 3 天开始用 1∶5000 呋喃西林液反复漱口,呋喃西林麻黄碱液滴鼻,每日 3 次,保持口鼻清洁。

c.指导患儿父母采取正确的喂养方法,改用汤匙或滴管喂饲喂养,以适应术后的进食方法。婴幼儿术前 4～6 小时禁食禁饮;成人全麻术前 8 小时禁食禁饮。

②术后护理。

a.腭裂手术拔管后,患者往往有一嗜睡阶段,应严密观察患者的呼吸、脉搏、体温;体位宜平卧,头侧位或头低位。

b.患者完全清醒 2～4 小时后,可喂少量糖水,观察 0.5 小时,没有呕吐时可进流质饮食,每次进食量不宜过多。流质饮食持续至术后 1～2 周,半流质 1 周,2～3 周后可进普食。

c.保持口腔清洁,指导患者多饮水,可用 1% 呋喃西林麻黄碱液滴鼻,每日 3 次。

(2)密切观察病情,预防感染:密切观察患者术后情况,观察有无脱水、高热等情况,并及时处理。注意保护伤口,每天用 75% 乙醇清洗,保持清洁;如有血痂形成,可用 3% 过氧化氢溶液和生理盐水冲洗,以防痂下感染。遵医嘱应用抗生素,以预防感染。

(3)健康指导:向患者及家属解释腭裂的序列治疗;对手术治疗后的患者多鼓励其参加社交活动,术后 1 个月复诊;腭裂的正畸治疗、语音治疗等择期进行。

四、牙拔除术患者的护理

牙拔除术是口腔颌面外科最基本的手术,是治疗某些牙病及其引起的局部或全身疾病的应用最广泛的手术;可造成局部组织不同程度的损伤,出现出血、肿胀、疼痛等,甚至导致全身反应,故应给予足够重视。牙拔除术应按照无菌原则实施。

(一)术前护理

(1)耐心向患者解释说明手术过程中及手术后可能出现的反应及并发症,消除其恐惧心理,以最佳状态配合拔牙术。

(2)了解患者的要求和全身健康情况,仔细询问患者有无药物过敏史,必要时做药物过敏试验;嘱患者避免空腹拔牙。

(3)选择合适的拔牙器械,并备好所需敷料。

(4)复杂拔牙术还要做好口腔卫生,常用 1∶5000 呋喃西林或 0.05% 洗必泰溶液漱口。

（二）术中配合

（1）拔牙前再次核对所拔牙齿并配合医生保持手术视野清晰，随时传递医生所需器械。

（2）复杂拔牙协助医生劈牙，必要时做好缝合准备。缝合时，协助医生拉开患侧口角、止血和剪线等。

（三）术后护理

（1）嘱患者咬纱布球 30 分钟后吐出，若出血较多可延长至 1 小时，但不能留置太长时间，以免腐臭，引起感染和出血。

（2）拔牙当天不能漱口，以免冲掉血凝块。拔牙后 24 小时内，唾液中混有淡红色血水是正常现象。

（3）拔牙后不要用舌舐吸伤口或反复吐唾液、吮吸。拔牙后 1 小时可进湿凉软食，不宜吃过热、过硬的食物。

（4）嘱患者术后若有明显的出血、肿胀、发热、疼痛、张口受限等症状时应及时复诊。伤口缝合者，术后 5～7 天拆线。

（邹小艳）

第三节　口腔修复、正畸科常见患者的护理

一、牙列缺损义齿修复患者的护理

牙列缺损是指在上、下颌牙列的不同部位有不同数目的牙齿缺损，牙列内同时有不同数目的天然牙存在。牙列缺损是口腔修复临床常见的缺损，如未及时修复，可造成缺隙的邻牙倾斜移位，影响口腔功能或引起龋病、牙周病、颞颌关节功能紊乱等疾患。为了恢复牙列缺损造成的功能障碍和对口颌系统健康的损害，通常采用人工替代材料修复的方法来恢复缺失牙的解剖形态和生理功能。常用的修复方式包括固定义齿、可摘局部义齿、种植义齿等，每种方式有其特定的适用范围和优缺点。

（一）病因及发病机制

1.龋病

龋病若未得到及时治疗，可导致牙齿硬组织不断破坏，造成牙冠部分或全部破坏，形成残冠或残根。如感染继续扩散，可引起根尖周组织病变，出现根尖脓肿、患牙松动，一部分牙齿因无法治疗而被拔除，造成牙列缺损。

2.牙周病

因牙周组织逐渐破坏形成牙周袋，牙槽骨吸收等造成牙齿松动、脱落或被拔

除,导致牙列缺损。

3.外伤

跌伤或突如其来的暴力,可导致口内牙齿受伤折断、松动或直接脱落,前牙的发生率较高。严重者可能伴有牙槽嵴或颌骨的缺损。

4.颌骨疾病

如上下颌骨的各种肿瘤、颌骨骨髓炎等,均可导致牙列缺损。

5.发育障碍

儿童在生长发育期,因遗传、内分泌障碍、营养不良等影响牙齿及颌骨的发育。牙齿钙化或萌出过程发生障碍,不形成牙胚或形成牙胚后又因钙化等因素使牙齿不能萌出;或因发育畸形,在颌骨内不稳固而被拔除或过早自行脱落造成牙列缺损。

(二)护理评估

1.健康史

了解和收集患者的全身状况,询问有无药物过敏史或牙用材料过敏史,有无慢性疾病或传染性疾病。

2.身体状况

患者因牙体、牙列缺损的范围、程度、部位、数量的不同,可有不同的症状和体征。

(1)咀嚼功能减退:受缺牙数量、部位及持续时间的影响,如前牙缺失的切割功能及后牙缺失的磨碎功能,且久未修复的个别牙缺失,因邻牙向缺隙侧倾斜,移位及对颌牙伸长而致咬合紊乱,咀嚼功能减退。

(2)牙周组织改变:缺牙后久未修复,出现邻牙牙间间隙,继发龋病、牙周袋等症状。

(3)发音功能障碍:前牙缺失影响发音的准确性及清晰度,特别是唇音、舌音、舌齿音等。

(4)颞下颌关节病变:长期、多数后牙缺失,且久未修复,有可能造成颞下颌关节的病变,如关系紊乱,下颌不能正常行使功能;偏侧咀嚼肌张力不平衡;多数牙缺失不能维持正常咬合垂直距离;咀嚼肌失去正常张力及关节盘突关系失调。

3.辅助检查

通过 X 线检查,了解患者患牙当前情况或治疗情况。

4.心理-社会状况

评估患者对修复治疗的认知情况,对修复体的期望程度,是否存在紧张、恐惧心理,对修复治疗必要的牙体制备有无足够的思想准备。了解患者的经济状况及文化背景。

（三）治疗

牙体缺损采用义齿进行修复。按照其固位方式不同,分为固定义齿、可摘局部义齿和种植义齿三种。

1.固定义齿

利用缺牙间隙相邻两侧或一侧的天然牙或牙根作为基牙,通过其上的固定体将义齿黏固于天然牙上,患者不能自行取戴,故称为固定义齿。

2.可摘局部义齿

利用天然牙与黏膜作为支持,通过基托和固位体卡环将义齿固定在牙列内,患者可以自行取戴,故称可摘局部义齿,又称活动义齿。

3.种植义齿

种植义齿是将金属钛的种植体植入缺失牙部位牙槽嵴下方的颌骨内,种植体表面与骨组织形成紧密结合,稳固的种植体相当于人工牙根,与上方的义齿人工牙连接,起到固定义齿、承受咬合力的作用。牙列缺损者的种植义齿多数采用黏结或螺丝固定的方式,患者不需摘戴义齿,感觉舒适,使用方便,功能效果好。

（四）护理诊断

(1)恐惧:与陌生的治疗环境及惧怕磨牙有关。

(2)组织完整性受损:与牙列缺损所致有关。

(3)语言沟通障碍:与牙列缺损导致发音不清有关。

(4)知识缺乏:缺乏对修复治疗方面的相关知识。

（五）护理目标

(1)患者的紧张、担忧心理减轻或消除。

(2)患者了解修复治疗的相关知识。

(3)患者能积极接受治疗和护理,使组织完整性得到修复。

（六）护理措施

1.接诊前的准备

根据需要备齐修复治疗用物及药品,摆放在固定位置。了解当日医生出诊情况、患者预约情况、修复体情况等。

2.接诊工作

对初次就诊的患者应了解患者的主诉及牙列缺损情况,修复前的准备是否完成。

3.护理配合

护士在修复治疗过程中应根据治疗需要,及时增减器械及传递所需用物,主动配合。

(1)牙体预备的护理:包括治疗前准备和协助牙体预备,治疗前准备需要引导患者入椅位,戴胸巾,根据需要调节椅位及光源;医生进行牙体预备前,向患者解释治疗操作过程,以取得患者配合。协助牙体预备是指医生根据修复设计的需要,对支托凹、隙卡沟进行预备时,协助选择、更换砂石针及金刚砂车针,牵拉口角、暴露术区、吸唾等。

(2)制取印模的护理:可摘局部义齿必须在口外模型上制作,因此必须首先取得口腔软硬组织的印模,灌注成与口腔形态完全一致的模型。主要包括以下几个过程。①选择托盘:牙体预备完成后,取印模前要按患者牙弓的大小、形状、高度、缺牙的数目、部位以及印模材料的不同来选择托盘。要求托盘与牙弓内、外侧应有3～4mm间隙,以容纳印模材料。上颌托盘后缘应盖过最后一个磨牙后垫区。如托盘的高度及长度不足,可用蜡添加。应选择有孔及边缘有倒凹的托盘,防止印模材料与托盘剥脱。如果使用平底无孔托盘,应在边缘加蜡或者贴一圈胶布形成倒凹。如无合适的托盘,也可为患者制作个别托盘。②印模材料选择:根据可摘局部义齿制作要求选择藻酸盐印模材料或硅橡胶印模材料。③取印模体位要求:取上颌印模时,让患者坐直或微仰,避免印模材料向后流动刺激患者软腭;取下颌印模时,患者头稍向前倾。④调拌印模材料:取适量藻酸盐材料粉剂放于橡皮碗内,按比例加适量清水,用调拌刀调匀。为避免材料与托盘分离,有的材料要求取模前在托盘组织面及边缘涂上黏合剂,然后取适量的硅橡胶糊剂及催化剂于调拌纸上,用塑料调拌刀调和,调匀后放入托盘。⑤取印模的方法:将调拌好的印模材料盛入托盘中,取上颌印模时,右手持托盘,以旋转方式从左侧口角斜行旋转放入口内,使托盘的后部先就位,前部后就位,可使过多的印模材料从前部排出。托盘柄要对准面部中线,也可以将托盘由前向后轻轻加压,使印模材料由后部排出。以同样方法制取下颌印模,嘱患者轻微抬舌并前伸和左右摆动,切勿过分抬高舌尖,以免影响舌侧口底部印模边缘的准确度。

(3)义齿试戴护理配合:①仔细核对患者姓名、病历及义齿,安排患者于治疗椅上。将已完成的义齿放入检查盘内,备齐所需用物。②医生调磨义齿基托倒凹及过长的边缘时,应用强力吸引器吸去磨除的碎屑。个别卡环需要调整,按医嘱传递所需牙用钳。在医生试戴调磨过程中,及时添加咬合纸,协助更换砂石针。③若义齿基托与组织面不密合或咬合过低,用自凝树脂直接法在口内重衬或恢复咬合接触时,调拌牙托粉或造牙粉。做重衬时,用棉球蘸取液状石蜡供医生涂于患者口腔黏膜的重衬区域,待自凝树脂呈黏丝状时,涂于基托组织面或许增加咬合的合面,将义齿戴入患者口内就位。④义齿经试戴合适后,将义齿在布轮上进行抛光、消毒后交患者戴入。初次戴用可摘局部义齿者,常会感到佩戴困难,应教会患者取戴方法。

4.健康教育

(1)使患者了解牙列缺损后及时修复的重要性。

(2)了解修复体戴用后的注意事项:初戴义齿常有异物感、发音不清、咀嚼不便、恶心或呕吐等,告知患者经耐心戴用1~2周后,即可习惯。隐形义齿修复后的定期检查极为关键,患者应定期进行口腔检查,以便医生了解义齿的情况。发现基牙松动或者基托下黏膜发红时,应该停用义齿。

(3)掌握可摘局部义齿的使用及保护方法:可摘戴义齿不宜强力摘戴,以免卡环变形。戴义齿时不要用牙咬合就位,以免卡环变形或义齿折断。初戴义齿时,患者最好不吃硬食,也不宜咬切食物,先练习吃软食物,以便逐渐适应。

(4)保持义齿清洁:在饭后及睡前应取下可摘义齿刷洗干净。可用清水蘸肥皂刷洗,也可用牙膏刷洗,以免食物残渣沉积于义齿上。夜间应将义齿取下放入冷水杯中,切忌放入沸水或乙醇等药液中。

(5)义齿不能长期不戴,否则会因变形而不能使用。义齿戴用几年后,如出现松脱、摩擦痛等,应到口腔修复科就诊,不要勉强使用,以免损伤邻牙或其他口腔组织。

二、种植义齿患者的护理

种植义齿是将与人体有良好组织相容性的纯钛种植体,通过微创手术植入缺牙部位,经过一段时间达到骨整合后,再在人工牙根上连接义齿以修复缺失的牙齿。它属于当今口腔医学精尖技术,被誉为人类的"第三副牙齿",由下部的牙种植体和上部的人工义齿组成。它能显著地提高患者的咀嚼功能,且感觉舒适、似真牙,许多常规义齿难以解决的疑难修复临床病例通过种植义齿均能得到满意疗效。

(一)病因及发病机制

各种原因造成的上下颌无牙或部分、个别牙缺失,邻牙不宜做基牙或为了避免邻牙受损,通过种植牙根与骨界面的骨性结合,在人工牙根的基础上完成牙体的修复,使其行使正常牙的各种功能,更好地满足患者义齿修复后的局部外形、咀嚼功能和舒适感。

(二)护理评估

1.健康史

了解有无种植牙的禁忌证,如高血压病、某些心脏病、支气管哮喘等呼吸道疾病、甲状腺功能亢进、糖尿病等内分泌系统及神经精神方面的异常等。

2.身体状况

牙齿缺失,咀嚼功能障碍,在不同程度上影响患者的发音、语言及面部外形等功能。

3.辅助检查

X线检查种植区有无埋伏牙、残根,有无引起颌骨囊肿、炎症、良恶性肿瘤及其他骨异常改变。

4.心理-社会状况

应了解患者种植义齿的理由及渴望,对种植义齿的要求是否合理,向患者解释、说明种植义齿的利弊及常见并发症,告知患者义齿修复后的注意事项,从而延长义齿的使用年限。

(三)治疗

(1)局部和全颌种植义齿上部结构的分类设计。

(2)局部和全颌种植义齿上部结构的制作。

(四)护理诊断

(1)出血:与术中黏膜和黏膜下剥离损伤有关。

(2)疼痛:与术中剥离或种植牙根压迫损伤颊神经有关。

(3)潜在并发症:如伤口裂开、伤口感染等。

(4)知识缺乏:缺乏种植义齿相关方面的知识。

(五)护理目标

(1)患者的紧张、担忧心理减轻或消除。

(2)患者了解种植义齿治疗的相关知识。

(3)患者能在种植义齿期间进行自我口腔健康维护。

(六)护理措施

1.一期种植手术的护理

(1)种植手术的前期准备。

①检查缺牙的部位、间隙大小、牙槽骨的宽度、牙槽嵴状况和黏膜组织状况,根据其大小、宽度和高度选择种植体。

②通过放射检查了解牙槽骨密度、数量及有无疾病,通常只要患者牙周状况允许,都可以进行种植牙修复。

③检查血常规、凝血酶原时间、血糖、乙型肝炎标志物等。

④待以上准备工作全部完成、各项条件符合种植手术要求后,与患者预约手术时间。

(2)种植手术的术前准备。

①手术室的准备:手术室采取紫外线灯进行空气消毒。

②种植体的准备:根据病情准备相应的种植体。

③用物及器械的准备。a.一般用物:包括手术衣、治疗巾、无菌手套、注射器、敷料等。b.手术包:准备包内备种植体配套的外科器械、洞巾、检查盘、牙用镊、探

针、刀柄、止血钳、骨膜分离器、拉钩、组织剪、组织镊、不锈钢长度尺、骨锤、小药杯、纱布、棉签、持针器、线剪、缝针、缝线等。c.种植机的准备:种植机由控制调整部分、微型电动马达、变速种植机头、冷却水道和脚踏开关组成。术前做好消毒工作并把各部件连接好,接通电源检查机头运转及喷水情况。d.药物准备:包括麻药、氯己定含漱液、酒精棉球、碘伏棉球、生理盐水等。e.患者思想准备:消除患者的紧张感,使其能配合手术的进行。

(3)种植术中的护理配合。

①安排好患者,调整椅位及灯光。

②让患者用氯己定含漱液含漱 3 次,每次至少 1 分钟,然后用酒精棉球及碘伏棉球消毒口周及颌面皮肤。

③将 X 线片放在读片灯上,便于医生操作。

④打开手术包,将灭菌后的种植器械盒及修复器械盒放于无菌区内。

⑤戴无菌手套,协助铺巾,摆好器械。

⑥备碘伏棉球,消毒口内种植区黏膜,准备麻药。

⑦在医生切开分离骨膜时,牵开口角,吸唾,协助暴露术区。

⑧在牙槽嵴暴露后,准备持针器及缝线,以备悬吊组织瓣。

⑨在术中,及时吸去冷却水,充分暴露手术区域,以便医生操作。

⑩种植体植入后配合医生进行缝合。

⑪手术完毕后,擦净患者口周血迹,清理用物。

(4)种植术后处理。

①手术完毕,观察患者,检查其全身情况,为预防创面感染,常规应用抗生素5～7天。

②进行种植义齿修复后的指导:a.术后 2 小时方可进食,避免进食过硬及过热的食物。b.术后 24 小时内不要刷牙,以免再次损伤引起出血。术后 7～10 天拆除口内缝合线,有特殊情况时请及时随诊。c.注意保持口腔卫生,种植牙对口腔卫生要求较高,进食后及时漱口,嘱咐患者采用正确的刷牙方法,必要时可用漱口液含液,避免因感染而致种植体松脱。d.做好义齿修复后的宣教工作,教会患者自身维护是义齿长久使用及保持良好功能的关键。e.建立患者资料档案,为复诊及随访提供方便。

2.二期手术的护理

(1)术前准备:拍 X 线片,确定种植体位置及周围骨结合的情况,并检查口腔黏膜的情况。

(2)用物及器械准备。

①一般用物:同一期手术。

②特殊器械：牙龈成型基台、环形切刀、修复螺丝刀等。

（3）术中配合。

①嘱患者用氯己定含漱液漱口。

②切除牙龈，暴露种植体顶部位置，根据种植体型号选择牙龈成型基台，固定于种植体上，7～10天后再行冠修复。

3.健康教育

做好患者术前思想工作，了解种植牙的相关情况，如修复目的、手术过程、完成义齿修复所需要的时间、种植后的维护及种植效果等。通常情况下，患者需要签署种植义齿的手术同意书。应教会患者如何进行口腔护理，使患者了解到种植牙和口腔真牙同属一个功能整体，两者相互影响，因此，在强调种植牙维护的同时，真牙的龋坏或牙周病也需及时治疗。定期复查，检查种植牙有无松动，并对种植牙做必要的清洁处理。改变不良咬合习惯，避免种植牙发生创伤。改变不良生活习惯，如吸烟、酗酒、偏食及糖尿病、肾脏疾病等都可影响种植牙的近期或远期效果。

三、口腔错𬌗畸形患者的护理

错𬌗畸形是指在儿童生长发育过程中，由先天遗传因素或后天环境因素，如疾病、口腔不良习惯、替牙障碍等，也可为外伤、牙周病等造成的牙齿排列不齐、上下牙弓咬合关系异常、颌骨大小异常、形态位置异常、面部畸形等所致。

（一）病因及发病机制

错𬌗畸形病因复杂，常由多种因素导致，常见的主要有颌骨大小、形状先天不协调，内分泌失调，佝偻病，营养不良，某些急慢性疾病、饮食及口腔不良习惯、牙萌出紊乱等均可引起错𬌗畸形。

（二）护理评估

1.健康史

了解患者有无家族遗传病史，有无急、慢性疾病等。

2.身体状况

（1）牙齿的错位：个别牙出现向唇、颊、舌、腭等方向错位。

（2）牙弓形成和牙排列异常：出现牙列拥挤、牙列稀疏、牙弓狭窄、腭盖高拱。

（3）牙弓、颌骨、颅面关系异常：如前牙反𬌗、上下牙弓前突、一侧反𬌗、颜面不对称。

（4）错𬌗畸形对机体的影响。

①影响颅、颌面的发育：在儿童生长发育过程中，由于错𬌗畸形而影响颌面软、硬组织的正常发育。如前牙反𬌗治疗不及时则会导致下牙弓限制前颌骨的发育，而下颌没有上下牙弓的协调关系而过度向前发育，形成颜面中1/3的凹陷和下颌

前突畸形,随着错殆畸形的严重,颜面呈现新月状面型。

②影响口腔健康:由于牙齿排列不齐,容易积存食物,易发生龋病及牙龈、牙周炎症,严重者会导致牙周病。如前牙反殆、稀疏影响发音;后牙锁殆、反殆会影响咀嚼功能。

③影响容貌外观:错殆畸形如开唇露齿、双颌前突、长面或短面双颌前突等均影响颜面部的美观。

④影响心理健康:错殆畸形严重影响面容外貌,造成患者自卑心理,常表现为孤僻、社交障碍、不愿与他人沟通。

3.辅助检查

常采用口腔专科检查、X线检查、计算机断层扫描三维成像检查等,以了解错殆情况。

4.心理-社会评估

评估患者对错殆畸形矫治知识了解情况,对长期矫治有无心理准备,家庭经济负担能力等。

(三)护理诊断

(1)知识缺乏:缺乏错殆畸形矫治的相关知识。

(2)疼痛:与矫治器的机械力作用于牙齿和颌骨有关。

(3)潜在并发症:并发牙周炎、口腔黏膜溃疡。

(4)自卑心理:与错殆畸形致面容改变有关。

(四)护理目标

(1)患者及家属了解错殆畸形矫治的相关知识。

(2)积极配合治疗,按时就医调整矫治器,能耐受疼痛或疼痛减轻。

(3)自信心增强,能主动与他人沟通。

(4)减少并发症发生。

(五)治疗及护理措施

错殆畸形的矫治主要通过佩戴矫治器来完成,矫治器根据固位方式分为固定矫治器和活动矫治器两类。

1.佩戴活动矫治器患者的护理

活动矫治器是一种纠正错殆畸形的矫治装置,与牙冠和口腔黏膜表面有接触,可由患者或医生自由摘戴,摘下时该矫治器完整无损。

(1)根据预约就诊时间,及时安排患者就位于治疗椅,调好椅位和灯光,准备好治疗用器械、材料。按患者的设计卡,找出已制作好的矫治器,并核对患者姓名、性别、年龄、门诊号及矫治设计,无误后取出,消毒后放于治疗盘内。

(2)活动矫治器由医生进行调整、磨改、垫底等,抛光后戴入患者口内,协助检查有无尖锐突起处,询问患者自我感觉及有无压痛,以便及时发现、及时处理,避免因刺激而发生口腔溃疡。

(3)教会患者自行取戴矫治器,可对着镜子练习至熟练为止。

(4)初戴矫治器会有不适感,一般2~3天内消失。如有疼痛或持续并加重,应立即取下矫治器,避免牙体及牙周组织的损伤,并及时就医处理,不可自行调整。

(5)佩戴活动矫治器应保持口腔卫生,做到早、晚时将矫治器取下,用牙刷轻轻刷洗干净。坚持饭后漱口,以预防牙龈炎的发生。

(6)戴用矫治器后出现发音不清、流涎等现象,口腔异物感明显,一般戴用1周后好转。对影响发音的患者,可教其主动练习,直到发音清楚为止。

(7)坚持戴用,应按医嘱24小时戴用活动矫治器,否则影响矫治效果,使疗程延长甚至导致矫治失败。

2.佩戴固定矫治器患者的护理

固定矫治器是正畸矫治器中的一种主要装置,患者不能自行取戴。这类矫治器是在患者口腔内直接装配,黏着或结扎固定在牙齿上,因此要求护士熟知操作的每一个步骤,以保证与医生密切配合。

(1)固定矫治器装配:①带环的黏结:黏结前先将预成的带环用乙醇棉球擦拭干净、吹干后备用,注意不要残留唾液。彻底隔湿,同样用乙醇棉球擦拭牙面并吹干以便黏结。磷酸锌水门汀的调拌要迅速、均匀,调拌至拉丝状,用调拌刀将其涂于带环内侧四周即可。②清洁牙面:清洁准备粘贴托槽的牙面,祛除牙石及软垢,可用高压汽水枪冲洗牙面。③酸蚀牙面:将50%磷酸酸蚀剂涂于牙齿表面,酸蚀时间一般为40~60秒,然后用清水彻底冲洗,用吸唾器及时吸去冲洗的水液,防止唾液污染。冲洗干净后,用气枪吹干牙面至白垩色。④托槽定位:根据矫治的要求,用托槽定位器在牙齿表面测量出所贴托槽的位置。⑤调拌黏结剂:取等量的A、B组分,按1∶1的比例调拌均匀(或直接用成品光固化正畸黏结剂),用探针的一端将黏结剂置于托槽背面或牙齿唇、颊面,将托槽就位黏结,1~2分钟固化。⑥托槽黏结须注意:调拌器具必须干燥,严禁与酚类药物接触,因酚类药物对其有阻聚作用;在黏结过程中要严格防湿,防止唾液污染,保证黏结面的干燥;材料初凝时不要移动黏结件,否则影响黏结强度。

(2)健康指导:①向佩戴固定矫治器患者讲解佩戴相关知识,不能随意自行扳动和调整。②初戴时可能会有不舒适的感觉,带环及托槽可能会刺激唇、颊黏膜引起疼痛,一般并不严重,可随戴用时间的延长逐渐减轻或消失。在初戴矫治器的几天,牙齿会有酸软的感觉及不适感。此时,可吃软食或粥类食物,度过约1周的适应期后可正常饮食。③忌食过硬、过黏的食物,如骨类食物、蟹、坚果类、口香糖等,前牙也不可直接啃咬硬的食物。禁食大块食物,如吃苹果时,把苹果切成小片等,避免矫正器附件松脱。④正畸治疗的疗程较长,一般为 1～2 年。须定期复诊,固定矫治器每 4～6 周复诊 1 次,患者要有充分的思想准备,不能急于求成,要尽量避免半途而废。⑤患者戴上矫治器后,矫治力的实施是靠患者的配合,如做牵引、戴头帽颏兜等,所以患者应积极配合,认真执行医嘱,这样才能保证治疗效果。⑥矫治期间保持良好的口腔卫生,因治疗时牙齿和牙周组织的抗病能力下降,口腔卫生不良易导致龋病和牙龈炎等。故须坚持早、晚和饭后认真刷牙。⑦如果出现严重疼痛、牙齿松动、带环脱落及矫治器损坏时,应及时来医院检查,由医生根据情况妥善处理。

（丁　丹）

参考文献

[1]李刚.口腔疾病[M].2版.北京:中国医药科技出版社,2020.

[2]刘大力.牙周病的诊疗思路与临床操作[M].上海:上海交通大学出版社,2020.

[3]陈谦明.口腔黏膜病学[M].5版.北京:人民卫生出版社,2020.

[4]张清彬.颞下颌关节与面痛就医指南[M].北京:人民卫生出版社,2020.

[5]张志愿.口腔颌面外科学[M].北京:人民卫生出版社,2020.

[6]宫苹.口腔种植学[M].北京:人民卫生出版社,2020.

[7]孟焕新.牙周病学[M].4版.北京:人民卫生出版社,2013.

[8]周学东,叶玲.实用牙体牙髓病治疗学[M].北京:人民卫生出版社,2013.

[9]宋恒国,张景华.口腔疾病诊断与实用技术[M].上海:海交通大学出版社,2018.

[10]华红,刘宏伟.口腔黏膜病学[M].北京:北京大学医学出版社,2021.

[11]张志愿.口腔科学[M].北京:人民卫生出版社,2018.

[12]陈卫民.口腔疾病诊疗指南[M].3版.北京:科学出版社,2017.

[13]凌均棨.口腔内科学高级教程[M].北京:中华医学电子音像出版社,2017.

[14]周学东,白玉兴.口腔科医生手册[M].北京:人民卫生出版社,2017.

[15]李一.口腔颌面部肿瘤就医指南[M].北京:科学出版社,2017.

[16]葛秋云,杨利伟.口腔疾病概要[M].北京:人民卫生出版社,2016.

[17]张文峰,熊均平.口腔内科学[M].郑州:郑州大学出版社,2014.

[18]孟焕新.临床牙周病学[M].2版.北京:北京大学医学出版社,2014.